MÄNNER WORKOUT

PAOLO ROBERTO

MÄNNER WORKOUT

Fotos: Daniel Ohlsson

Aus dem Schwedischen von Vera Bahlk

BRUCKMANN

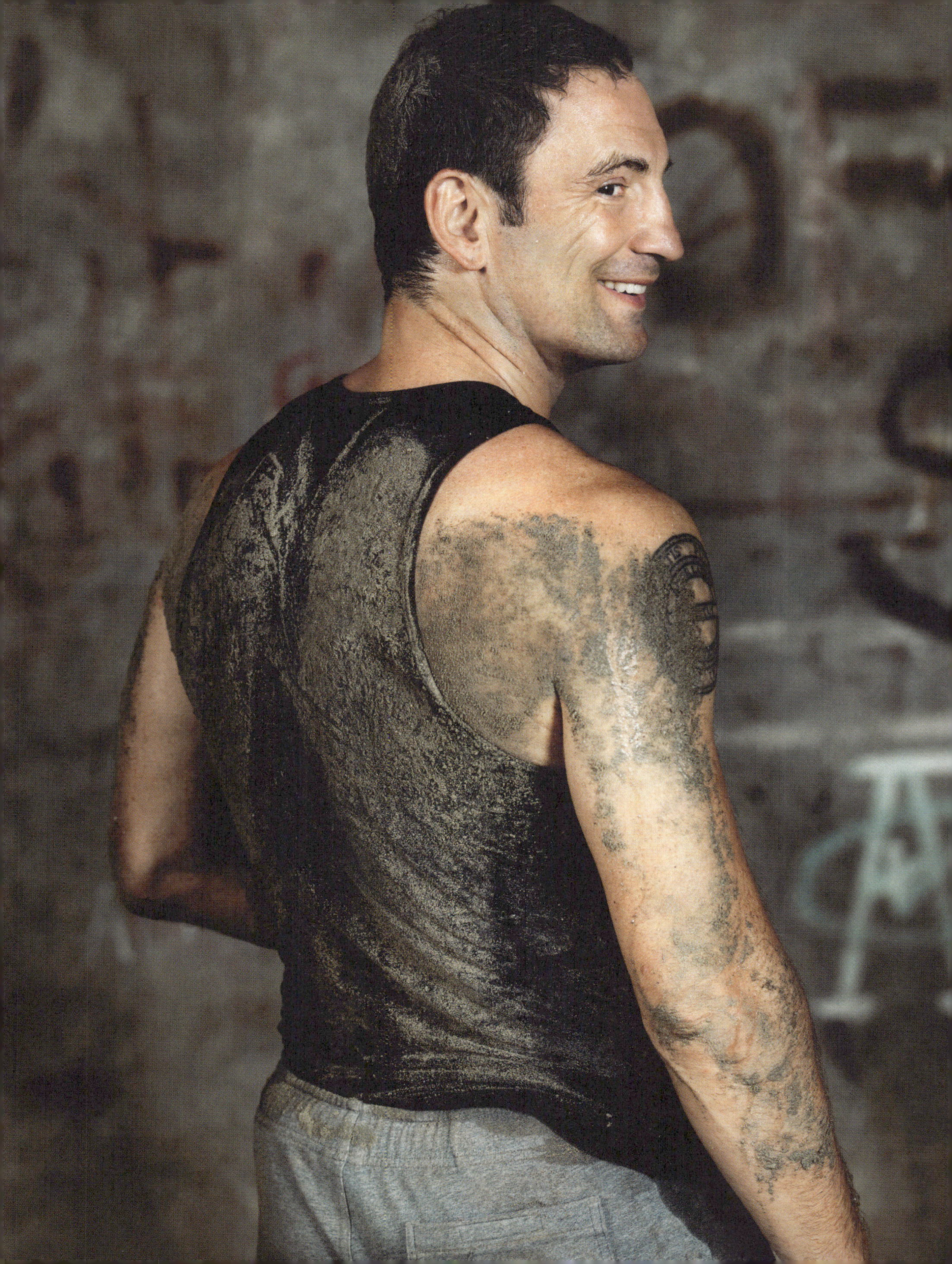

INHALT

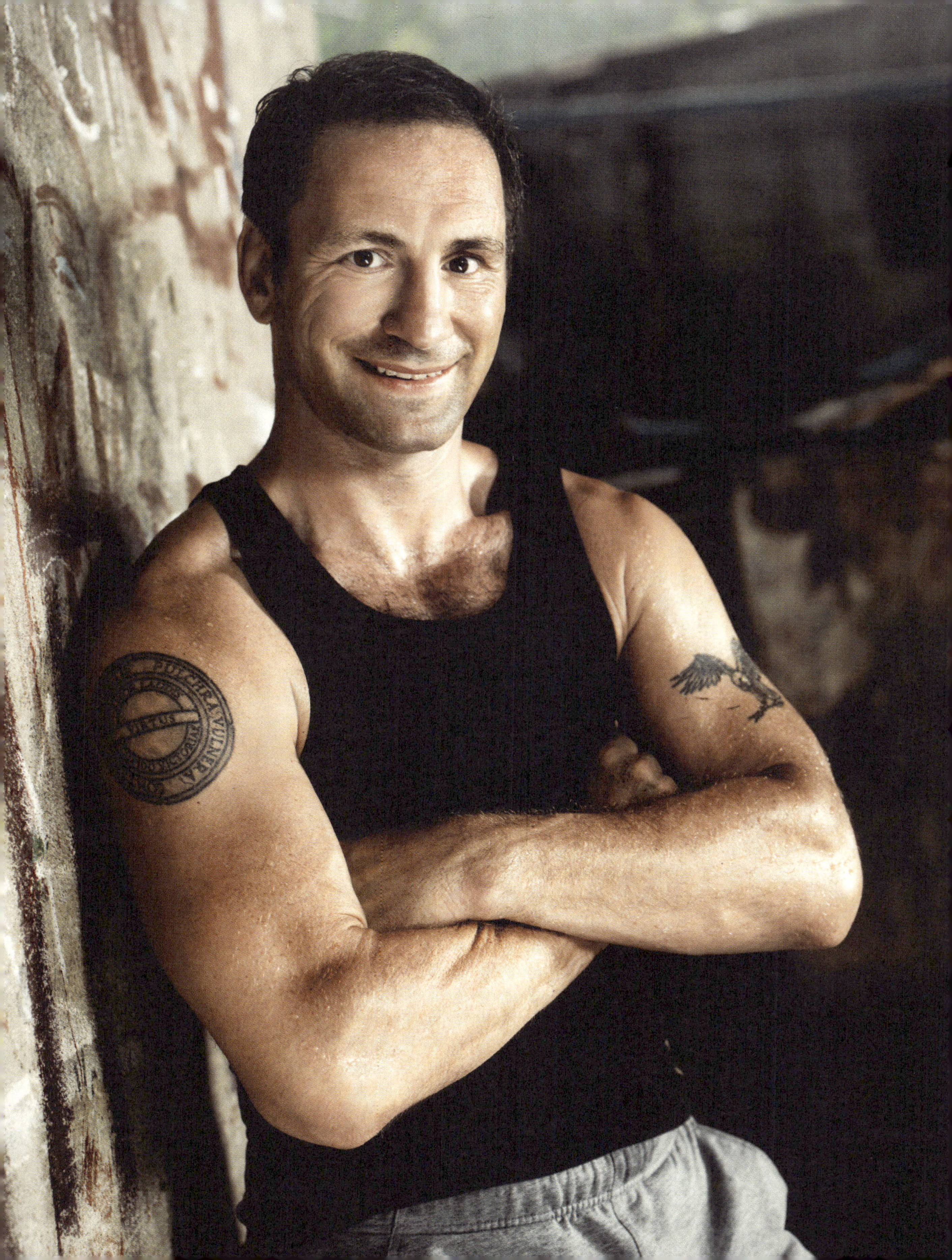
PULCHRA VULNERA

SPECKRÖLLCHEN ODER TRAUMKÖRPER?

ES GIBT keine Wundermittel, um in Topform zu kommen. Das ist wie einfache Grundschulmathematik: Was man in sich aufnimmt, muss man wieder loswerden. Wer gut essen will, muss Sport treiben. Das Wichtigste dabei ist Kontinuität, das heißt regelmäßiges Training – am besten jeden Tag. Kleine Veränderungen bewirken dabei langfristig große Verbesserungen, was die Chancen erhöht, in Form zu bleiben und sich gut zu fühlen.

Reicht eine Viertelstunde pro Tag vielleicht sogar aus, um in Form zu kommen? Ja und nein. Mit 15 Minuten effektivem Training können Sie durchaus Muskeln aufbauen und Fett verbrennen. Diese Viertelstunde muss man jedoch regelmäßig einbauen; einmal im Monat reicht nicht.

Bei den in diesem Buch beschriebenen Übungen nutzen Sie Ihr Körpergewicht als Gerät. Ihr Körper wird dabei stark, ausdauernd und funktionell. Außerdem ist dieses Training ebenso praktisch wie effektiv.

Ein optimal funktionierender Körper ist nicht nur eine Frage der Kraft – Beweglichkeit, Ausdauer und ein gutes Gleichgewicht sind mindestens ebenso wichtig.

Die von mir ausgewählten Übungen stammen aus meiner langen Karriere als Kampfsportler, die als Siebenjähriger im Judoclub meiner Heimatstadt Upplands Väsby in Schweden begann. Im Laufe der Jahre war ich mehrmals schwedischer und skandinavischer Meister im Taekwondo und Kickboxen, bis ich dann schließlich zum Profiboxen wechselte. Ich bin einer von vier Schweden, die um einen Weltmeistertitel geboxt haben, und habe mir schließlich zwei Titel als Profiboxer erkämpft.

Während meiner Karriere habe ich viele verschiedene Übungen und Trainingsarten kennengelernt. Ich habe gelernt, dass beim Trainieren des eigenen Körpers eigentlich nur die Fantasie Grenzen setzt. Die Übungen in diesem Buch kommen aus allen Ecken der Welt, aus Korea, Südafrika und den USA – eine Art »Best of Paolo«.

Ein zentraler Faktor für den Erfolg ist Zeit. Der Weg zum Fitnessstudio und zurück plus Training kann schon mehrere Stunden dauern. Haben Sie so viel Zeit? Ich nicht. Zu Hause trainieren ist intelligent und effektiv. Also, runter auf den Boden, Männer, und eine Viertelstunde lang Liegestütze, Kniebeugen und Situps geübt. Und vergessen Sie nicht: Das Tempo ist entscheidend für die Fitness. Machen Sie ein für alle Mal Schluss mit dem Kuscheltraining und lernen Sie, den Muskelkater zu lieben! Es soll schwerfallen … Sie werden von einem Training mit hoher Intensität zwar keine riesigen Muskelpakete bekommen, aber Sie werden zäh und ausdauernd. Und das Allerbeste ist, dass Sie den wichtigsten Muskel Ihres Körpers trainieren – das Herz.

Jetzt aber genug geredet, man kann sich nicht in Form lesen. Runter auf den Teppich, für 15 richtig intensive Minuten.

Und nicht vergessen: Schweiß ist nur Fett, das weint!

DER ANFANG

DER ANFANG ist oft das Schwerste. Ich will Sie nicht anlügen und behaupten, es wäre leicht, seine Lebensweise zu ändern. Sie können sich die angesagtesten Sportklamotten kaufen und Mitglied im teuersten Fitnessstudio werden und dennoch wird es schwer werden. Und nicht einmal mit diesem Buch wird es mühelos gehen. Wenn Sie aber bereit sind, einige Wochen lang die Zähne zusammenzubeißen, dann wird Ihre Viertelstunde mit der Zeit Routine werden und alles geht leichter.

In diesem Buch finden Sie 39 Trainingseinheiten, die Sie auf verschiedene Weise in Form bringen. Sie trainieren Kondition und Kraft und auch Gleichgewicht und Beweglichkeit. Um das richtige Niveau für Ihr ganz persönliches Training zu finden, müssen Sie zumindest ungefähr wissen, wie Sie Ihre Trainingsstunden gestalten sollen.

Das Wichtigste ist, dass Sie es als Anfänger zu Beginn etwas ruhiger angehen lassen. Sie werden recht schnell merken, dass Kondition und Kraft zunehmen, aber Ihre Gelenke und Sehnenansätze brauchen auch Zeit, um sich an die neue Belastung zu gewöhnen. Wenn Sie sich zu Anfang zu hart rannehmen, besteht die Gefahr, dass Sie sich verletzen oder schon bald keine Lust mehr haben.

Der zweite wichtige Aspekt ist langfristiges Denken. Vielleicht tun Sie ja bereits etwas für Ihren Körper oder Sie fangen jetzt damit an. Etwas für seine Gesundheit zu tun, ist allerdings kein Projekt, das irgendwann abgeschlossen ist, sondern eine Aufgabe, die hoffentlich recht lange dauert und erst mit dem Tag Ihres Todes endet. Dieser Tag kommt umso später, je mehr Sie sich um Ihre Gesundheit kümmern.

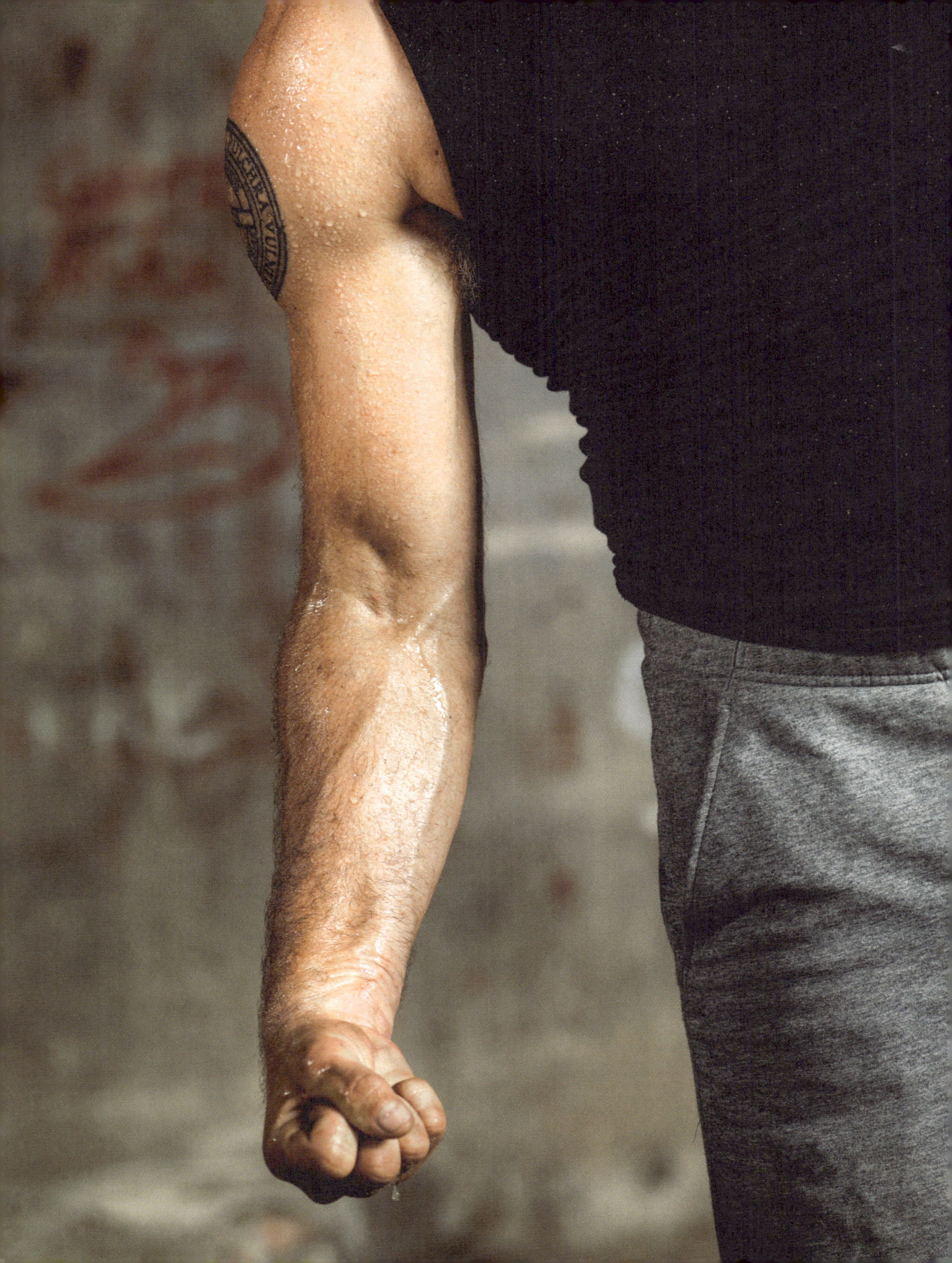

»EIN ANGENEHMER NEBENEFFEKT IST, DASS SIE DAZU NOCH EINEN TRAUMKÖRPER BEKOMMEN.«

WIE OFT UND WIE?

Um in Form zu kommen, müssen Sie viermal pro Woche trainieren. Bedenken Sie: Vier mal 15 Minuten sind eine Stunde. Wenn Sie in der Woche nicht einmal eine Stunde Zeit finden, um sich um Ihren Körper zu kümmern, dann überdenken Sie Ihre Prioritäten.

Durch das Training schlafen Sie besser und sind weniger gestresst. Regelmäßiges Training macht den Menschen glücklicher. Ein angenehmer Nebeneffekt ist, dass Sie dazu noch einen Traumkörper bekommen. Ihr Körper ist Ihre wertvollste Ressource, geben Sie ihr Vorrang. Denn wenn der Körper nicht im Gleichgewicht ist, wird das ganze Leben schwieriger.

Wenn Sie oft trainieren, würde ich Ihnen empfehlen, den Körper in verschiedene Zonen einzuteilen und diese einzeln zu stärken. Legen Sie beispielsweise an einem Tag den Schwerpunkt auf die Beine und arbeiten Sie am nächsten Tag dann mit dem Oberkörper. Auf diese Weise können immer einige Körperteile ruhen, während andere trainiert werden. Dann wird gewechselt. Mit diesem System werden Sie genug Kraft für Ihre vier Viertelstunden in der Woche haben.

MACHEN SIE EINEN PLAN

Legen Sie in einem Plan genau fest, wie oft und wann Sie trainieren wollen und wie viel Zeit Sie in Ihr Training investieren können. Wenn dieser Plan steht, halten Sie sich auch daran. Wenn Sie ein Training überspringen, werden daraus auch ganz leicht zwei und schon bald hören Sie ganz auf. Ein Faktor ist für ein erfolgreiches Training wichtiger als alle anderen Dinge zusammengenommen – Disziplin. Disziplin ist nicht angeboren, sondern muss auch antrainiert werden.

ABWECHSLUNG

Um beim Training Erfolg zu haben, muss man Abwechslung in seine Übungen bringen. Sie werden sicherlich schon bald eine Trainingseinheit finden, die Ihnen am meisten liegt. Dann besteht die Gefahr, dass Sie diese zu oft trainieren. Nach einigen Monaten hat sich Ihr Körper daran gewöhnt, und sobald er die Bewegungsmuster gelernt hat, bleiben Sie in Ihrer Entwicklung stehen. Der Schlüssel zu einem durchtrainierten Körper ist also, die Übungen regelmäßig zu variieren, Ihren Körper zu überraschen und ihm das Leben buchstäblich schwer zu machen.

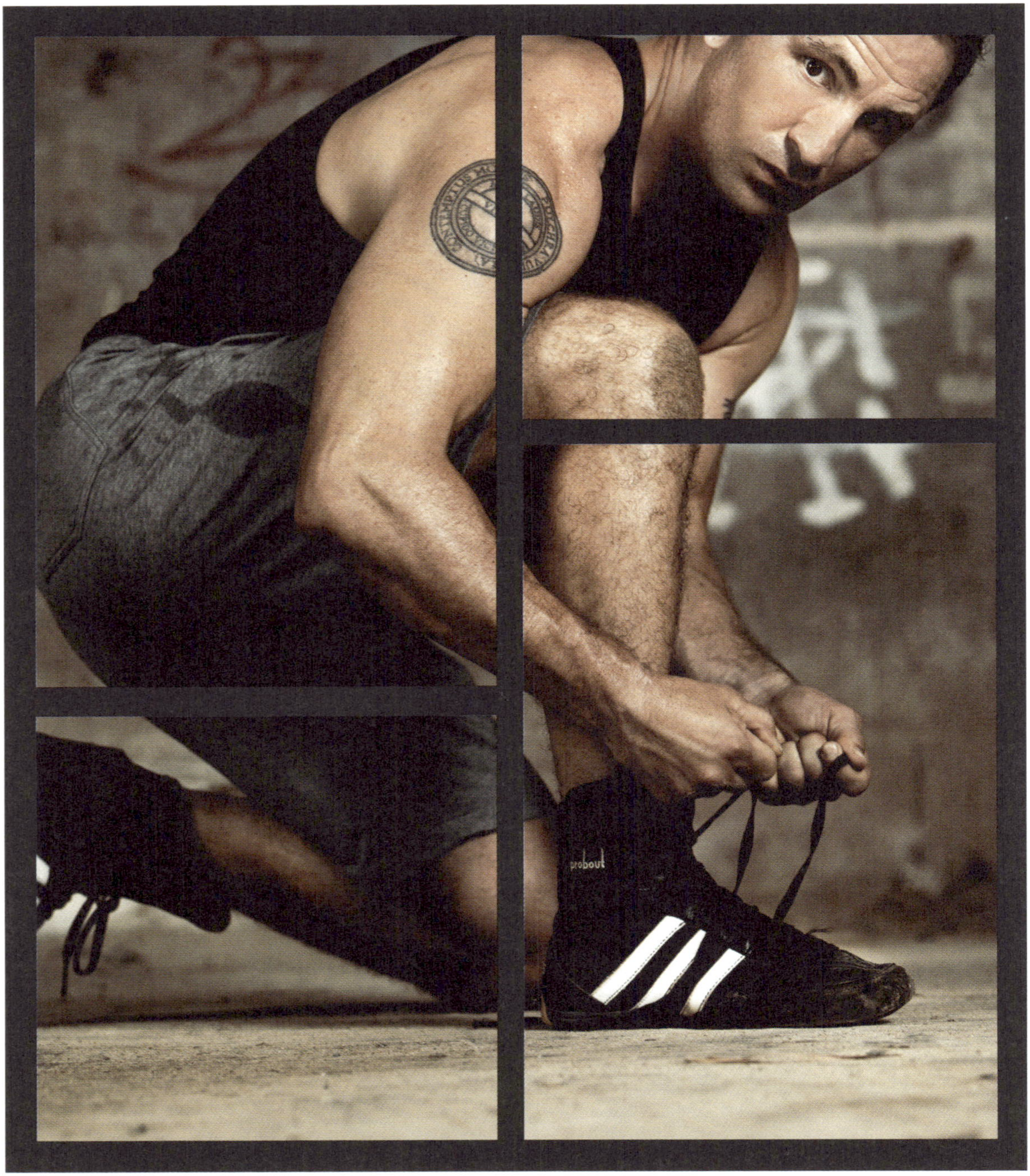

Man sollte auch unbedingt daran denken, den gesamten Körper zu trainieren, damit nicht einige Muskeln stärker werden als andere. Vermeiden Sie Lieblingsübungen. Wenn man Liegestütze gut kann, macht man sie gerne öfter, aber damit werden nur bestimmte Muskeln gestärkt. Darum müssen Sie genau das trainieren, was Sie weniger gut können, und Ihre schwächeren Muskeln herausfordern. Auf diese Weise bekommen Sie einen gleichmäßig trainierten Körper.

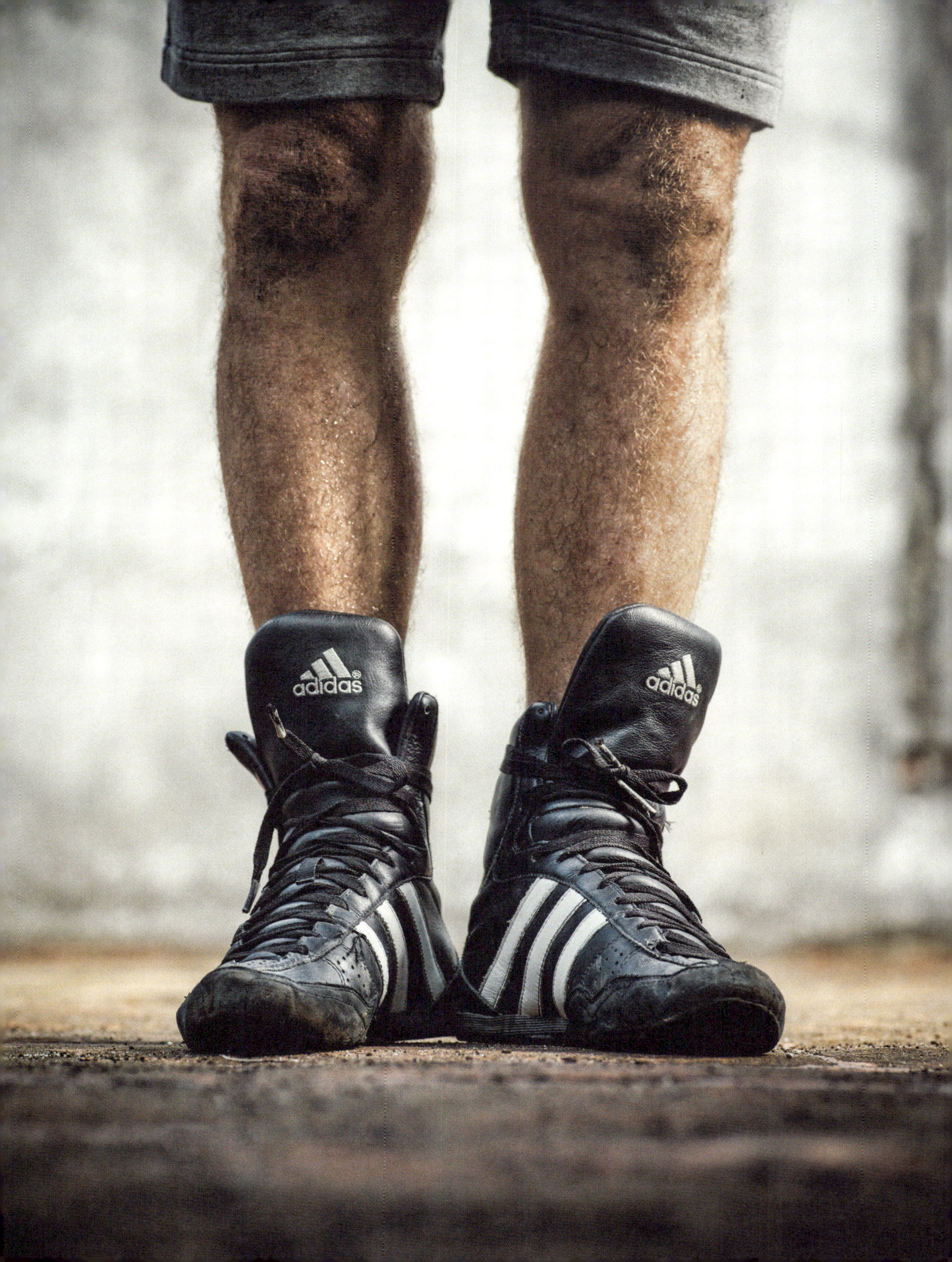
adidas
adidas

FÜR FORTGESCHRITTENE

Wenn der Muskelaufbau beginnt und Sie an Kraft und Ausdauer gewinnen, sollten Sie Ihren Körper ernsthaft herausfordern. Einmal in der Woche müssen Sie »bis zum Umfallen« trainieren. Wenn Sie Ihren Körper an seine Grenzen führen, werden Sie nicht nur stärker und ausdauernder, sondern trainieren auch Ihre Psyche und werden härter. Wenn Sie gelernt haben, beim Training wirklich weit zu gehen und sich nach vorn zu pushen, haben Sie etwas für den Rest Ihres Lebens gelernt. In schwierigen Situationen werden Sie sich daran erinnern, wie es ist, eine besonders harte Trainingseinheit durchzustehen und sich zum Weitermachen zu motivieren, auch wenn es schmerzt.

Alle Trainingseinheiten sind als Zirkel angelegt, das heißt, Sie machen eine bestimmte Anzahl Übungen und wenn Sie damit fertig sind, fangen Sie wieder von vorne an. Machen Sie so viele Zirkel, wie Sie in 15 Minuten schaffen. So können Sie sich wirklich selbst herausfordern und Ihre Entwicklung kontrollieren. Führen Sie ein Trainingstagebuch und schreiben Sie alle Ergebnisse auf, damit Sie sich neue Ziele setzen können.

KÄMPFEN SIE GEGEN SICH SELBST

Tagebuch zu führen und sein Training zu kontrollieren ist wichtig, um Ergebnisse zu erzielen. Ich habe zwei Trainingseinheiten zum Überprüfen der Form zusammengestellt, mit deren Hilfe Sie Ihre Entwicklung kontrollieren können. Führen Sie einmal im Monat eine dieser Trainingseinheiten durch und schauen Sie, wie viele Runden Sie schaffen. So können Sie leicht sehen, in welche Richtung Ihr Training sich entwickelt und wie es um Ihre Fitness steht. Wenn Sie in 15 Minuten mehr Runden als im Monat zuvor schaffen, sind Sie auf dem richtigen Weg. Werden die Runden jedoch weniger, spricht vieles dafür, dass Sie Ihr Training vernachlässigt haben.

LAUFEN

Mit Ihren Viertelstunden und der richtigen Ernährung werden Sie Ihre Form erreichen. Für einen durch und durch trainierten Körper müssen Sie jedoch Laufen zu Ihrem Trainingsplan hinzufügen. Laufen ist mindestens so zeiteffizient wie das Training zu Hause. Sie ziehen einfach die Laufschuhe an, öffnen die Tür und schon beginnt das Training. Aber genau wie mit den 15 Minuten müssen Sie es auch mit dem Laufen anfänglich ruhig angehen lassen. Laufen Sie so lange, wie es Ihnen leichtfällt. Sind es beim ersten Mal nur 10 Minuten, ist das völlig in Ordnung. Beim nächsten Mal wird es dann schon eine Viertelstunde und bald werden Sie problemlos 45 Minuten lang laufen.

VERLETZUNGEN

No pain, no gain – das ist Bullshit! Sie müssen auf Ihren Körper hören, wenn er versucht, Ihnen etwas mitzuteilen. Ein schmerzendes Knie kann man eine Weile ignorieren. Aber wenn man zeitweise bestimmte Beinübungen überhaupt nicht durchführen kann, weil man sich durch eine Trainingseinheit gequält und dabei eine Verletzung verschlimmert hat, dann ist etwas schiefgelaufen. Hören Sie also auf Ihren Körper und seien Sie bei eventuellen Verletzungen besonders vorsichtig. Lassen Sie diese schnellstmöglich untersuchen und behandeln. Andererseits dürfen Sie aber auch nicht dem Schwächling in Ihnen nachgeben, der versucht, Sie aus reiner Faulheit von einer Trainingseinheit abzubringen.

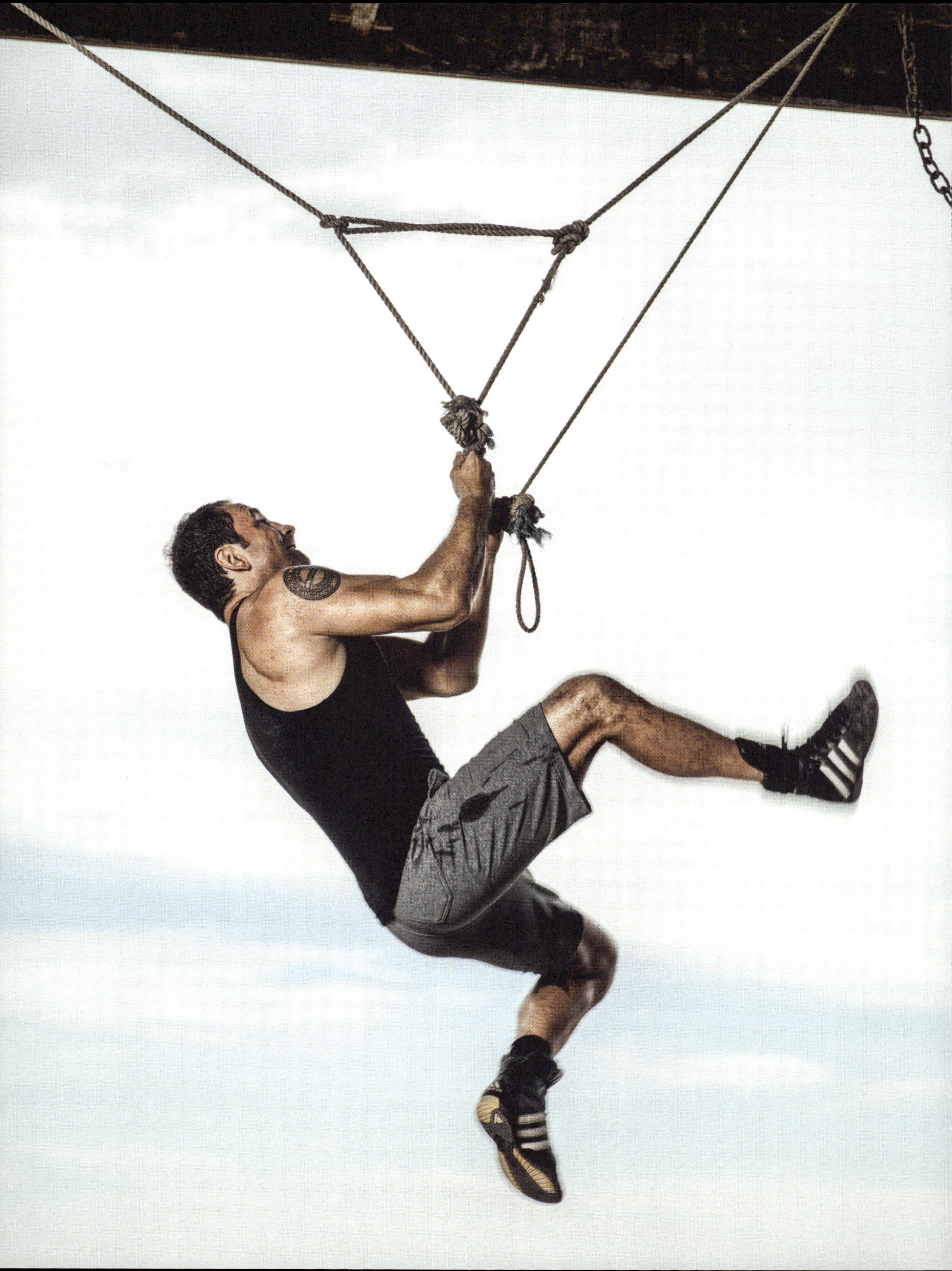

»ERNÄHRUNG IST VIEL ZU WICHTIG, UM DABEI KOMPROMISSE EINZUGEHEN.«

STRETCHING

Ein zentraler Faktor für einen gut funktionierenden Körper ist Beweglichkeit. Kann man sich ungehindert und ohne Schmerzen bewegen, ist das Leben leichter. Achten Sie also darauf, mindestens zweimal täglich Stretching-Übungen zu machen. Dabei reichen fünf Minuten am Morgen und fünf am Abend. Diese 10 Minuten täglich sind eine gute Investition, um Rücken- und Schulterschmerzen vorzubeugen.

ERNÄHRUNG

Ich wiederhole mich gerne: Machen Sie keine Diät! Das ist so ziemlich die schlechteste Methode, um abzunehmen. Eine Diät ist der Versuch, einfach und ohne Anstrengung abzunehmen. Das Problem ist: Es gibt keine Abkürzungen. Wenn es so simpel wäre, liefen auf der Erde nicht so viele Übergewichtige herum. Regel Nummer eins: Essen muss lecker sein. Ernährung ist viel zu wichtig, um dabei Kompromisse einzugehen.

Genießen Sie also leckeres Essen in kleineren Portionen, und wenn Sie abnehmen wollen, sollten Sie daran denken, was Sie essen. Essen Sie fünf Portionen am Tag, die Sie in drei größere Mahlzeiten und zwei kleinere Zwischenmahlzeiten aufteilen. Achten Sie darauf, dass Sie nie Hunger haben, denn wenn Sie hungrig sind, essen Sie zu viel und die falschen Dinge.

Ändern Sie Ihre Einstellung zum Essen. Konzentrieren Sie sich nicht aufs Abnehmen, sondern vielmehr darauf, was Ihnen die richtige Energie gibt, damit Sie trainieren können und gesund bleiben. Meine Leitlinie ist, dass ich jeden Tag Obst und Gemüse in so vielen verschiedenen Farben wie möglich esse.

BEWÄHRTES

Es tauchen ständig neue Trends, neue Diäten, neue Forschungsergebnisse und Theorien auf, wie man am besten in Form kommt. Mein Rat ist, sich um alle diese neuen und revolutionären Methoden einfach nicht zu kümmern und nicht auf jeden neuen Gesundheitstrend aufzuspringen. Denn Trends verschwinden wieder genauso schnell, wie sie gekommen sind.

Meine Art des Trainings gehört zu keinem Trend und ist weder neu noch revolutionär. Die von mir vorgeschlagenen Übungen und Trainingseinheiten sind alt und bewährt. Manche gehen sogar schon einige Tausend Jahre zurück und wurden während meiner langen Kampfsportkarriere sorgfältig von mir zusammengetragen.

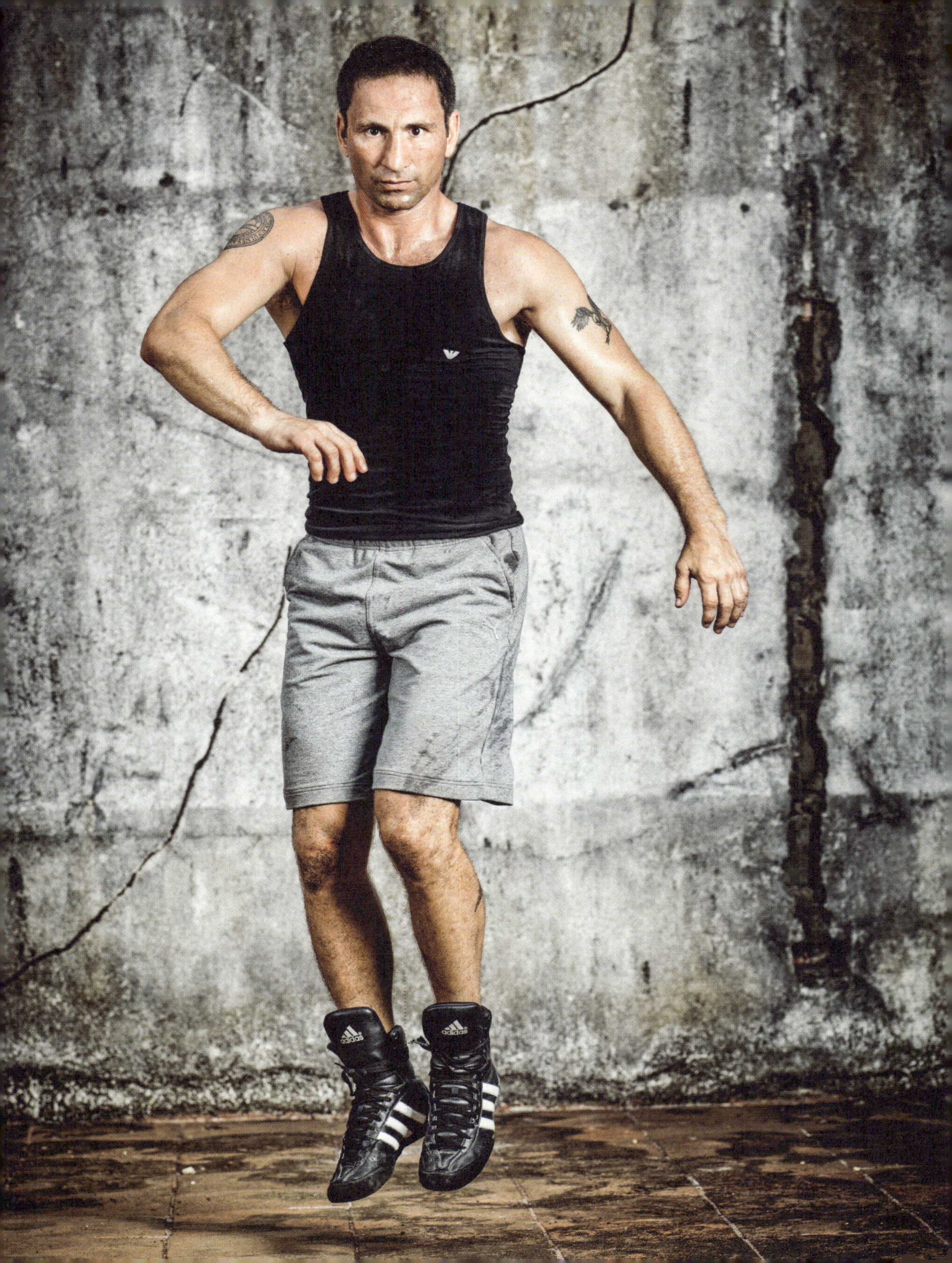

AUF-
WÄRMEN

Achten Sie darauf, dass Ihr Körper aufgewärmt ist, ehe Sie mit einer harten Trainingseinheit loslegen. Wenn Sie sich einige Minuten Zeit nehmen, um ein wenig Blut in die Muskeln zu pumpen, vermeiden Sie später Verletzungen und Zerrungen. Gleichzeitig ist es auch ein mentales Aufwärmen vor einer Trainingseinheit. Die meisten Übungen in diesem Teil des Buches tragen nicht nur zum Aufwärmen des Körpers bei, sondern helfen auch bei der Fettverbrennung.

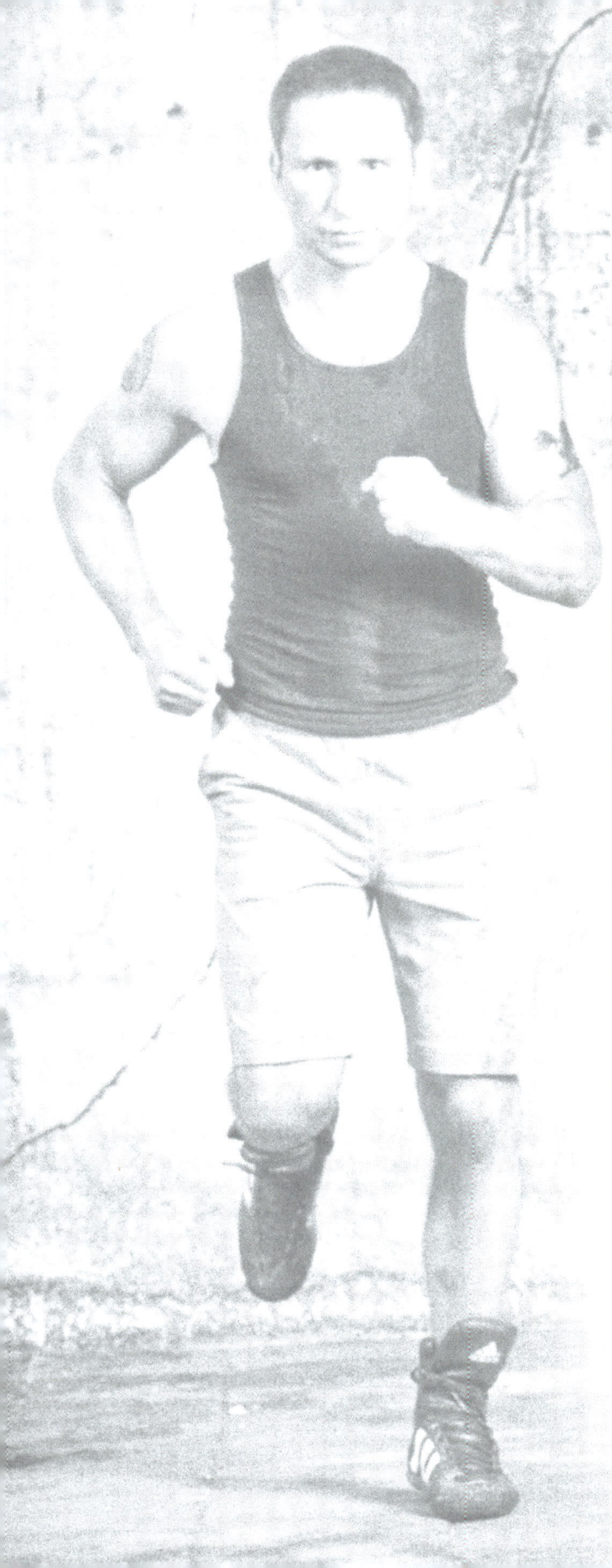

01

LAUFEN AUF DER STELLE

Eine Übung, die Sie zum Aufwärmen nutzen können. Sie können sie aber auch in eine schwere Trainingseinheit mit Kraftübungen einflechten, wenn Sie sich zwischen den Übungen nicht ausruhen wollen, aber dennoch etwas Erholung brauchen.

Trainiert
Wärmt den Körper auf.

Ausgangsposition
Aufrecht stehend, die Füße etwas auseinander

Ausführung
Locker auf der Stelle laufen.

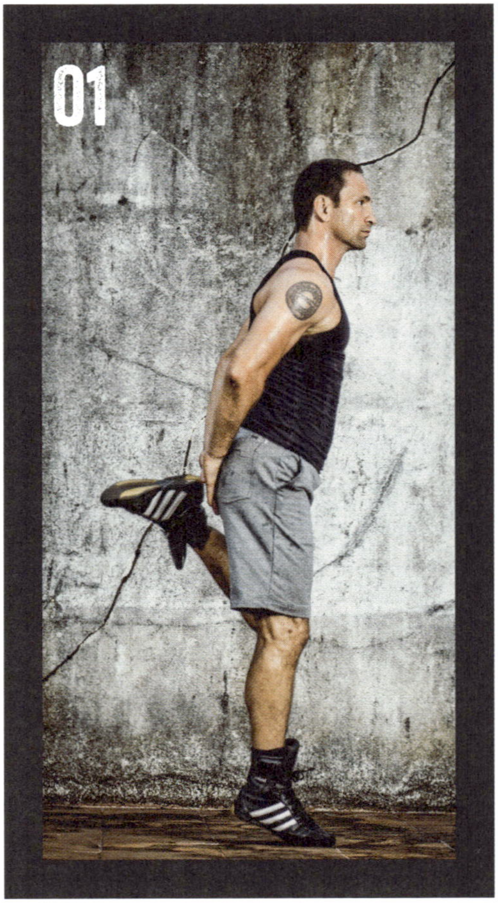

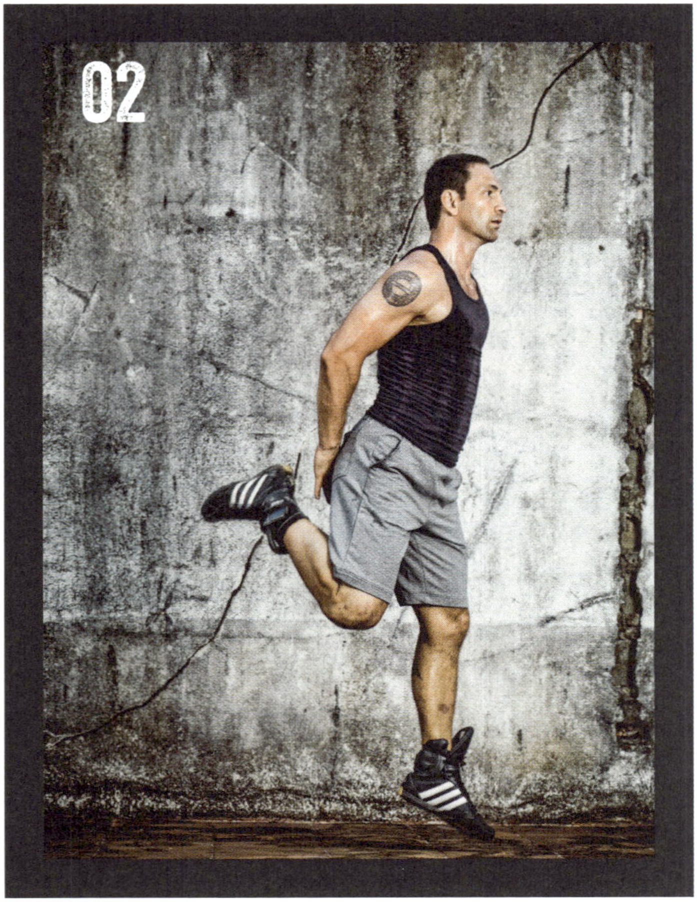

ANFERSEN

Eine tolle Aufwärmübung und eine fantastische Übung zum Einschieben in ein Konditionstraining, wenn man sich richtig auspowern will.

Trainiert
Kondition

Ausgangsposition
Aufrecht mit geradem Rücken stehend, die Hände auf dem Hintern mit den Handflächen nach außen.

Ausführung
Abwechselnd den rechten und den linken Fuß an das Gesäß ziehen.

Tipp
Halten Sie ein hohes Tempo!

WINDMÜHLE

Diese Übung sollte am Anfang einer Trainingseinheit stehen, um die Schultern aufzuwärmen.

Trainiert
Wärmt den Oberkörper auf.

Ausgangsposition
Das rechte Bein steht vor dem linken. Der linke Arm ist gerade nach vorne gestreckt, der rechte nach hinten ausgestreckt.

Ausführung
Die Arme in zwei großen Kreisen drehen und dabei gestreckt halten.

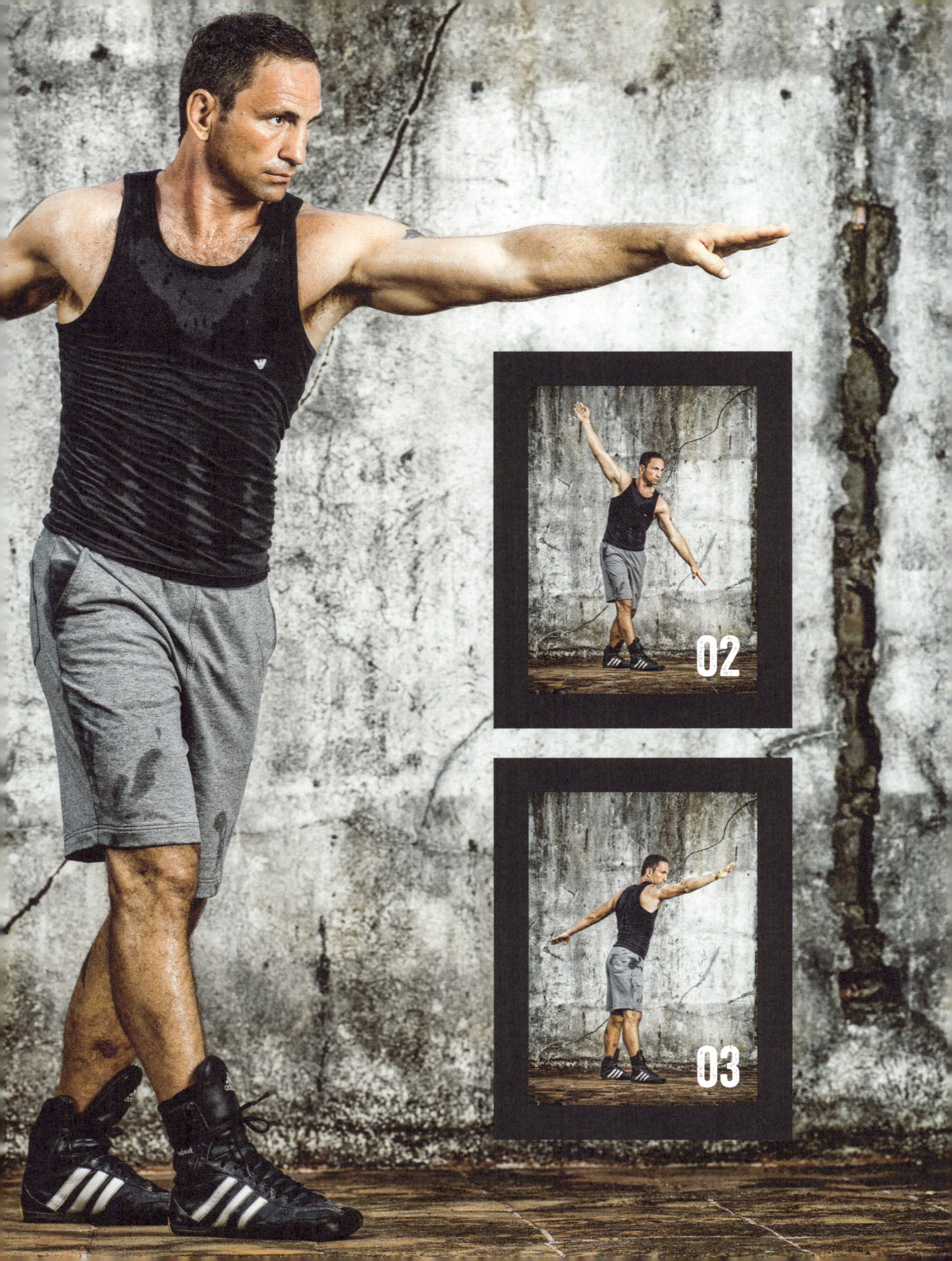
02
03

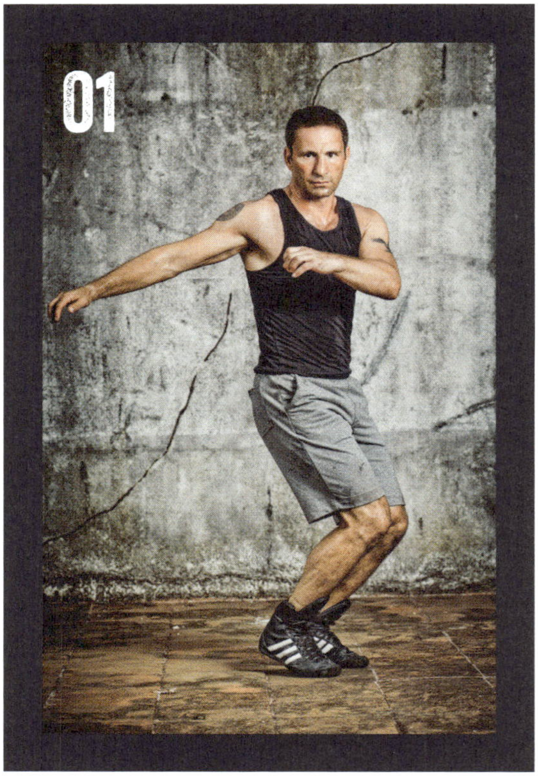

ZICKZACK

Zum Aufwärmen des ganzen Körpers, aber insbesondere der Drehmuskeln im Rumpf.

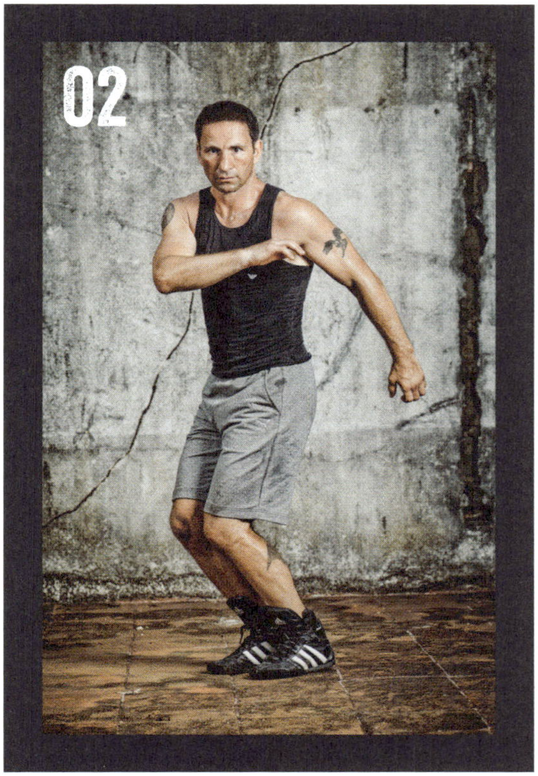

Trainiert
Wärmt den Oberkörper auf.

Ausgangsposition
So hinstellen, dass der Oberkörper nach links, die Füße nach rechts zeigen.

Ausführung
Kurz hochhüpfen. Dabei den Körper nach rechts und die Füße nach links drehen.

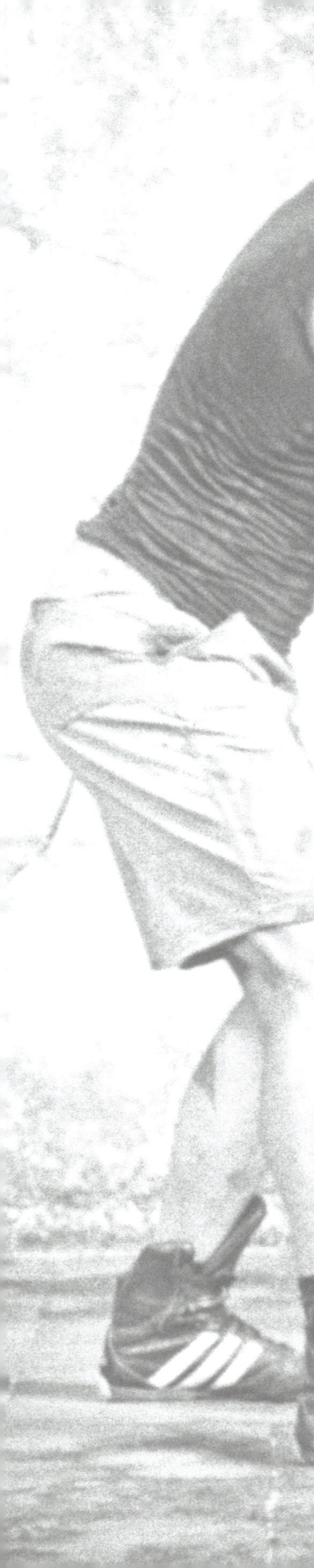

01

DEN PONY KÄMMEN

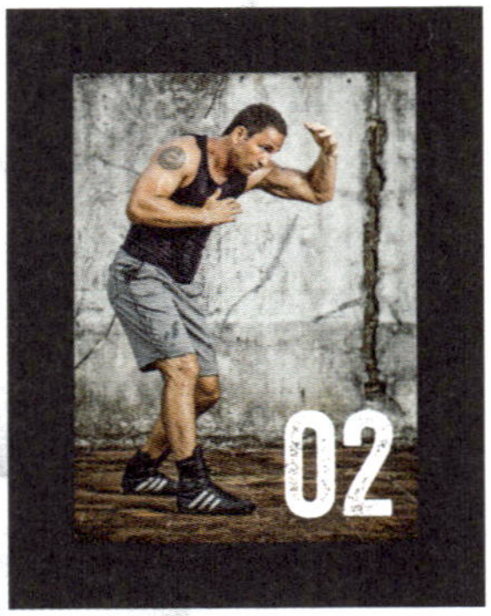

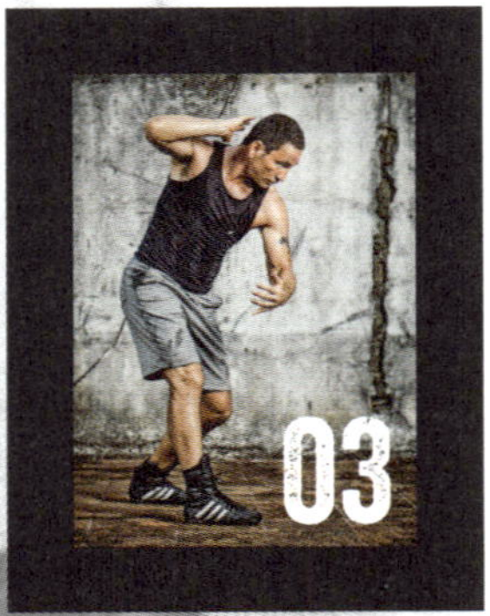

Sorgt für eine gepflegte Frisur und wärmt zugleich den Oberkörper auf.

Trainiert
Wärmt den Oberkörper auf.

Ausgangsposition
Etwas nach vorn gebeugt stehend, den linken Arm gebeugt hinter dem Kopf und den rechten Arm etwas gebeugt vor dem Bauch.

Ausführung
Die Arme abwechselnd gebeugt hinter den Kopf führen. Dann die Richtung wechseln und »den Pony nach hinten kämmen«.

01

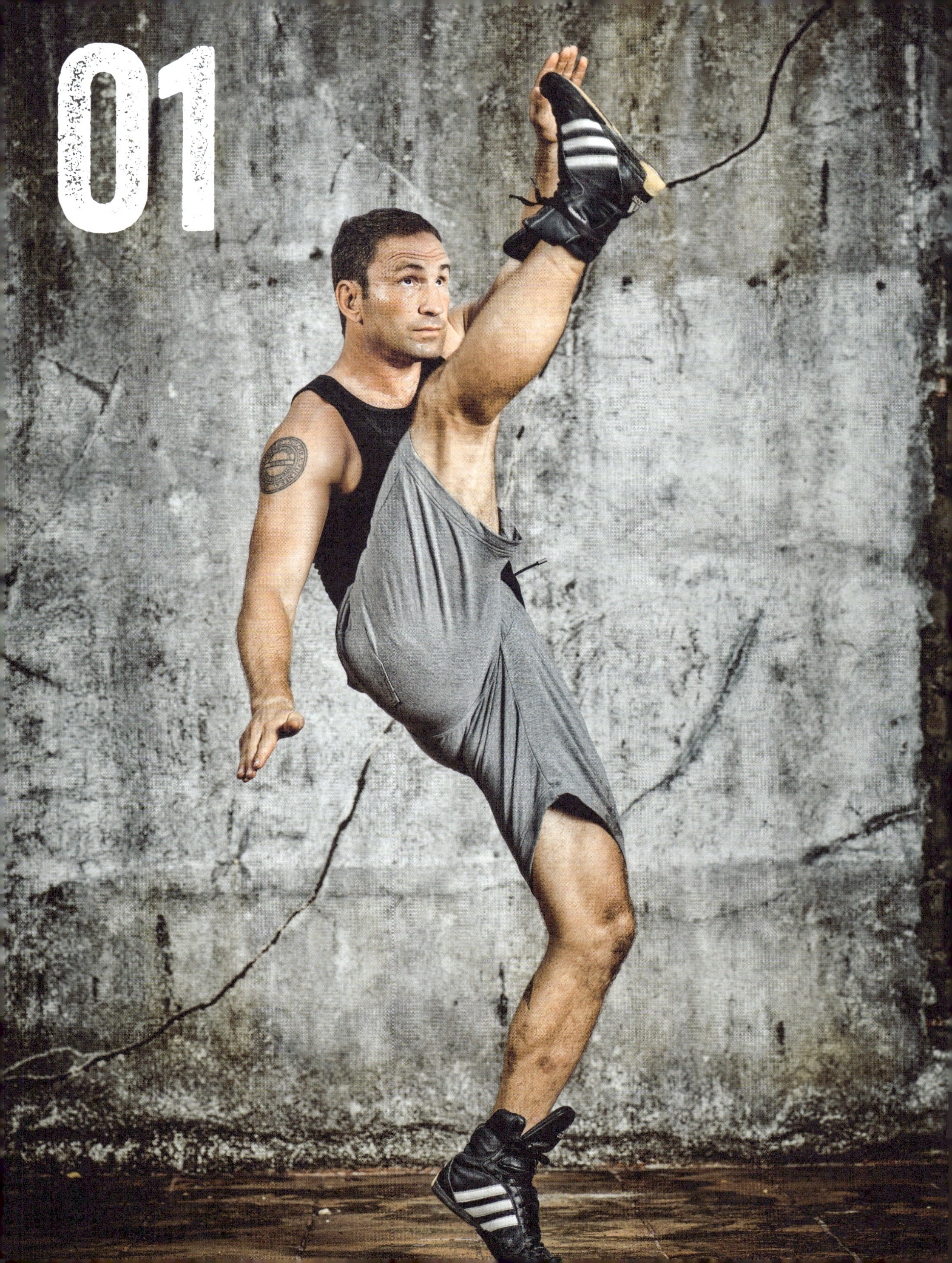

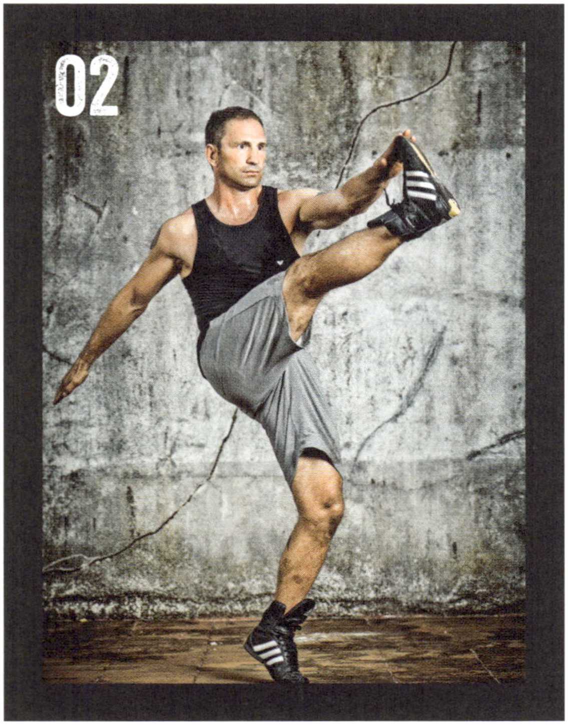

STECH-SCHRITT

Wärmt den ganzen Körper auf, trägt aber auch zum Aufwärmen und zur Dehnung der Beine vor einer harten Trainingseinheit für die Beine bei.

Trainiert
Wärmt den Körper auf.

Ausgangsposition
Aufrecht stehen.

Ausführung
Das rechte Bein so hoch wie möglich ganz durchgestreckt heben und mit dem Zeh die linke Hand berühren. Dann das Gleiche mit dem linken Bein wiederholen.

Tipp
Fangen Sie ruhig an. Werfen Sie die Beine nicht zu hoch, ehe Sie aufgewärmt sind, sonst könnte das eine Zerrung zur Folge haben.

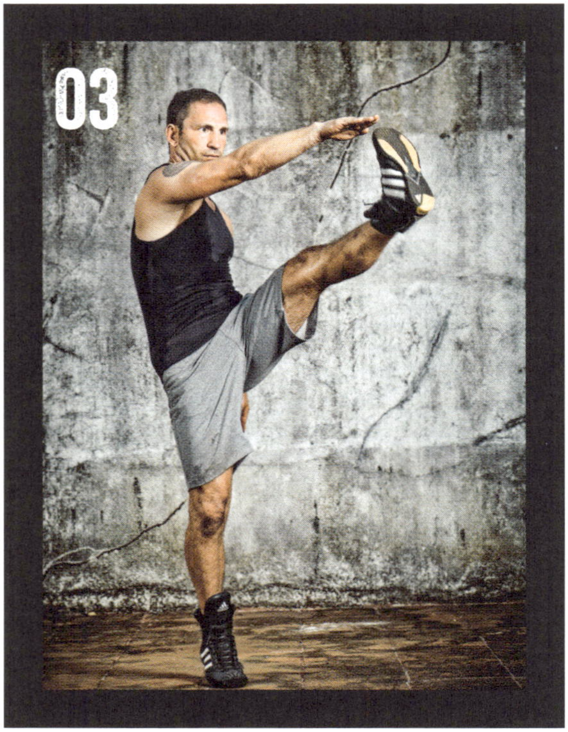

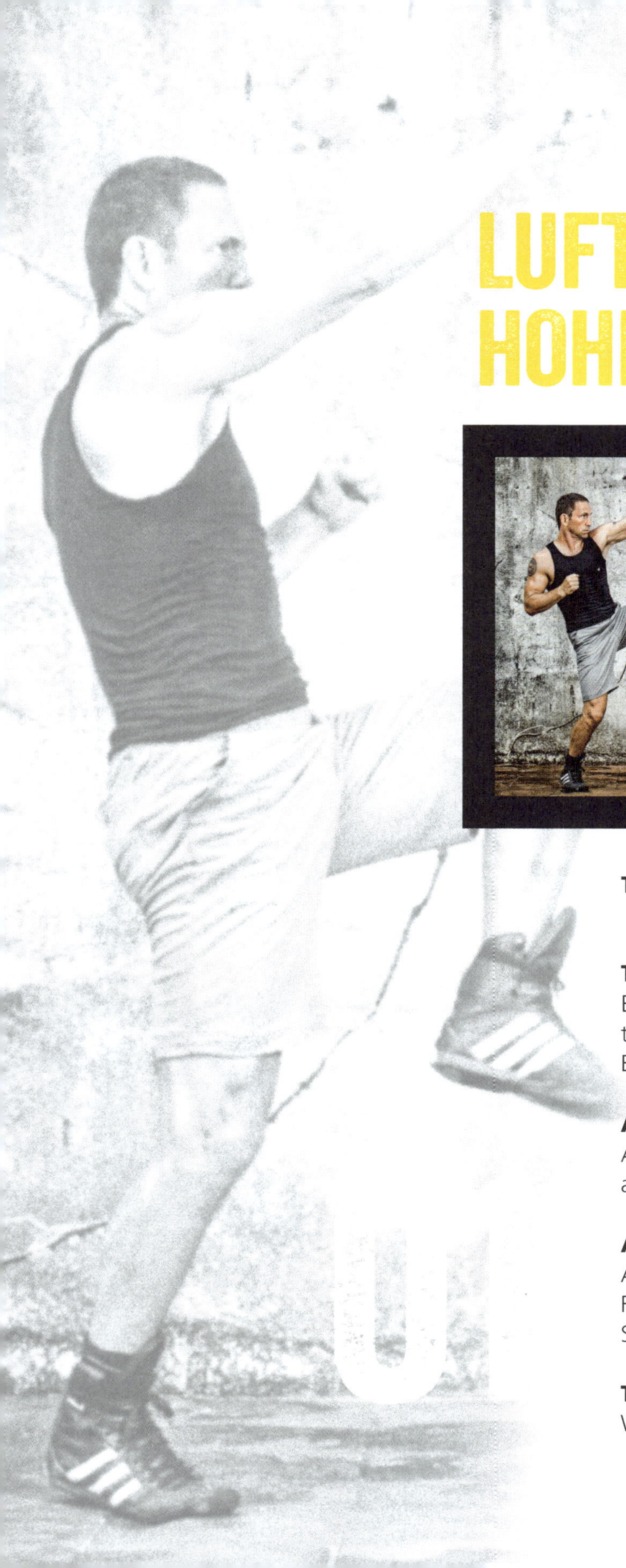

LUFTBOXEN MIT HOHEN KNIEN

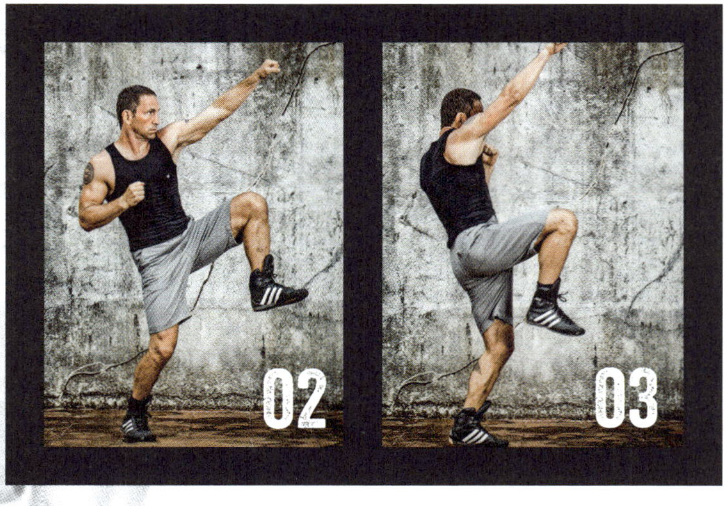

Treibt den Puls schnell in die Höhe.

Trainiert
Explosivität, Koordination und Milchsäuretoleranz in Trizeps, Schultern, Rumpf und Beinen

Ausgangsposition
Aufrecht stehend, die Füße schulterbreit auseinander.

Ausführung
Abwechselnd mit der rechten und der linken Faust in die Luft boxen und dabei auf der Stelle laufen und die Knie hochziehen.

Tipp
Wichtig ist eine hohe Geschwindigkeit.

UNTERM BEIN KLATSCHEN

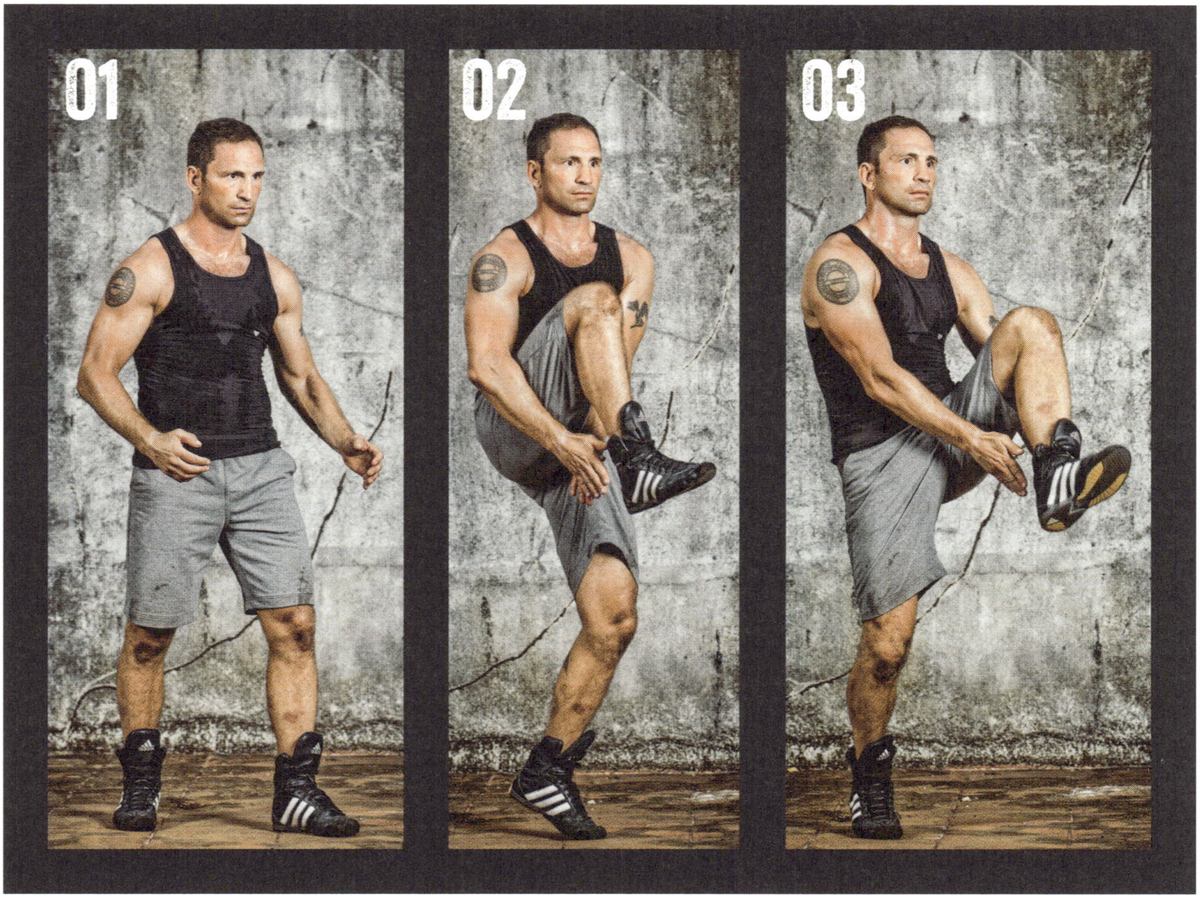

Eine Aufwärmübung, die sich auch hervorragend als Fettverbrennungstraining eignet.

Trainiert
Wärmt den Körper auf und bringt die Fettverbrennung in Gang.

Ausgangsposition
Aufrecht stehend, die Füße schulterbreit auseinander.

Ausführung
Das eine Knie so hoch wie möglich an die Brust ziehen und unter dem Bein in die Hände klatschen. Auf der anderen Seite wiederholen.

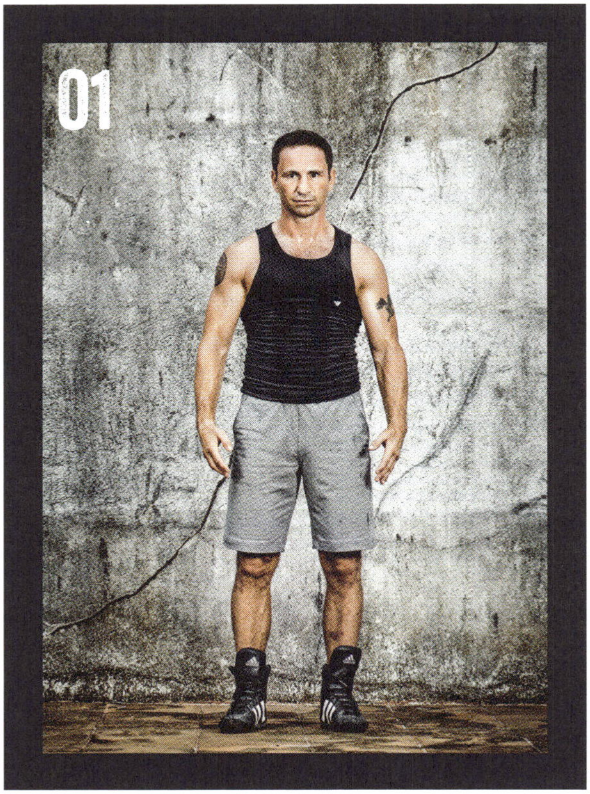

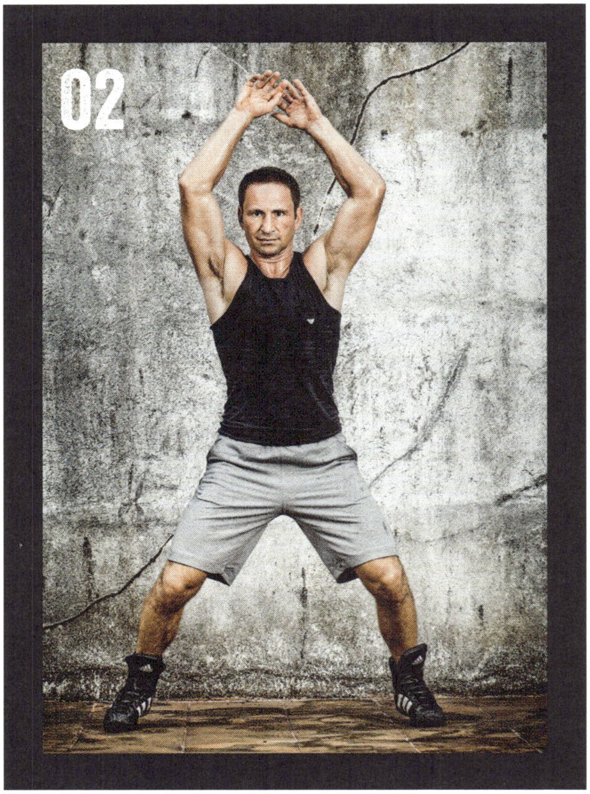

HAMPELMANN

Ein Klassiker. Ein Soldatendrill, der sich gut als Aufwärmübung eignet, aber auch für alle anderen Arten von Trainingseinheiten.

Trainiert
Wärmt den ganzen Körper auf.

Ausgangsposition
Die Füße etwas auseinander, die Arme hängen am Körper herab.

Ausführung
Mit den Beinen auseinander springen und gleichzeitig die Hände über dem Kopf zusammenschlagen. Zurückspringen und das Ganze wiederholen.

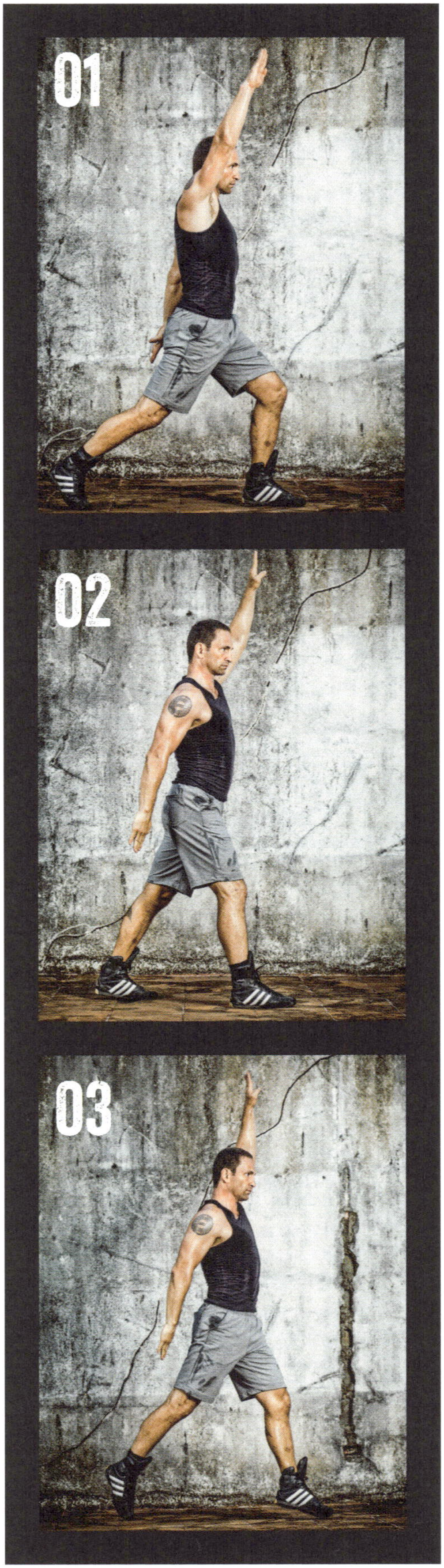

SKILAUF

Nicht nur eine Aufwärmübung, sondern auch für alle anderen Trainingseinheiten für Arme und Beine geeignet.

Trainiert
Wärmt den Körper auf.

Ausgangsposition
Aufrecht stehend, das linke Bein vor dem rechten. Der rechte Arm wird gerade über den Kopf gestreckt, der linke zeigt nach unten.

Ausführung
Die Position der Arme und Beine hüpfend wechseln. Dabei die Arme immer gestreckt halten.

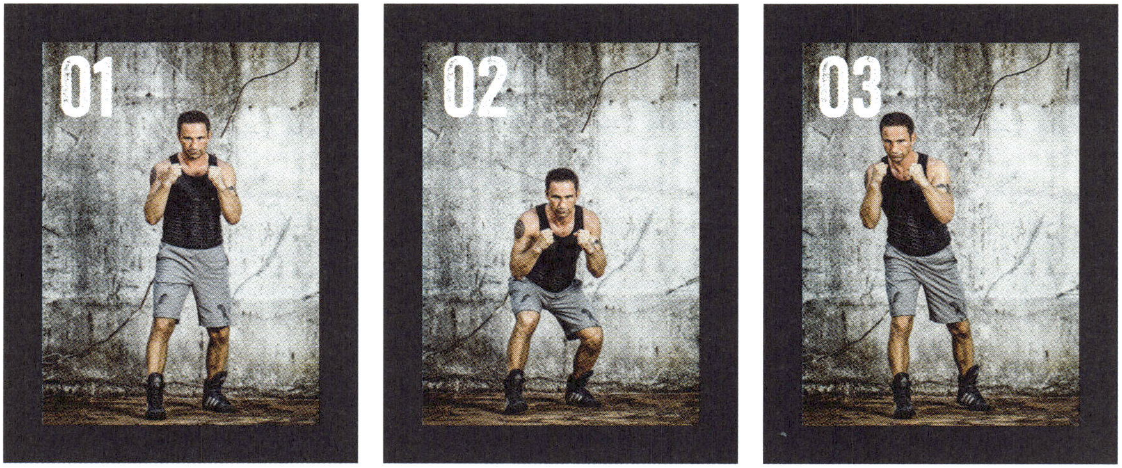

BOXERROLLE

Eine recht einfache Übung, mit der man gut eine Trainingseinheit beginnen kann, um den Puls zu erhöhen.

Trainiert
Explosivität, Koordination und Milchsäuretoleranz in Trizeps, Schultern und Rumpf

Ausgangsposition
In Boxerstellung stehend, mit leicht gebeugten Knien, die Fäuste unter dem Kinn. Der linke Fuß steht etwas vor dem rechten.

Ausführung
Die Knie beugen und den Körper senken, den Schwerpunkt auf das eine Bein legen. Dann den Schwerpunkt auf das andere Bein verlagern und diese Rollbewegung einige Male ausführen.

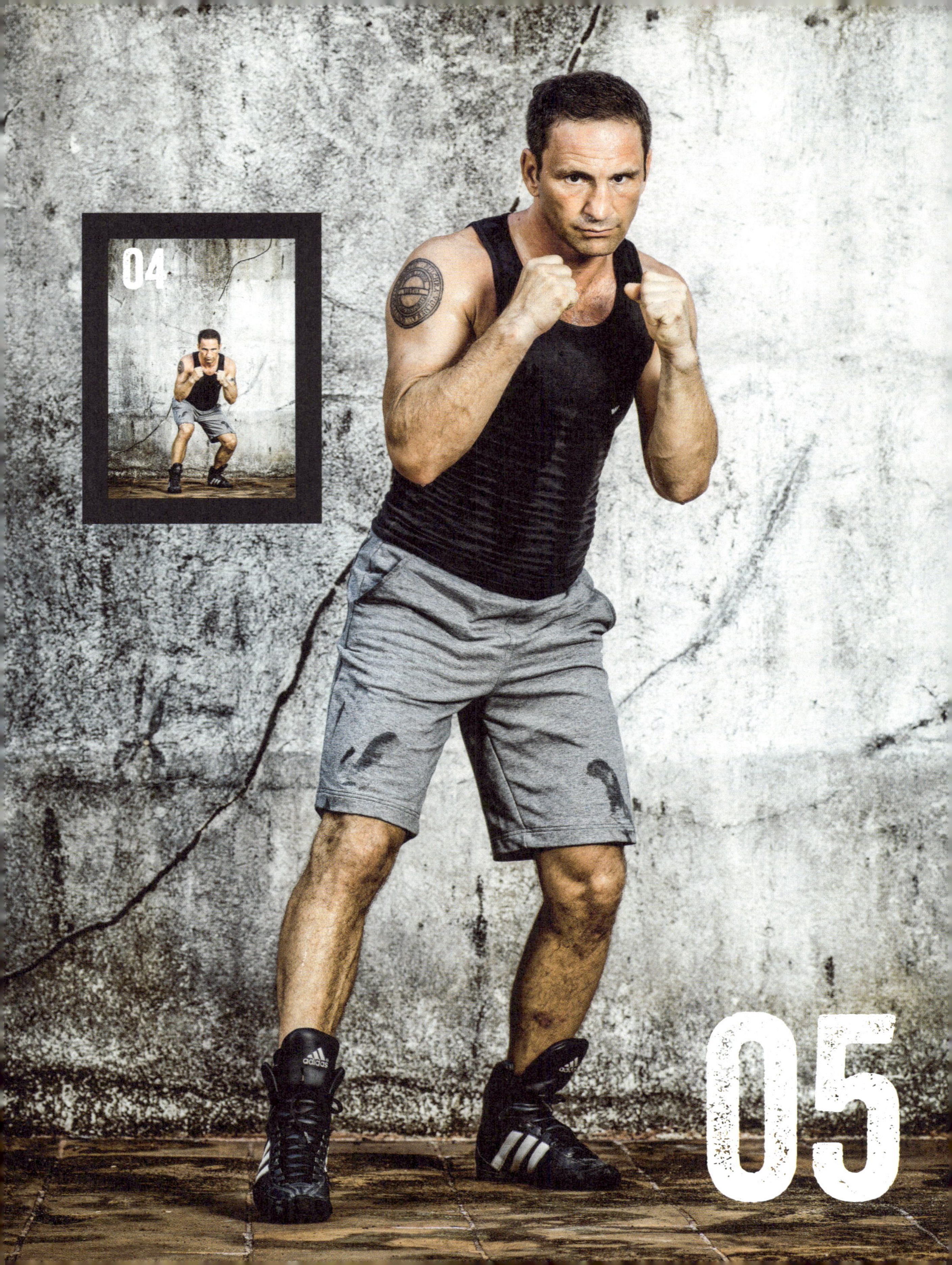
04
05

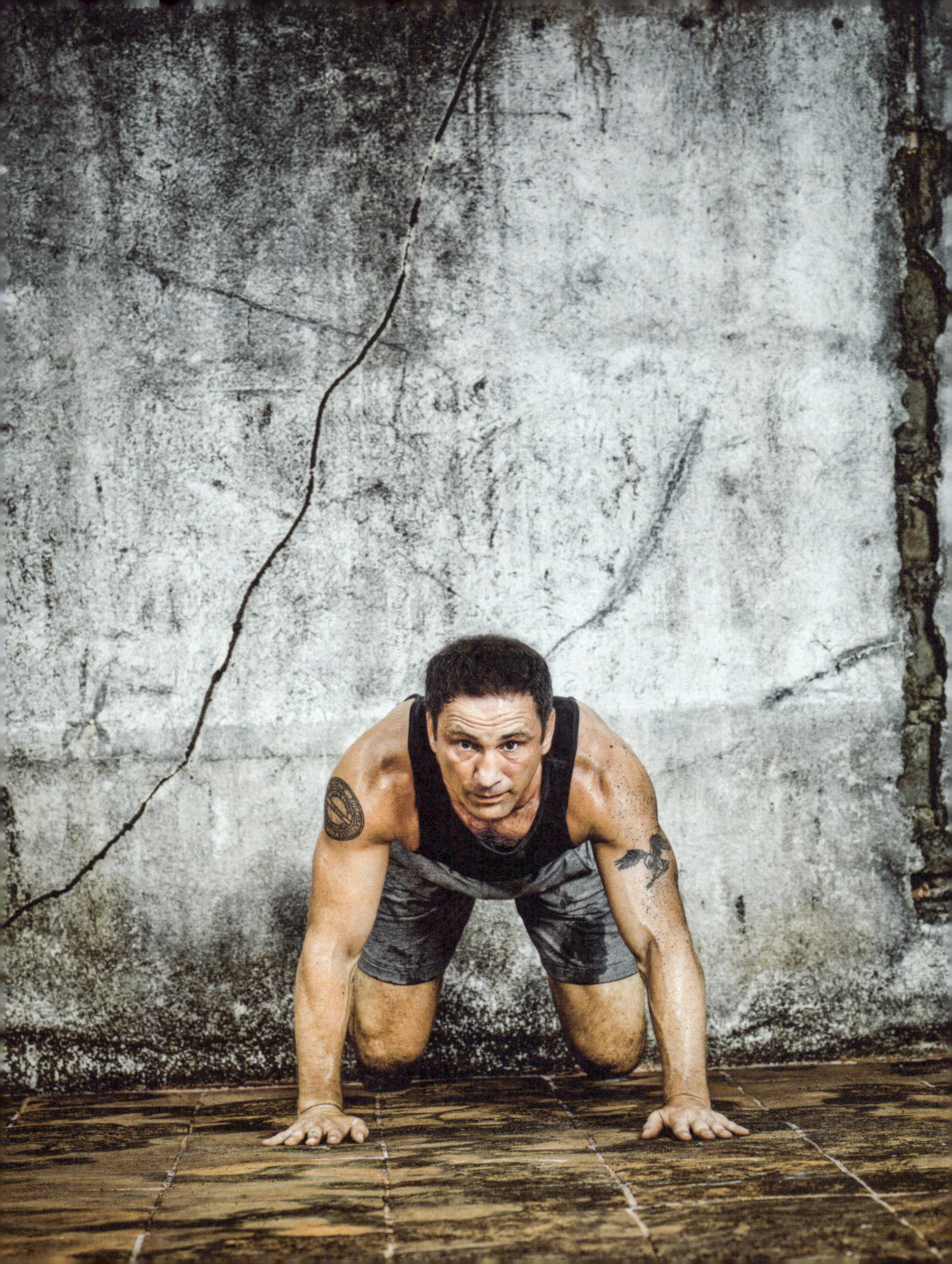

ARME UND SCHULTERN

Viele Übungen in diesem Kapitel trainieren auch andere Muskeln, nicht nur die in Armen, Brust und Schultern. Das ist natürlich sinnvoll, denn es soll ja der ganze Körper gedrillt werden. Dennoch habe ich dieses Buch so eingeteilt, dass die Übungen, deren Schwerpunkt auf bestimmten Körperzonen liegen, jeweils in einem Abschnitt zusammengefasst sind. Auf diese Weise können Sie Ihren Workout abwechslungsreich gestalten und jeweils die Muskelgruppen ausruhen lassen, die Sie am Tag zuvor trainiert haben.

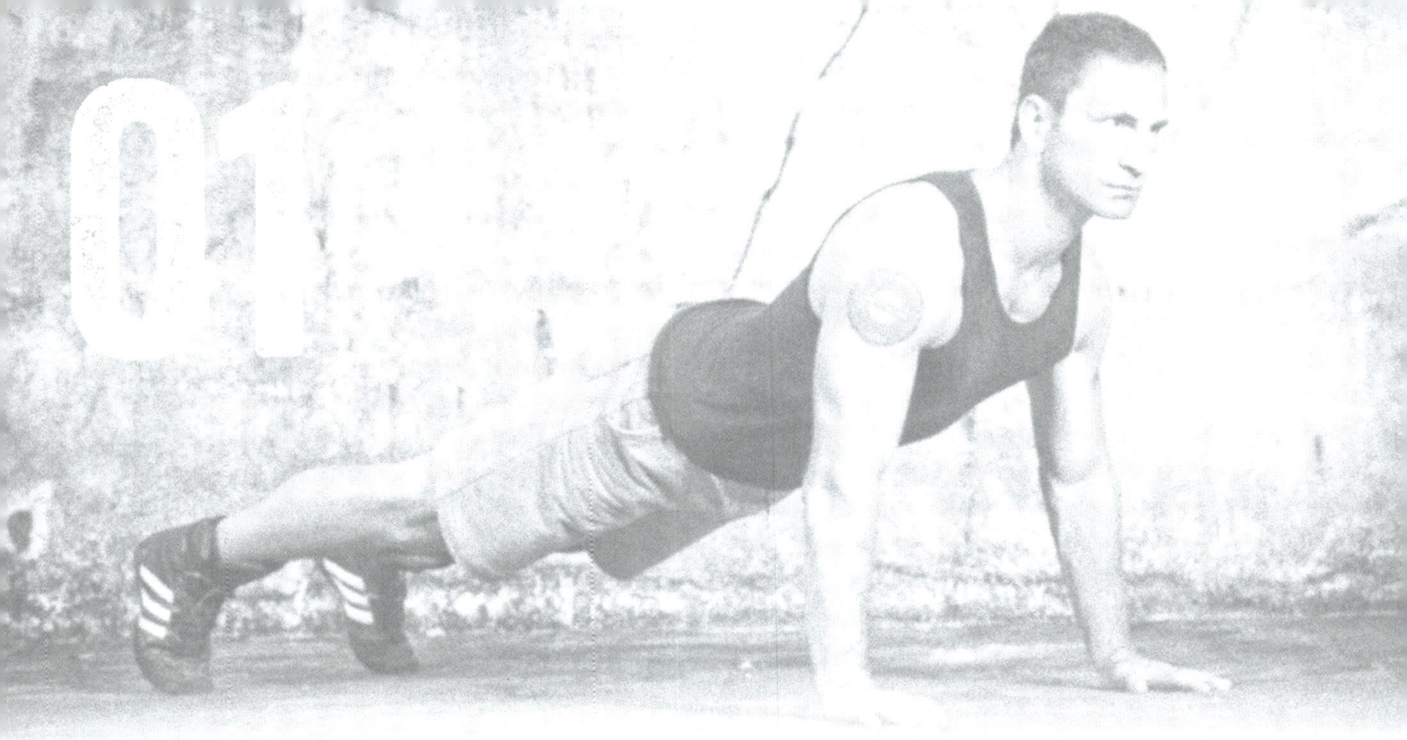

LIEGESTÜTZ

Es gibt einen Grund dafür, dass Liegestütze zu den am weitesten verbreiteten Übungen zählen. Sie sind einfach verdammt effektiv.

Trainiert
Brust, Schultern und Arme

Ausgangsposition
Auf allen vieren mit gestreckten Armen und Beinen stehen. Der Schwerpunkt liegt auf den Zehen und Händen. Der Rumpf ist gespannt, der Rücken gerade. Das ist die *Liegestützposition.*

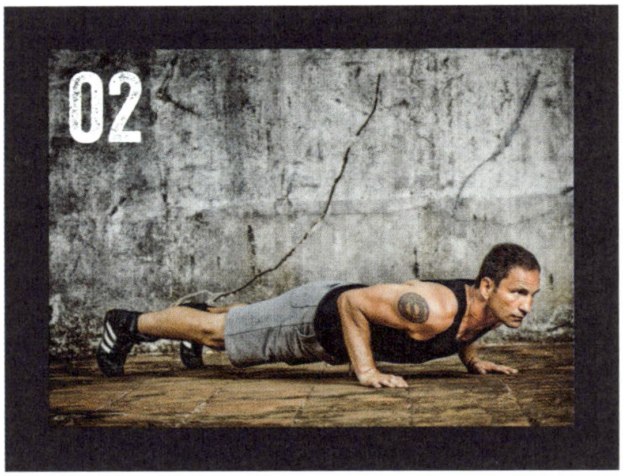

Ausführung
Den Körper senken, bis sich die Brust einige Zentimeter über dem Boden befindet. Dann den Körper wieder nach oben drücken.

LIEGESTÜTZ AUF DEN FINGERKNÖCHELN

Neue Varianten der einzelnen Übungen und eine möglichst unterschiedliche Belastung der Körpermuskulatur sind der Schlüssel zur Topform.

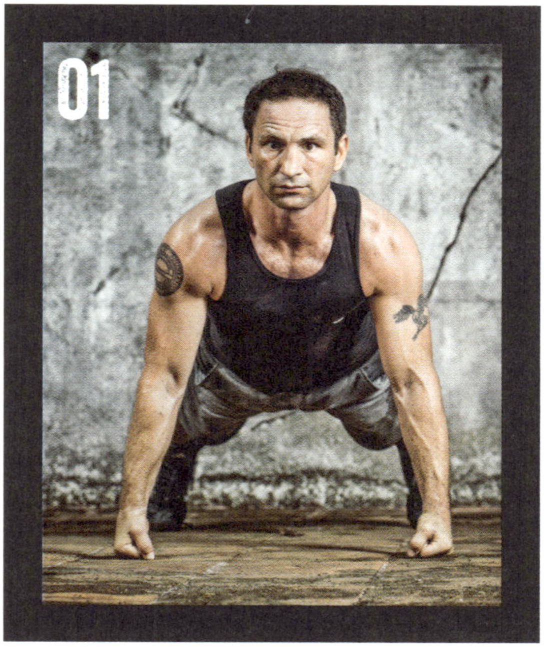

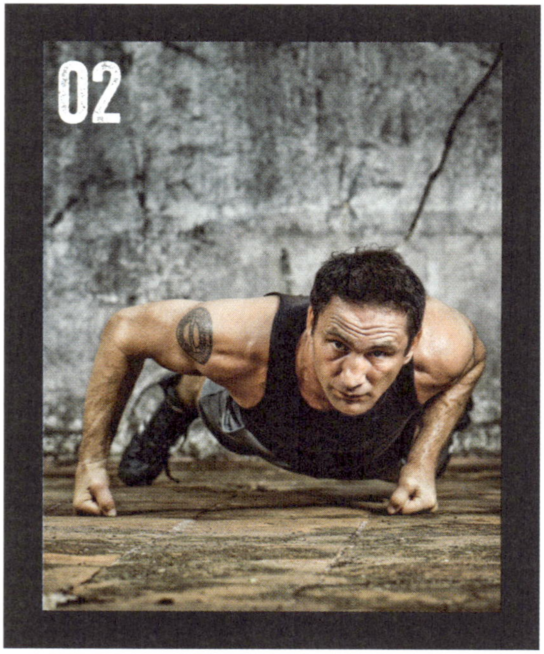

Trainiert
Kraft im Oberkörper

Ausgangsposition
In Liegestützposition auf den Fingerknöcheln.

Ausführung
Den Schwerpunkt auf den linken Arm verlagern, sodass der ganze Körper etwas nach links verschoben wird. Den Körper bis auf einige Zentimeter über den Boden senken und dabei den linken Arm so stark wie möglich belasten. Dann wieder in die Ausgangsposition zurückkehren. Den Schwerpunkt auf den rechten Arm verlagern und das Ganze wiederholen.

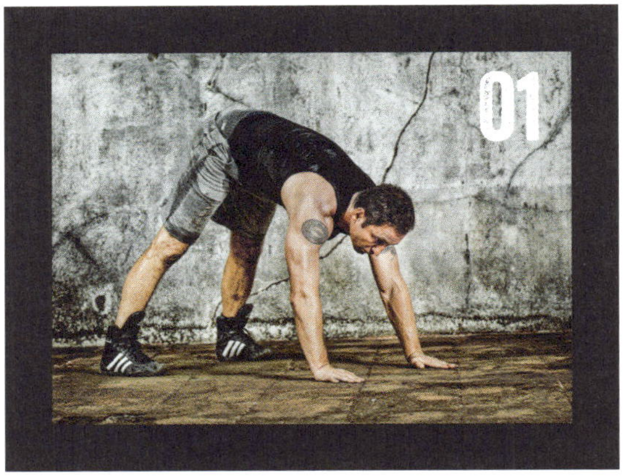

WANDERNDER LIEGESTÜTZ

Eine tolle Koordinationsübung für alle Muskeln des Körpers. Kaum anstrengend, aber hervorragend zum Aufwärmen geeignet.

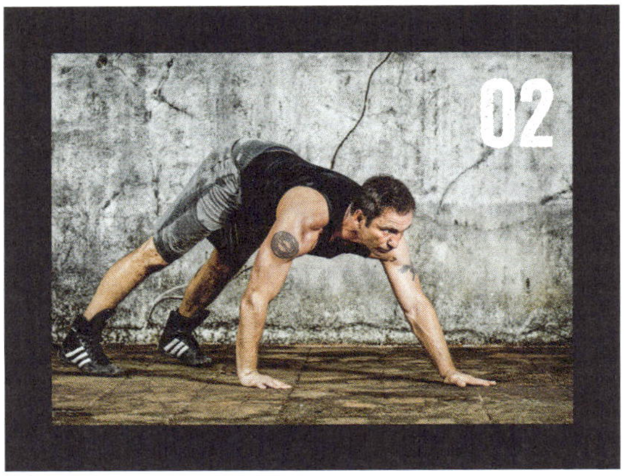

Trainiert
Koordination

Ausgangsposition
Aufrecht mit geradem Rücken stehen.

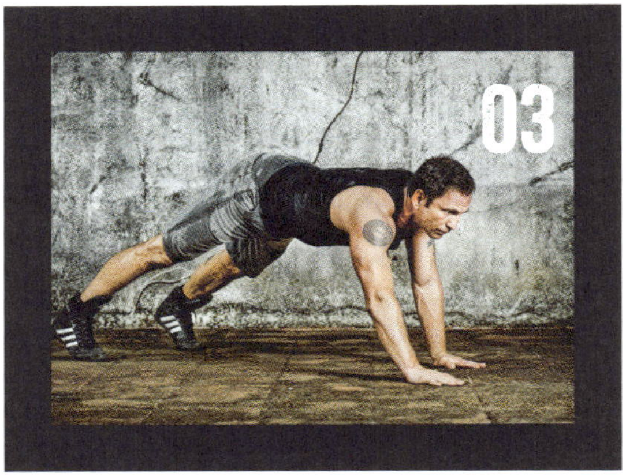

Ausführung
Die Hände so dicht wie möglich vor die Füße auf den Boden stellen. Dann mit den Händen nach vorne gehen, während die Füße stehen bleiben. Wenn der Körper ganz gestreckt ist und sich parallel zum Boden befindet, mit den Füßen in Richtung Hände gehen, die diesmal stehen bleiben. Wenn es nicht mehr weitergeht, aufstehen und den Rücken strecken. Das Ganze wiederholen.

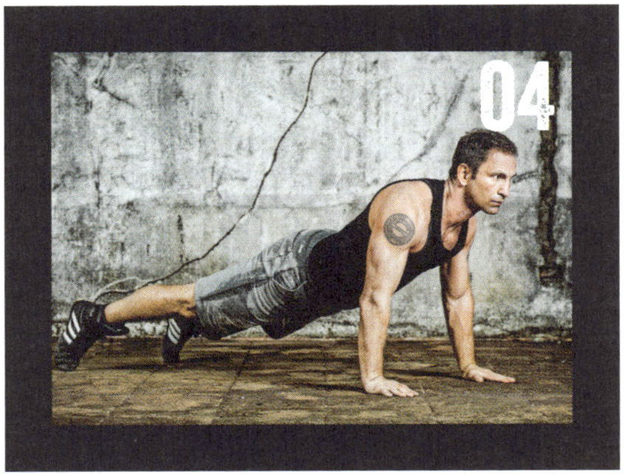

Tipp
Bei dieser Übung ist Geschwindigkeit alles. Wenn Sie hier nur herumtrotten, wird dies schnell zu einer Übung für Weicheier.

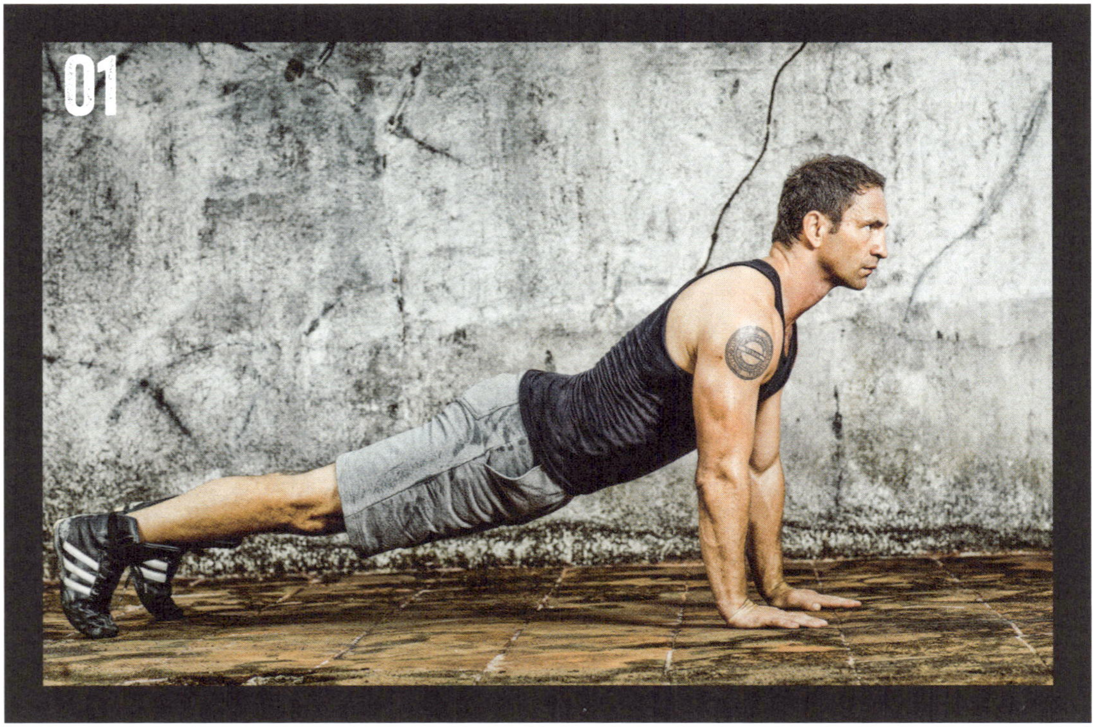

ARMSPRUNG

Diese Übung scheint zu Anfang gar nicht so schwer zu sein, aber nach ein paar Sprüngen wird es richtig anstrengend. Eine gute Methode, um Explosivität und Ausdauer zu trainieren.

Trainiert
Explosivität und Ausdauer

Ausgangsposition
Liegestützposition

Ausführung
Den Körper mit Füßen und Händen abstoßen und nach vorn wieder in die Liegestützposition springen. Nach dem Landen sofort wieder zu einem neuen Sprung abstoßen.

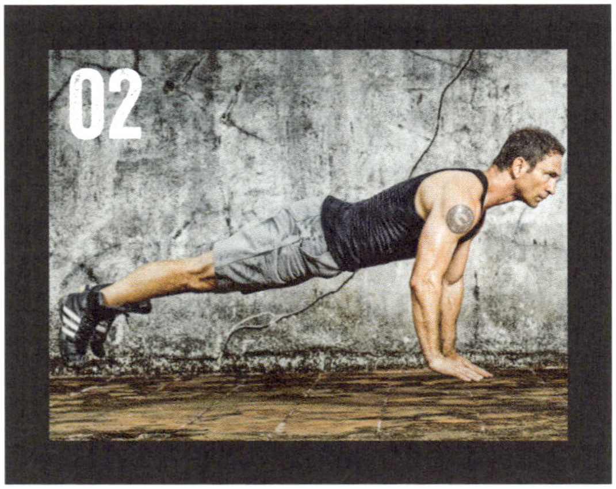

Tipp
Unterstützen Sie den Sprung mit dem Rumpf.

KOPF AUF DEN BODEN

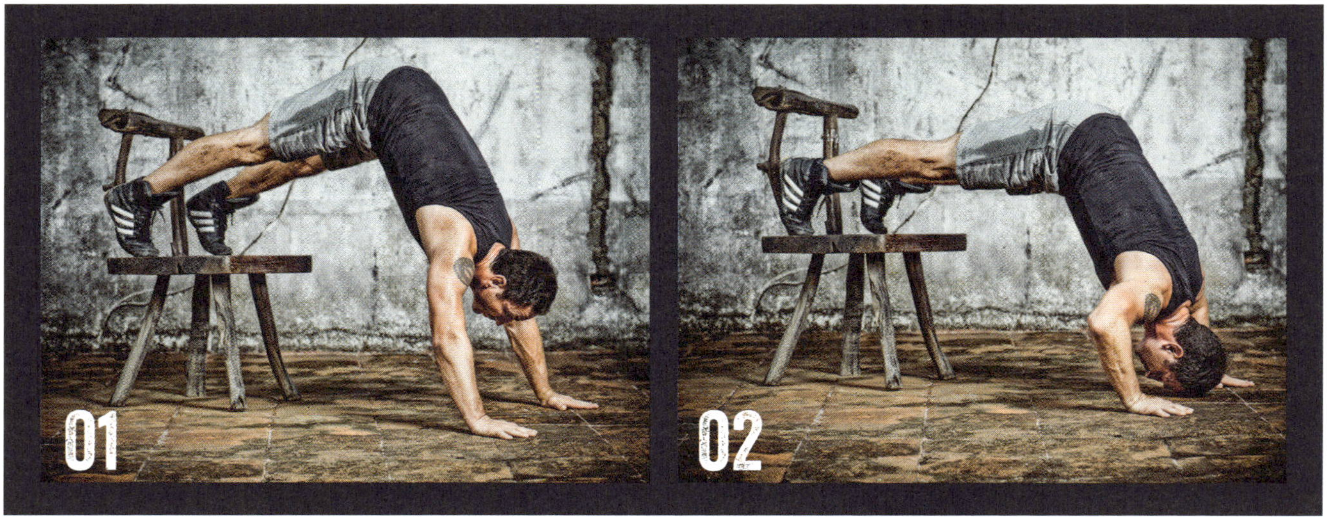

Eine richtig gute Übung zum Aufbauen der V-Form, die ein durchtrainierter Rücken haben sollte. Damit wird die für Handstandliegestütze benötigte Kraft aufgebaut.

Trainiert
Arme und Schultern

Ausgangsposition
Die Hände sind auf dem Boden, die Füße stehen auf einem Stuhl, sodass der Körper ein umgedrehtes L bildet. Die Arme gestreckt neben den Ohren, der Oberkörper senkrecht.

Ausführung
Die Arme so weit beugen, dass der Kopf fast den Boden berührt und den Körper wieder nach oben drücken.

Tipp
Am anstrengendsten ist die Übung, wenn die Arme bis zu einem Winkel von 90 Grad gebeugt werden.

HANDSTAND-LIEGESTÜTZ

Manche sagen, es sei schwierig, in Übungen ohne Gewichte richtig Kraft reinzukriegen. Bullshit! Diese Leute sollten sich einmal an dieser Übung versuchen. Eine der absolut besten Übungen für Rücken und Schultern … und richtig schwer.

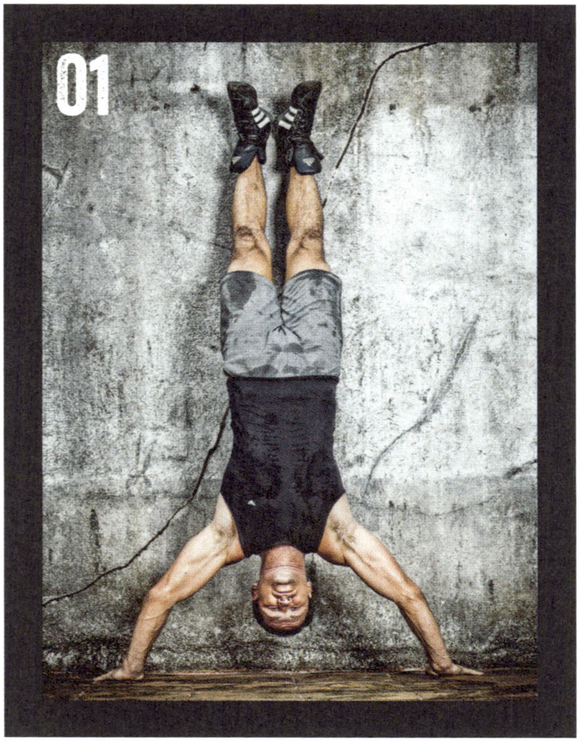

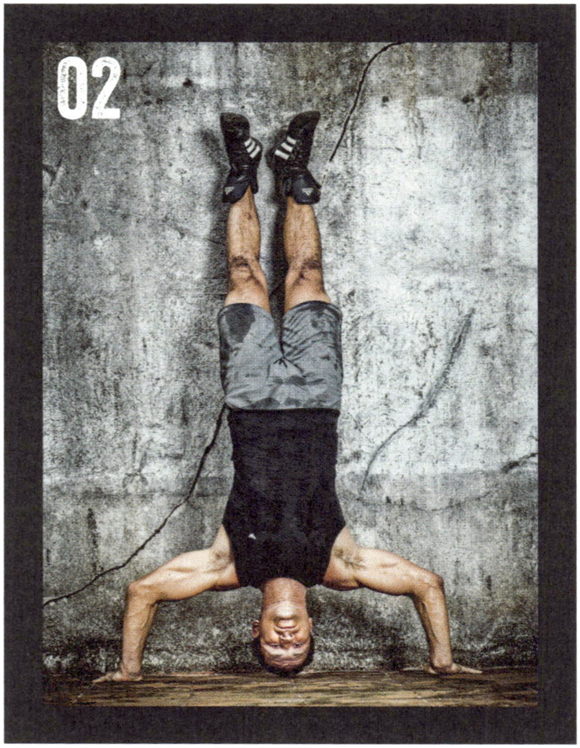

Trainiert
Schultern und Rücken

Ausgangsposition
Im Handstand stehen und die Füße gegen eine Wand lehnen.

Ausführung
Den Körper durch Beugen der Arme in Richtung Boden bewegen. Wenn der Kopf gerade eben den Boden berührt, die Arme wieder durchdrücken.

Tipp
Sie können verschiedene Teile des Rückens und der Schultern belasten, indem Sie die Hände weiter auseinander oder näher zusammen stellen.

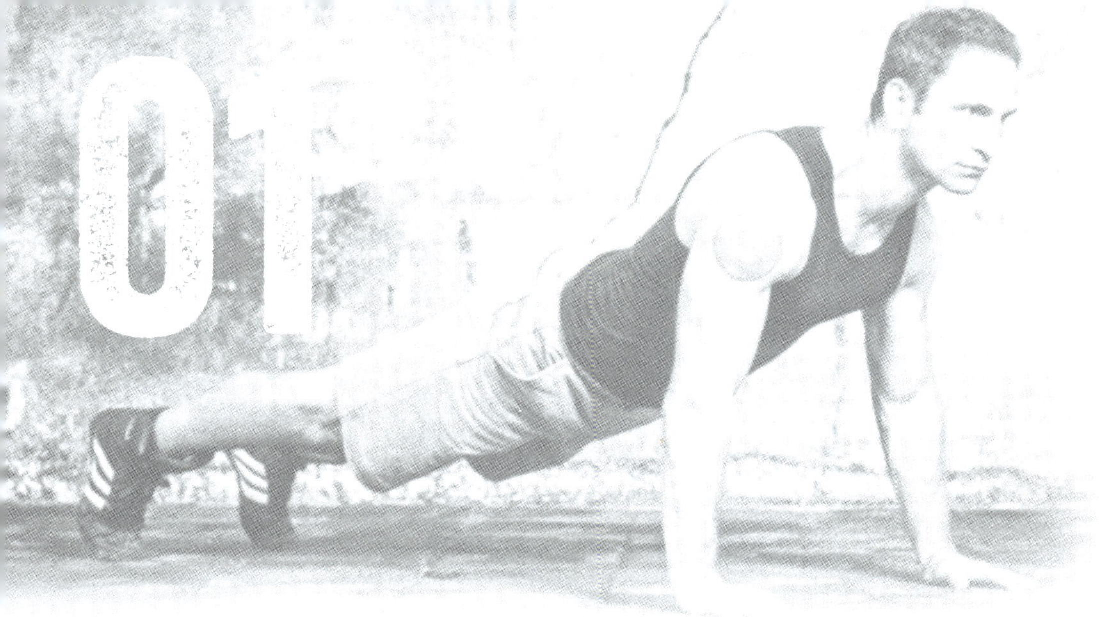

SPIDERMAN-LIEGESTÜTZ

Wären Sie eine Spinne, würde es etwa so aussehen, wenn Sie eine Wand hochklettern. Da Sie aber wahrscheinlich keine sind, müssen Sie sich mit dem Boden zufriedengeben. Aber auch so ist das hier eine tolle Übung, die viele Muskeln gleichzeitig trainiert und aufgrund der dabei nötigen Anstrengung perfekt zum Trainieren von Koordination, Kraft und Ausdauer geeignet.

Trainiert
Den ganzen Körper, aber vor allem Arme und Schultern

Ausgangsposition
Liegestützposition

Ausführung
Den Körper in Richtung Boden senken, dabei gleichzeitig das rechte Knie an den rechten Ellenbogen führen. Zurück in die Ausgangsposition und das Ganze auf der linken Seite wiederholen.

Tipp
Das Knie möglichst weit nach vorn ziehen. Wenn Sie noch nicht so gelenkig sind, führen Sie es so weit nach vorn, wie es geht.

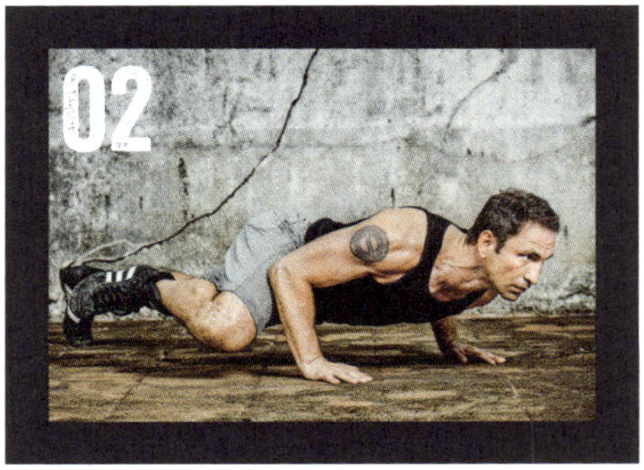

BEIN GERADE ZUR SEITE

Mit Liegestützen kann man wesentlich mehr trainieren als nur Kraft. Hier eine Liegestützübung, mit der auch Rumpfstabilität und Körperkoordination verbessert werden.

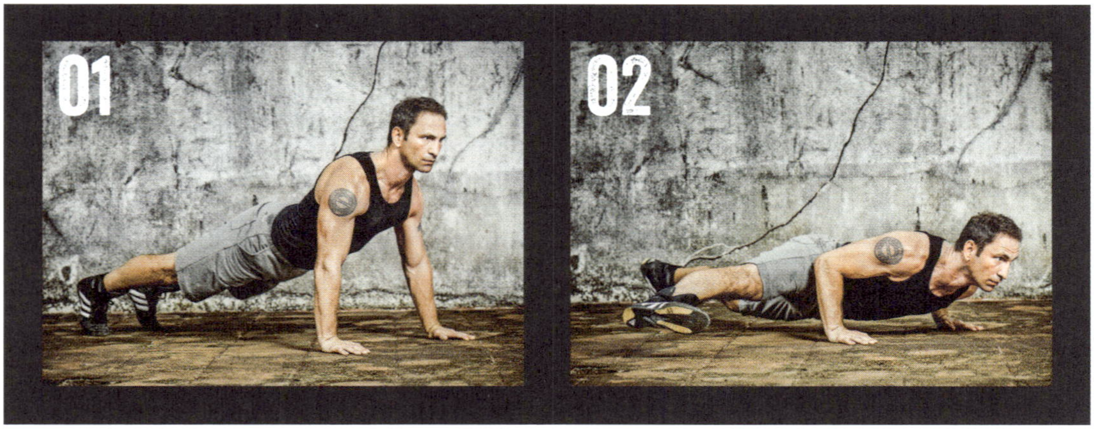

Trainiert
Arme, Schultern, Rücken und Rumpf

Ausgangsposition
Liegestützposition

Ausführung
Ein Bein so weit wie möglich zur Seite strecken, bis es einen Winkel von 90 Grad zum Körper bildet. Den Körper bis auf einige Zentimeter über den Boden senken und wieder nach oben drücken. Das Ganze mit dem anderen Bein wiederholen.

SUPERMAN-LIEGESTÜTZ

Keine Übung für Weicheier! Das sind Liegestütze, die Kraft in jeder Muskelfaser erfordern. Dabei werden Arme und Rücken gefordert, aber vor allem braucht man richtig viel Kraft im Rumpf, um diese Übung überhaupt zu bewältigen.

Trainiert
Den ganzen Körper

Ausgangsposition
Auf dem Bauch liegend, die Arme gestreckt vor dem Kopf.

Ausführung
Den Körper mit den Füßen abstützen und mit den Händen hochdrücken. Gleichzeitig den Rumpf anspannen, um vom Boden hochzukommen.

Tipp
Strengen Sie sich richtig an!

Leichtere Variante
Die Hände etwas näher an den Kopf setzen.

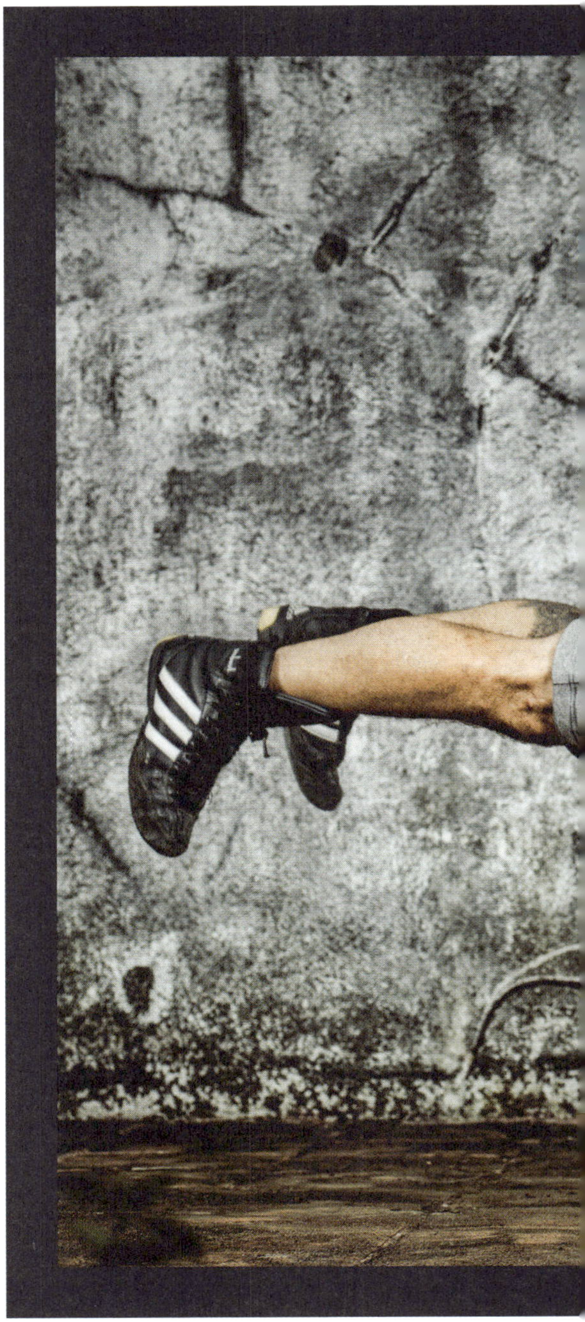

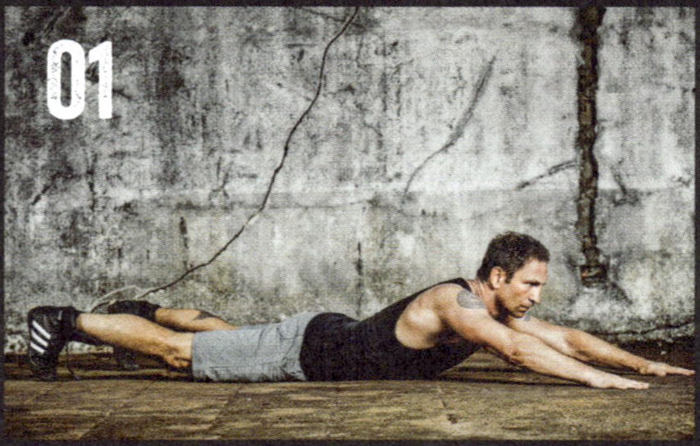
01

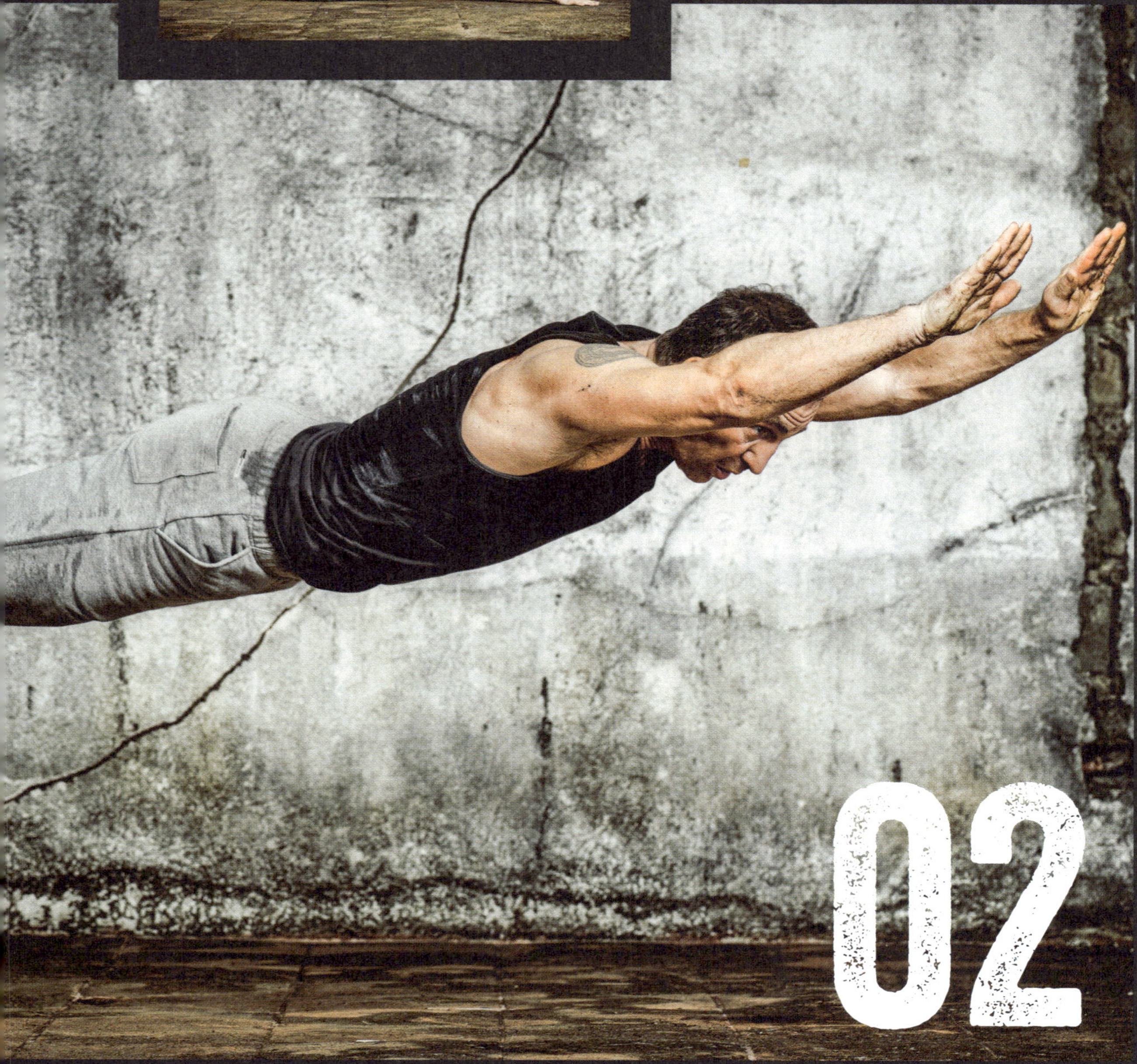
02

AUF DER SEITE

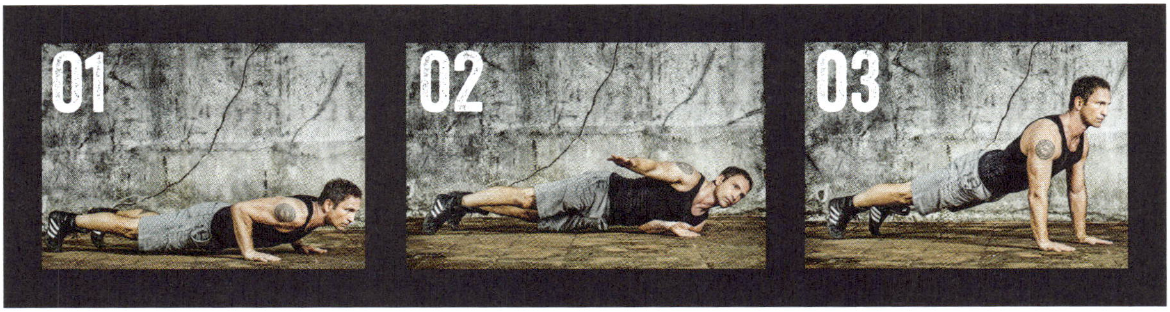

»Warum habe ich das nicht schon viel früher gemacht?«, dachte ich, als ich diese Übung das erste Mal in einem Trainingslager in Miami sah. Seitdem habe ich sie in meinem Programm, denn sie trainiert Arme und Schultern wie kaum eine andere Übung.

Trainiert
Kraft im Oberkörper und Beweglichkeit im ganzen Körper

Ausgangsposition
Liegestützposition

Ausführung
Den Körper senken, bis die Brust sich einige Zentimeter über dem Boden befindet, dann über den gebeugten linken Arm rollen. Wieder zurück in die untere Liegestützposition rollen und sich in die Ausgangsposition hochdrücken. Das Ganze auf der rechten Seite wiederholen.

AUF DEN ELLENBOGEN

Eine echt schwierige und anstrengende Übung, die viel Kraft und Körperkoordination erfordert. Mit ein paar solchen Liegestützen pumpen Sie Ihre Muskeln richtig auf.

Trainiert
Brust, Schultern, Rücken, Bizeps und Koordination

Ausgangsposition
Liegestützposition

Ausführung
Den Körper senken, bis die Brust sich einige Zentimeter über dem Boden befindet, dann die Arme nach hinten rollen und mit den Zehen einige kleine Schritte nach hinten gehen, bis die Unterarme parallel auf dem Boden liegen. Dann wieder einige kleine Schritte nach vorn gehen und in die Ausgangsposition zurückkehren. Das Ganze wiederholen.

Tipp
Unterstützen Sie den Körper mit den Füßen, wenn Ihre Unterarme auf dem Boden ruhen.

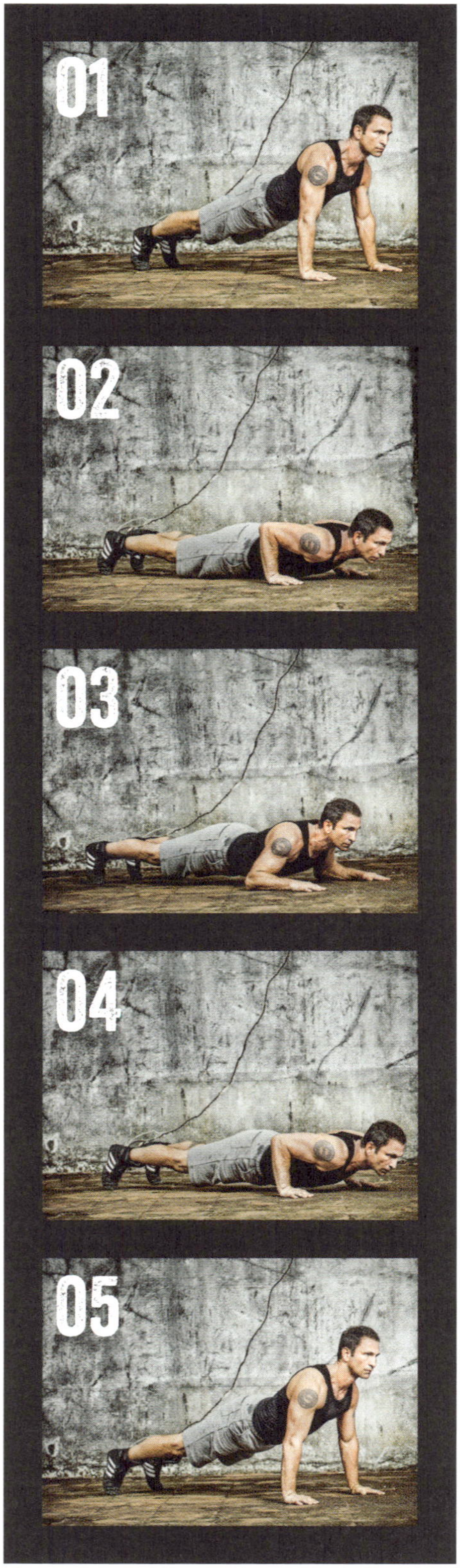

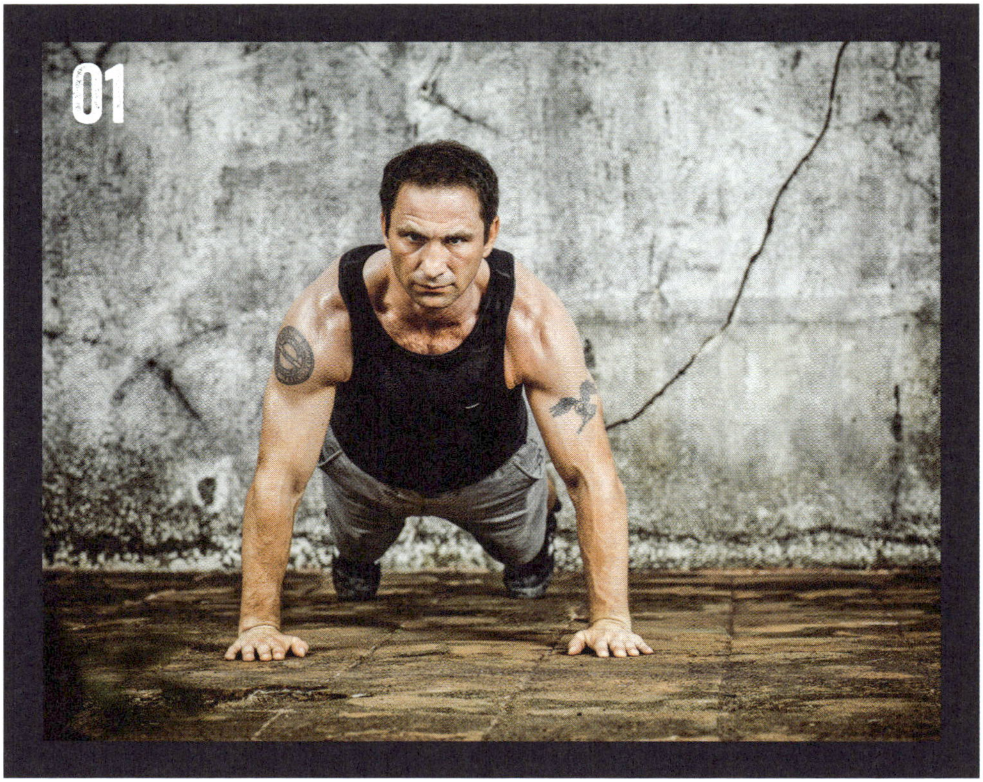
01

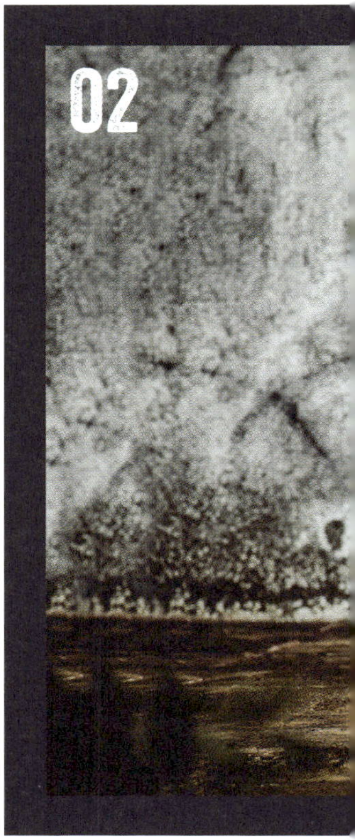
02

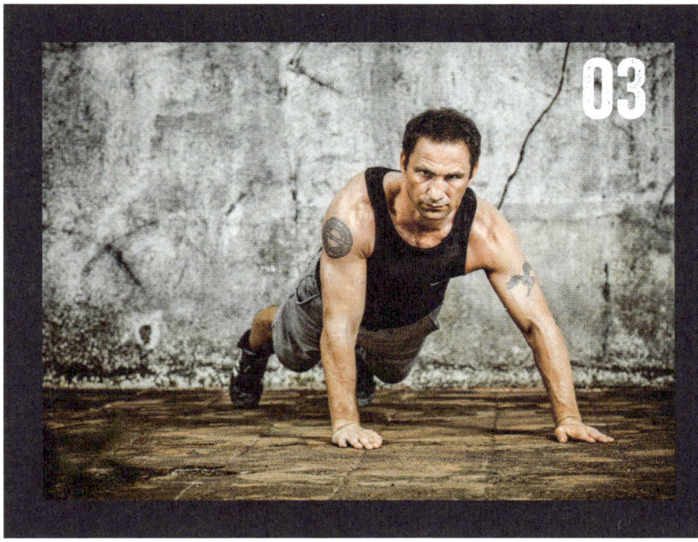
03

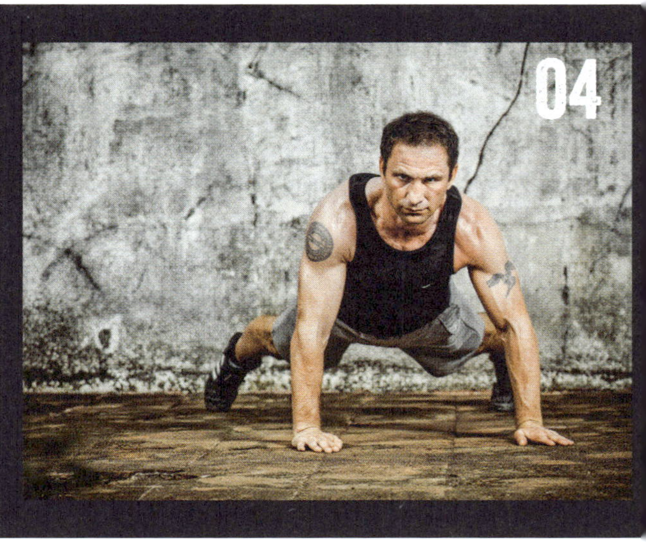
04

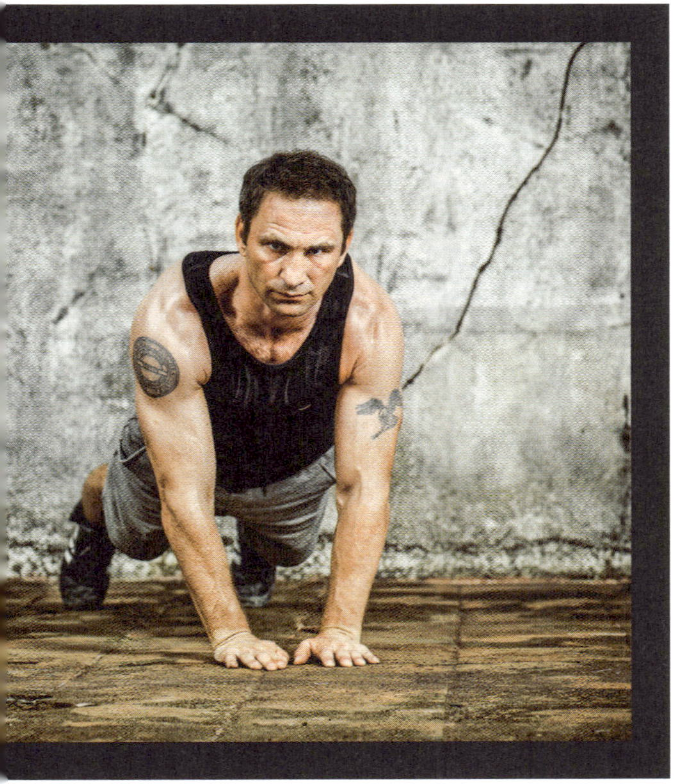

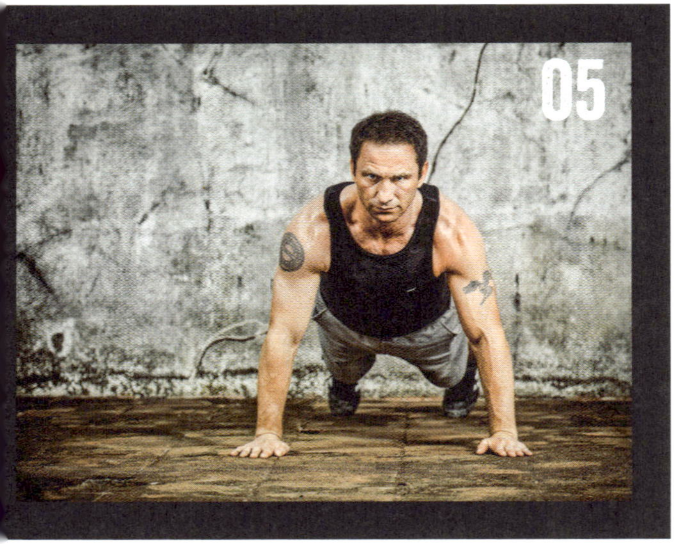

KREBSGANG

Zum Aufbau eines gut funktionierenden Körpers, der jede Lebenssituation meistert, muss man die Zusammenarbeit der Muskeln durch Übungen trainieren, bei denen der gesamte Körper gleichzeitig gefordert wird.

Trainiert
Koordination und Schultern

Ausgangsposition
Liegestützposition

Ausführung
Durch abwechselndes Versetzen der Hände und Füße seitwärts gehen. Die Arme dabei gestreckt halten.

BEIN UNTER DEM KÖRPER

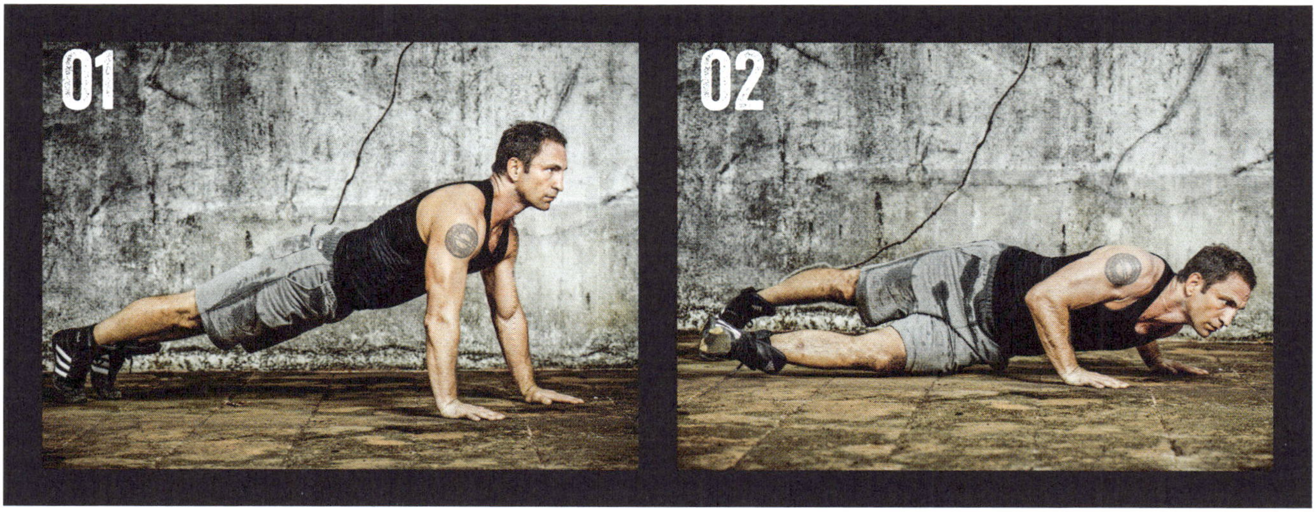

Ich liebe Übungen, bei denen man mehrere Dinge gleichzeitig trainiert. Bei dieser Übung werden dieselben Muskeln wie bei normalen Liegestützen beansprucht, gleichzeitig erhalten Sie aber auch Beweglichkeit und Kraft im Rumpf.

Trainiert
Schultern, Brust und Beweglichkeit im Rumpf

Ausgangsposition
Liegestützposition

Ausführung
Das linke Bein anheben und unter den Körper führen. Einen Liegestütz ausführen, ohne das Bein abzulegen. Zurück in die Ausgangsposition und mit dem anderen Bein wiederholen.

Tipp
Drehen Sie ein wenig die Hüfte ein, damit das Bein unter den Körper kommt.

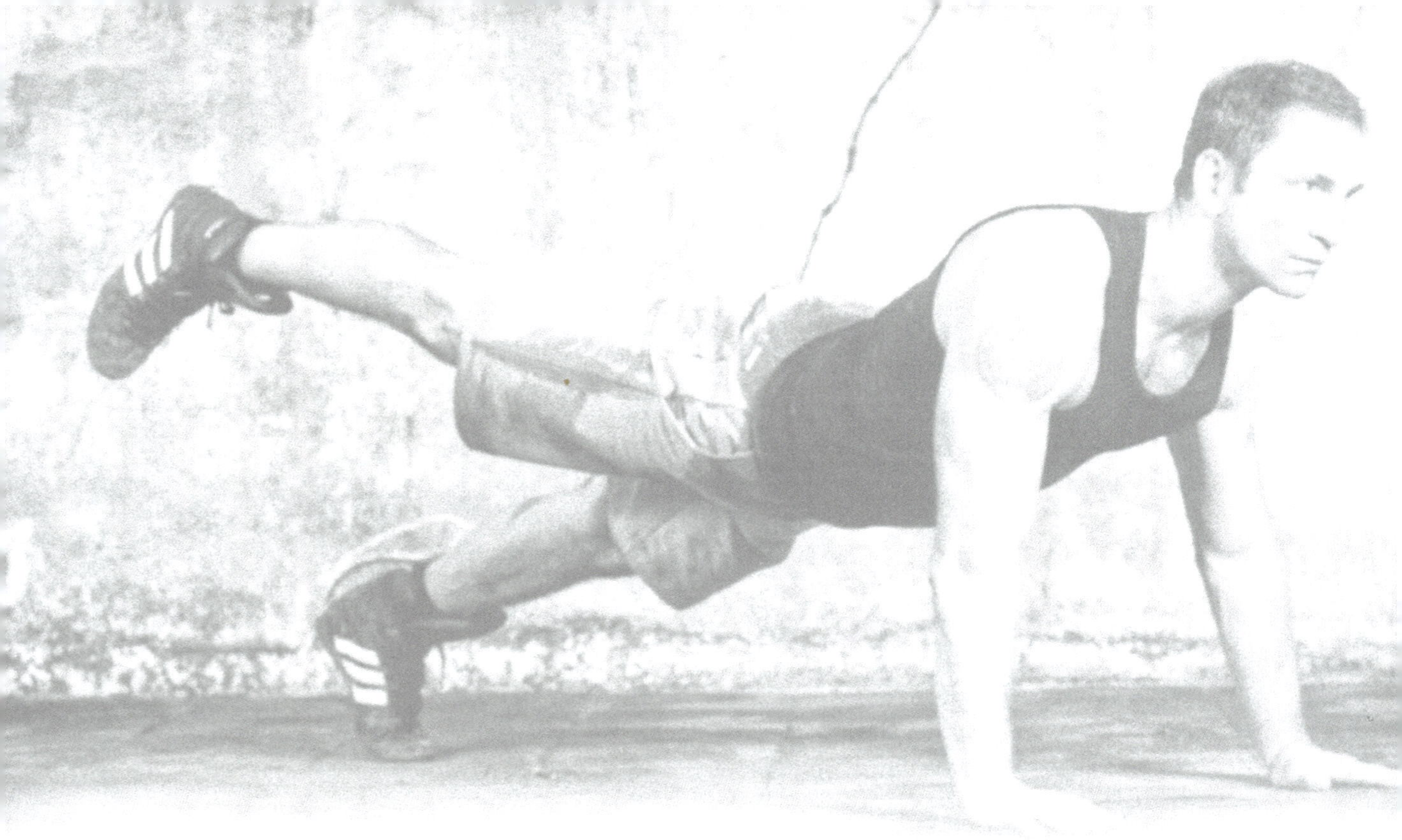

BEIN OBEN

Versuchen Sie immer neue Wege zu finden, um Ihren Körper herauszufordern. Manchmal reicht schon ein neuer Winkel, damit das Training nicht stagniert. Mit angehobenem Bein werden die Liegestütze plötzlich schwieriger und mehr Muskeln als nur die in Armen und Schultern gestärkt.

Trainiert
Brust, Schultern, Rücken und Gleichgewicht in Rumpf und Bein

Ausgangsposition
Liegestützposition

Ausführung
Beim Liegestütz gleichzeitig das linke Bein gestreckt hochheben. Wieder in die Ausgangsposition zurückkehren und das Ganze mit dem rechten Bein wiederholen.

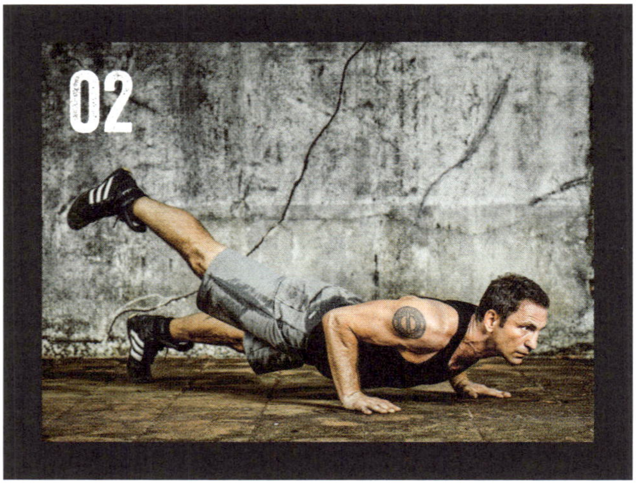

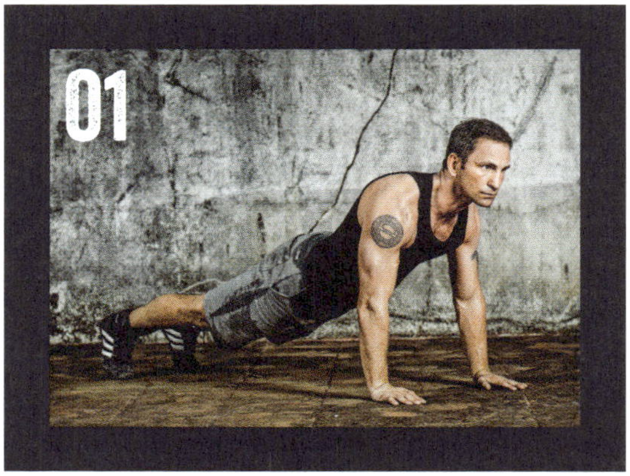

PUMPE

Diese Übung tut weh! Und das ist gut so! Um einen maximalen Effekt zu erzielen, müssen Sie hier bis an Ihre Grenzen gehen. Eine wirklich gute Übung zum Trainieren von Milchsäuretoleranz und Willenskraft.

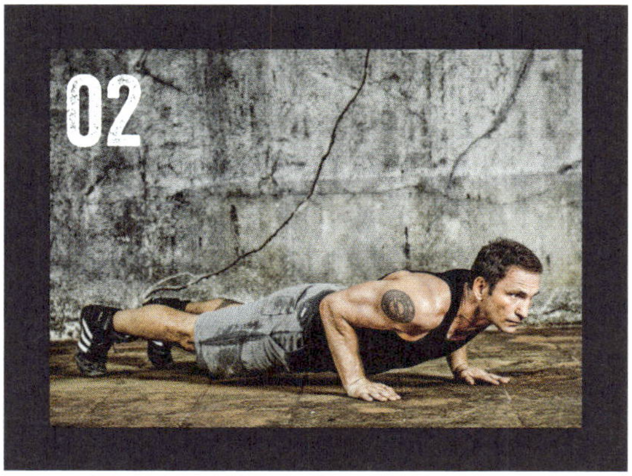

Trainiert
Ausdauer sowie Milchsäuretoleranz in Brust, Schultern und Armen

Ausgangsposition
Liegestützposition

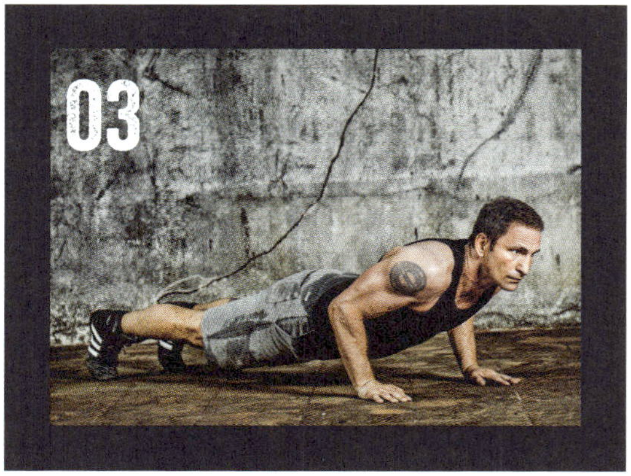

Ausführung
Den Körper senken, bis die Brust sich einige Zentimeter über dem Boden befindet, dann den Körper die Hälfte des Weges nach oben drücken und wieder senken. Das Ganze zehnmal wiederholen und schließlich wieder in die Ausgangsposition mit geraden Armen zurückkehren. Wiederholen!

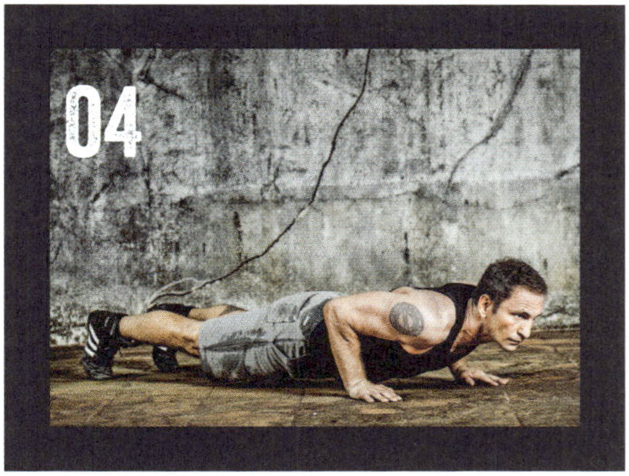

Tipp
Achten Sie auf ein hohes Tempo, um die Muskeln richtig zu belasten. Nicht kneifen!

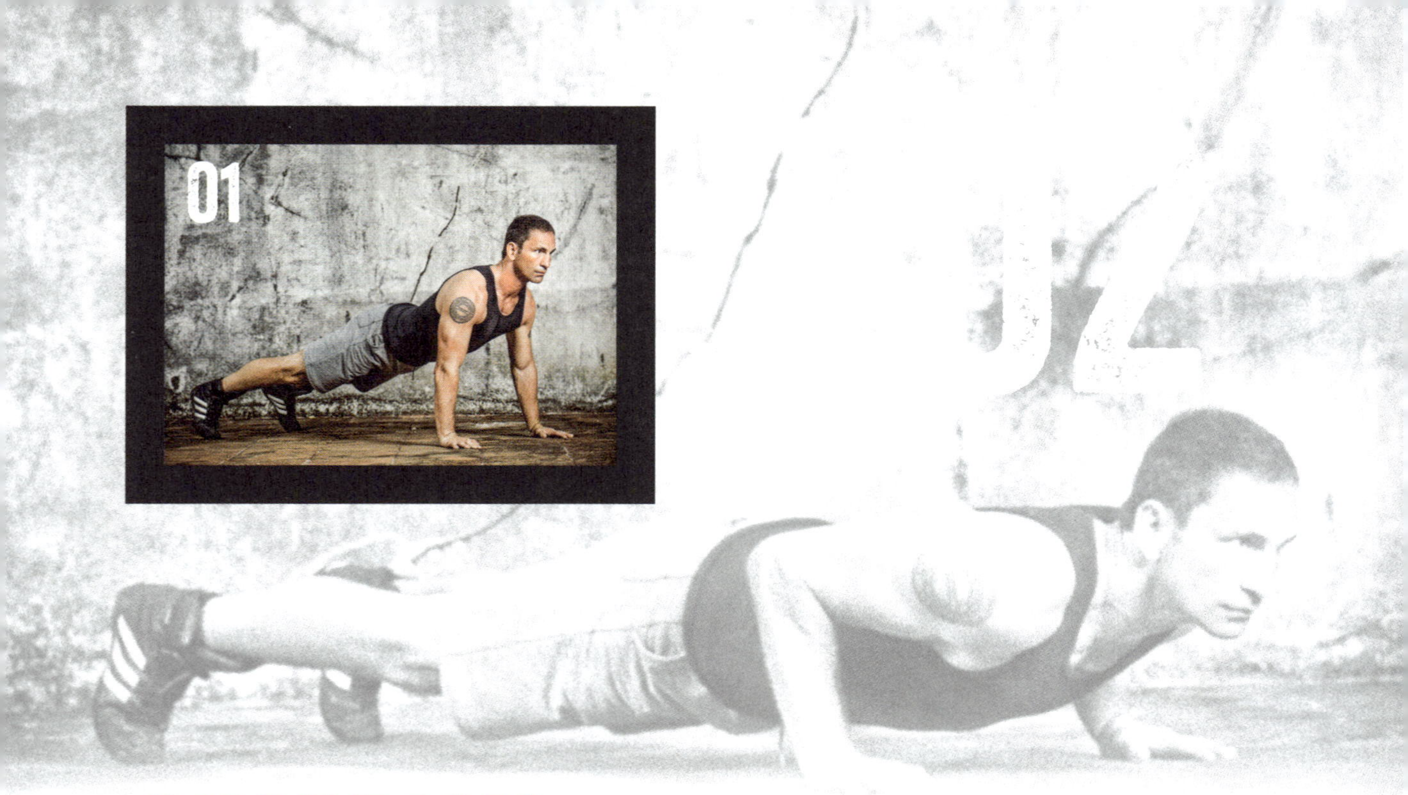

SKORPION

Eine etwas ungewöhnliche Liegestützvariante, aber eine wirklich gute Übung, die viele Muskeln gleichzeitig trainiert. Ihr Körper wird stark, flexibel und geschmeidig.

Trainiert
Kraft in Schultern, Armen und Rücken sowie Beweglichkeit im Rumpf

Ausgangsposition
Liegestützposition

Ausführung
Den Körper senken, bis die Brust sich einige Zentimeter über dem Boden befindet, dann die Hüfte drehen und mit gebeugtem rechtem Bein den Boden auf der linken Körperseite mit den Zehen berühren. Zurückdrehen und in die Ausgangsposition zurückkehren. Auf der anderen Seite wiederholen.

Tipp
Hierbei ist es wichtig, das Bein richtig zu beugen und die Hüfte auszudrehen.

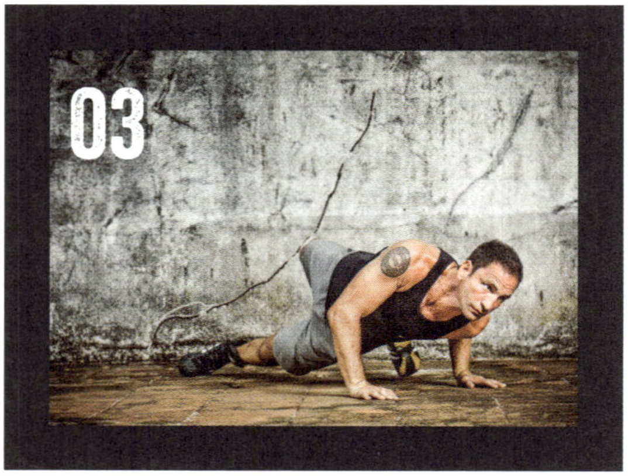

LIEGESTÜTZE MIT SPRUNG, WEIT UND ENG

Es ist immer gut, den Körper zu überraschen. Übungen, bei denen der Körper das Bewegungsmuster nicht vorher kennt, sind perfekt, denn sie trainieren die Nervenbahnen ebenso wie Muskelkoordination und Reaktionsschnelligkeit.

Trainiert
Explosivität im Oberkörper

Ausgangsposition
Liegestützposition, die Hände dicht zusammen

Ausführung
Den Körper senken, bis die Brust sich einige Zentimeter über dem Boden befindet, dann die Arme explosionsartig hochdrücken, sodass die Hände den Boden verlassen. In der Luft die Arme spreizen und mit den weit auseinander gestreckten Händen wieder aufsetzen. Die Arme wieder beugen

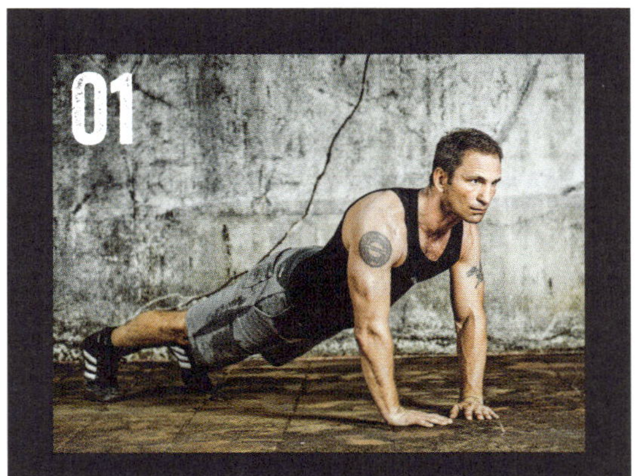

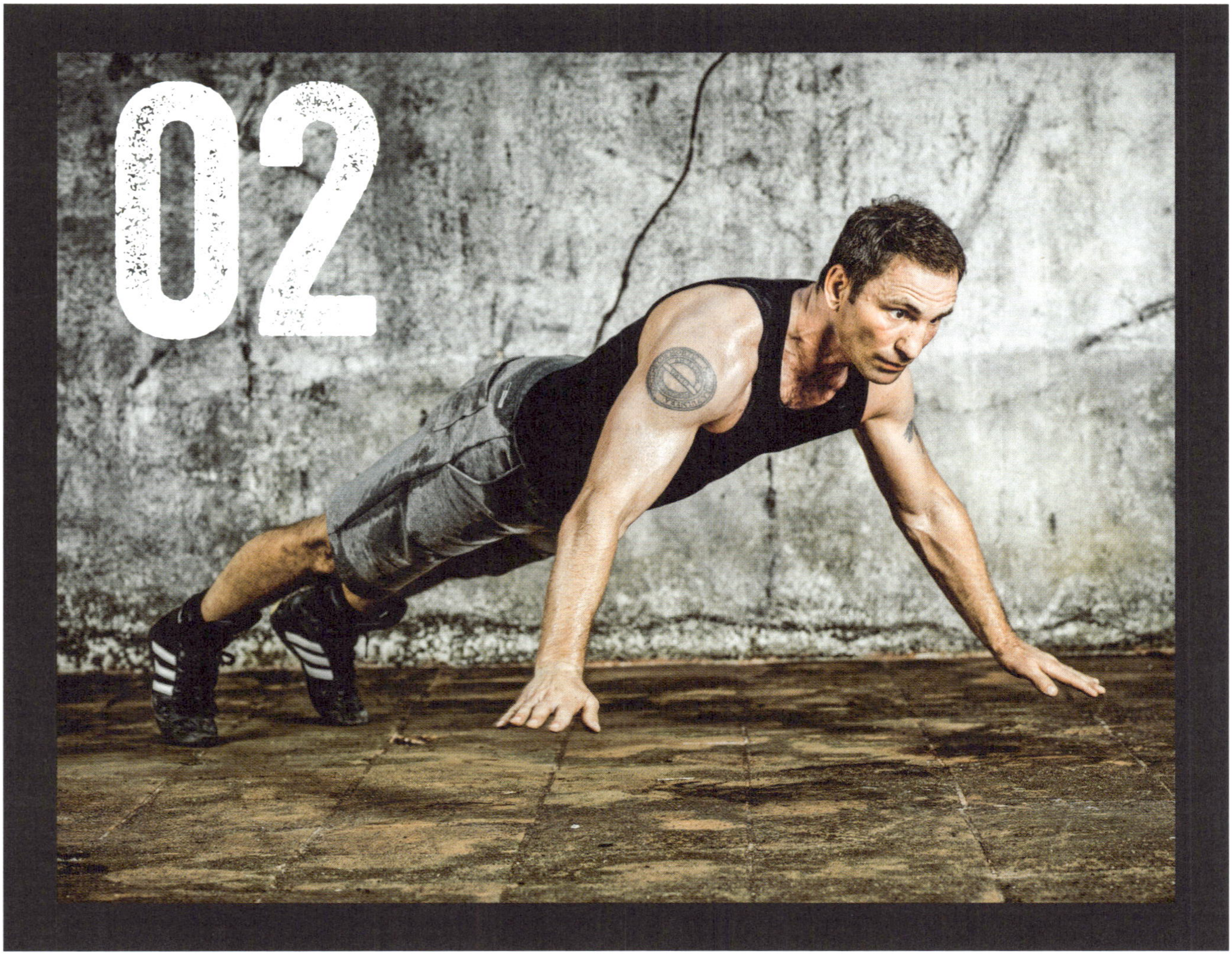

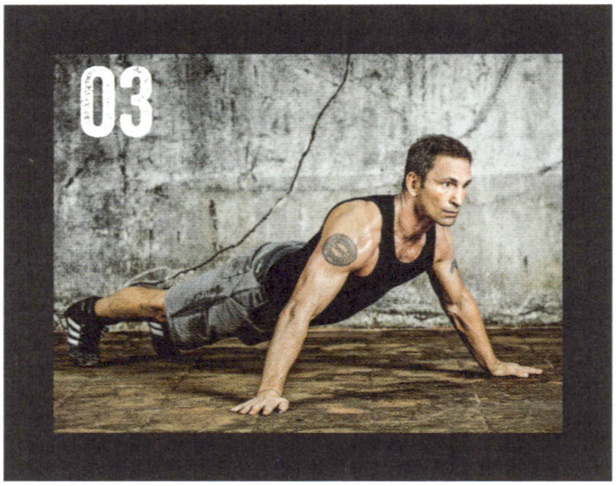

und erneut explosionsartig hochdrücken, die Hände zusammenführen und wieder in der Ausgangsposition landen. Das Ganze wiederholen.

Tipp
Je weiter die Arme beim Landen gespreizt sind, desto schwerer wird die Übung.

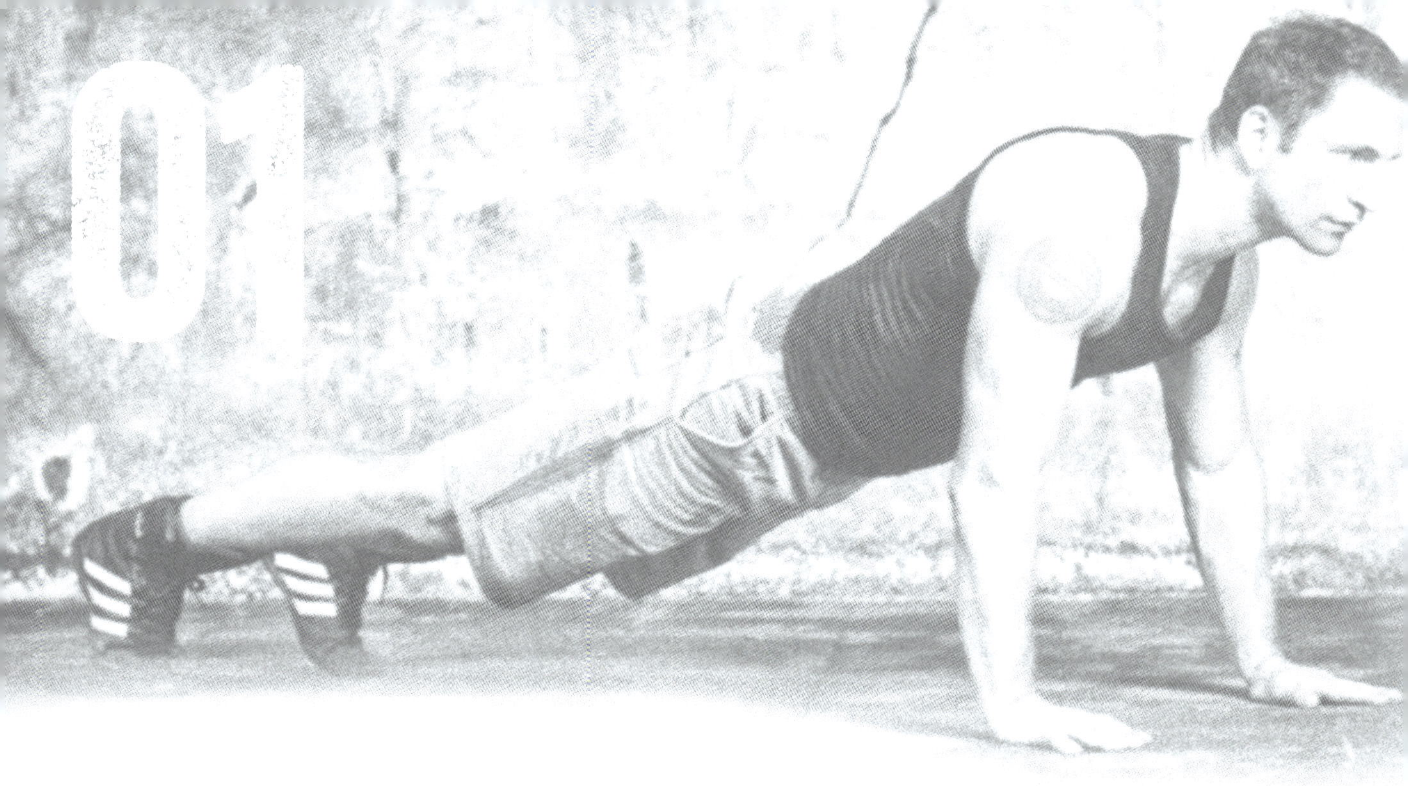

FLIEGENDER ITALIENER

Ein Italiener, der fliegen kann, ist in Topform! Wenn Sie diese Übung meistern, werden Sie vielleicht nicht zum Italiener, aber Sie haben dann auf alle Fälle den Beweis dafür, dass Sie extrem fit sind. Um den »Fliegenden Italiener« zu bewältigen, brauche Sie Kraft, Schnelligkeit und ausgezeichnete Muskelexplosivität. Mit anderen Worten, Sie müssen in Topform sein.

Trainiert
Explosivität in Brust, Schultern und Rumpf

Ausgangsposition
Liegestützposition

Ausführung
Die Arme beugen, bis die Brust fast den Boden berührt, mit Armen und Füßen explosiv abdrücken, sodass Sie den Boden verlassen. In die Hände klatschen, die Füße zusammenschlagen und wieder auf Händen und Füßen landen. Das Ganze wiederholen.

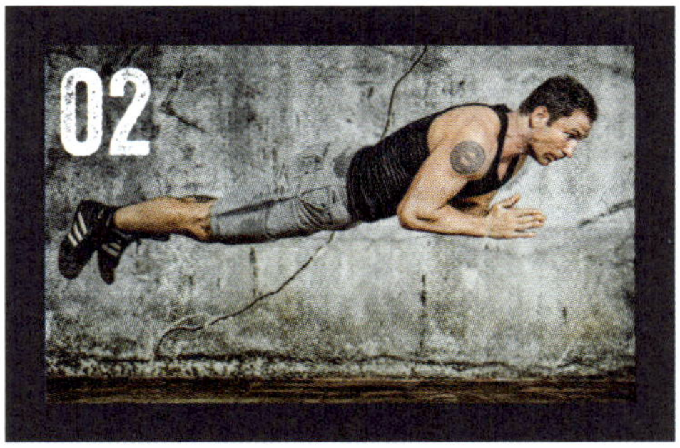

Tipp
Wenn man aus der unteren Position nach oben kommt, muss man den Sprung mit dem Rumpf unterstützen. Zunächst ohne Klatschen üben, um die Technik zu lernen.

HALBFLIEGENDER ITALIENER

Im Alltag muss man manchmal Dinge ab- oder aufreißen. Dafür müssen Sie Ihre explosive Muskelkraft aktivieren. Integrieren Sie also einige explosive Übungen in Ihre Trainingseinheiten, damit Ihr Körper nicht nur kräftig und ausdauernd wird, sondern auch explosive Kraft erhält.

Trainiert
Explosivität

Ausgangsposition
Liegestützposition

Ausführung
Die Arme beugen, bis die Brust fast den Boden berührt, und mit den Armen explosiv abdrücken, sodass Sie den Boden verlassen. In die Hände klatschen und wieder in die Ausgangsposition zurückkehren.

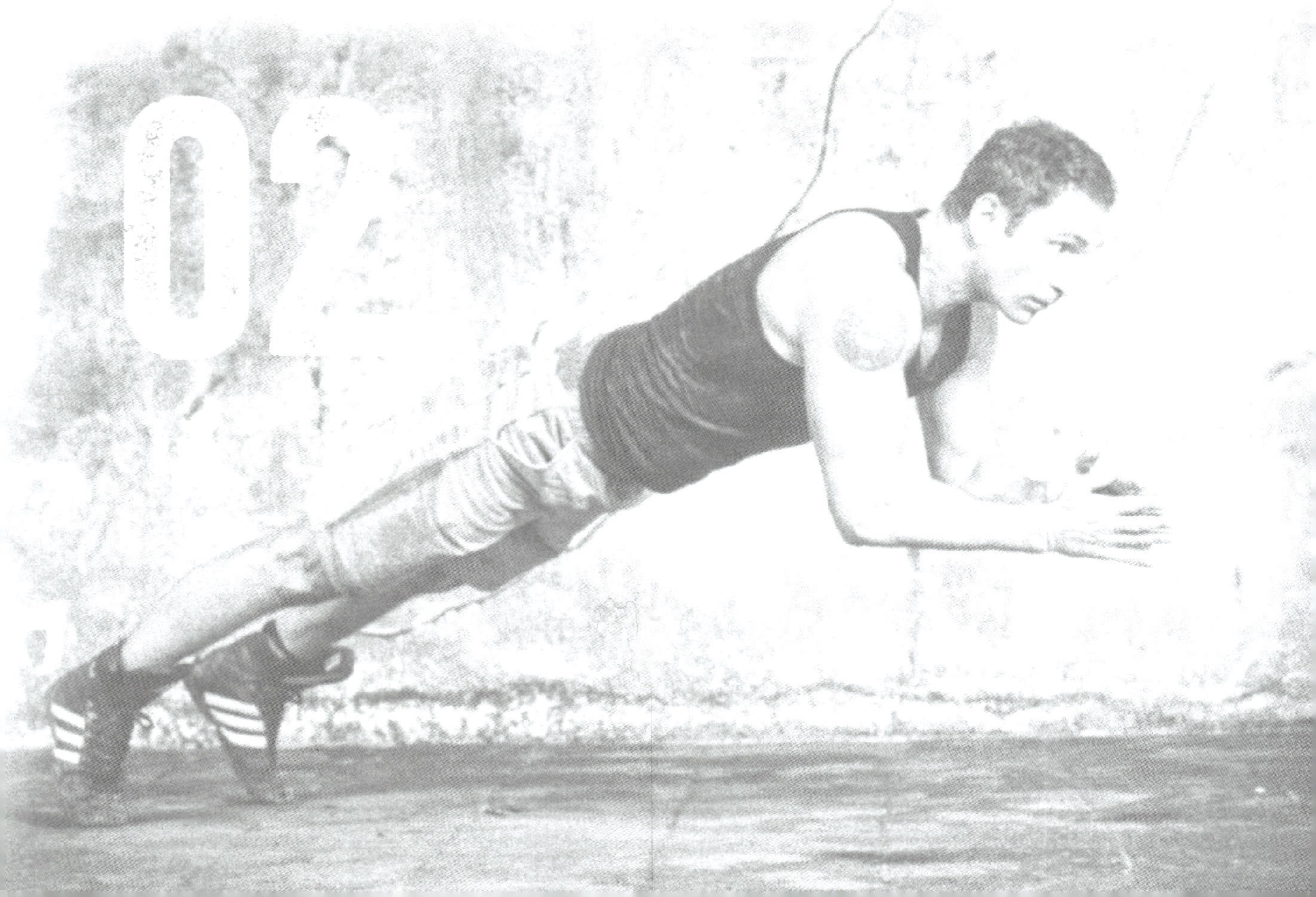

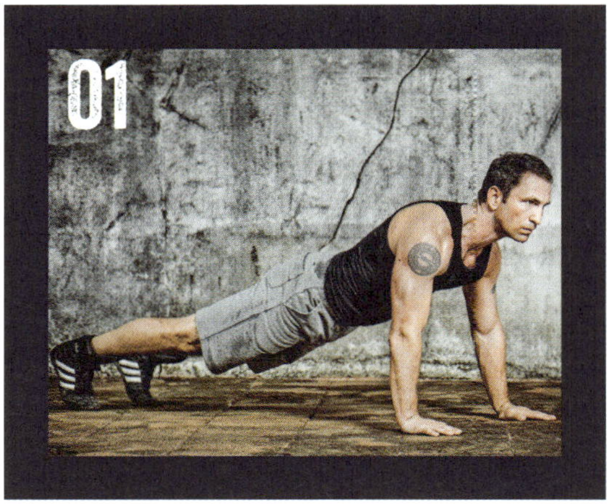

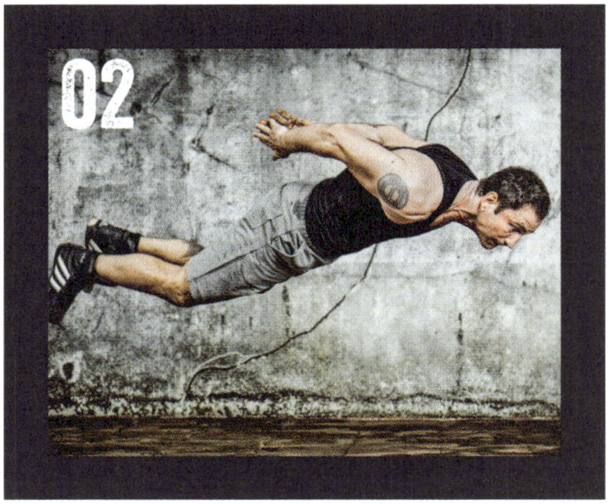

FLIEGENDER ITALIENER MIT RÜCKENKLATSCHEN

Man braucht schon eine ganze Menge Mut, um auf dem Rücken in die Hände zu klatschen, wenn das Gesicht sich so nahe am Boden befindet. Schlagen Sie zunächst die Hände auf die Hüften, versuchen Sie später, sie hinter den Rücken zu bringen. Erst wenn Ihnen das gelingt, klatschen Sie auf dem Rücken in die Hände.

Trainiert
Explosivität in Brust, Schultern und Rumpf

Ausgangsposition
Liegestützposition

Ausführung
Die Arme beugen, bis die Brust fast den Boden berührt, und mit Armen und Füßen explosiv abdrücken, sodass Sie den Boden verlassen. Die Füße zusammenschlagen und auf dem Rücken in die Hände klatschen. Wieder auf Händen und Füßen landen. Das Ganze wiederholen.

Tipp
Wenn man aus der unteren Position nach oben kommt, muss man den Sprung mit dem Rumpf unterstützen.

HERZ

Bilden Sie ein Herz und plötzlich werden Ihre Liegestütze viel schwerer und verdammt anstrengend.

Trainiert
Brust und Schultern. Fordert den Trizeps mehr als gewöhnliche Liegestütze.

Ausgangsposition
Liegestützposition, die Hände dicht am Körper. Mit den Händen ein Herz bilden.

Ausführung
Den Körper fast bis zum Boden senken. Dann wieder nach oben drücken. Das Ganze wiederholen.

Leichtere Variante
Machen Sie die Übung auf den Knien. Bis Sie kräftig genug sind, können Sie etwas Luft zwischen den Händen lassen.

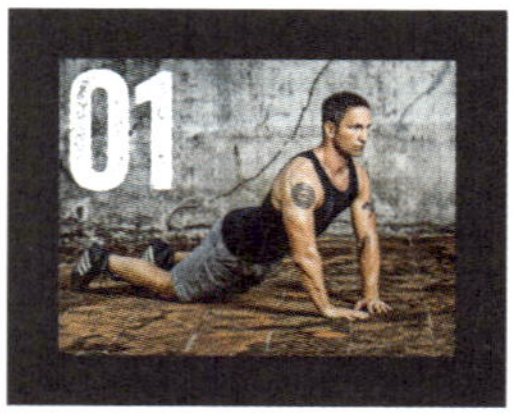

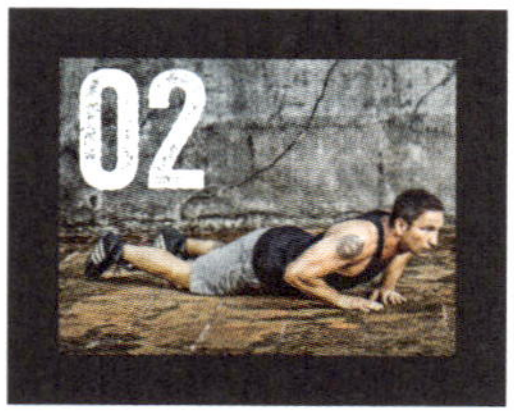

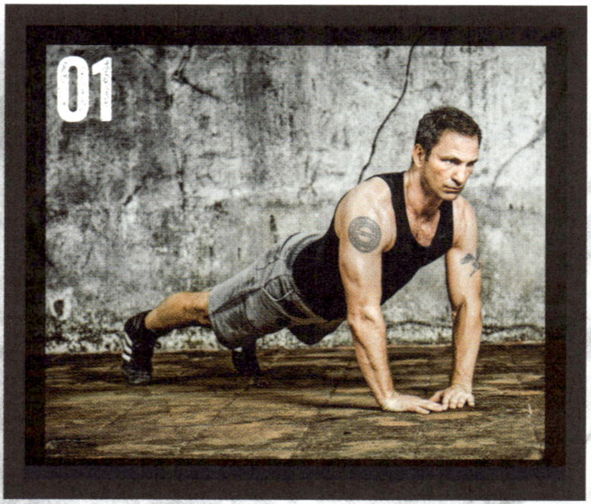

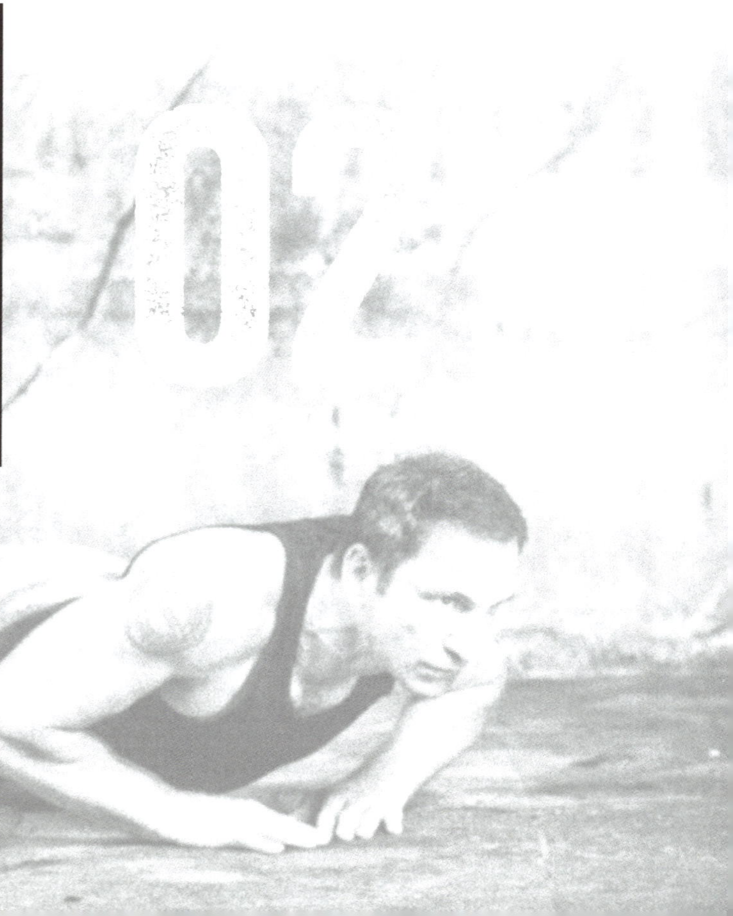

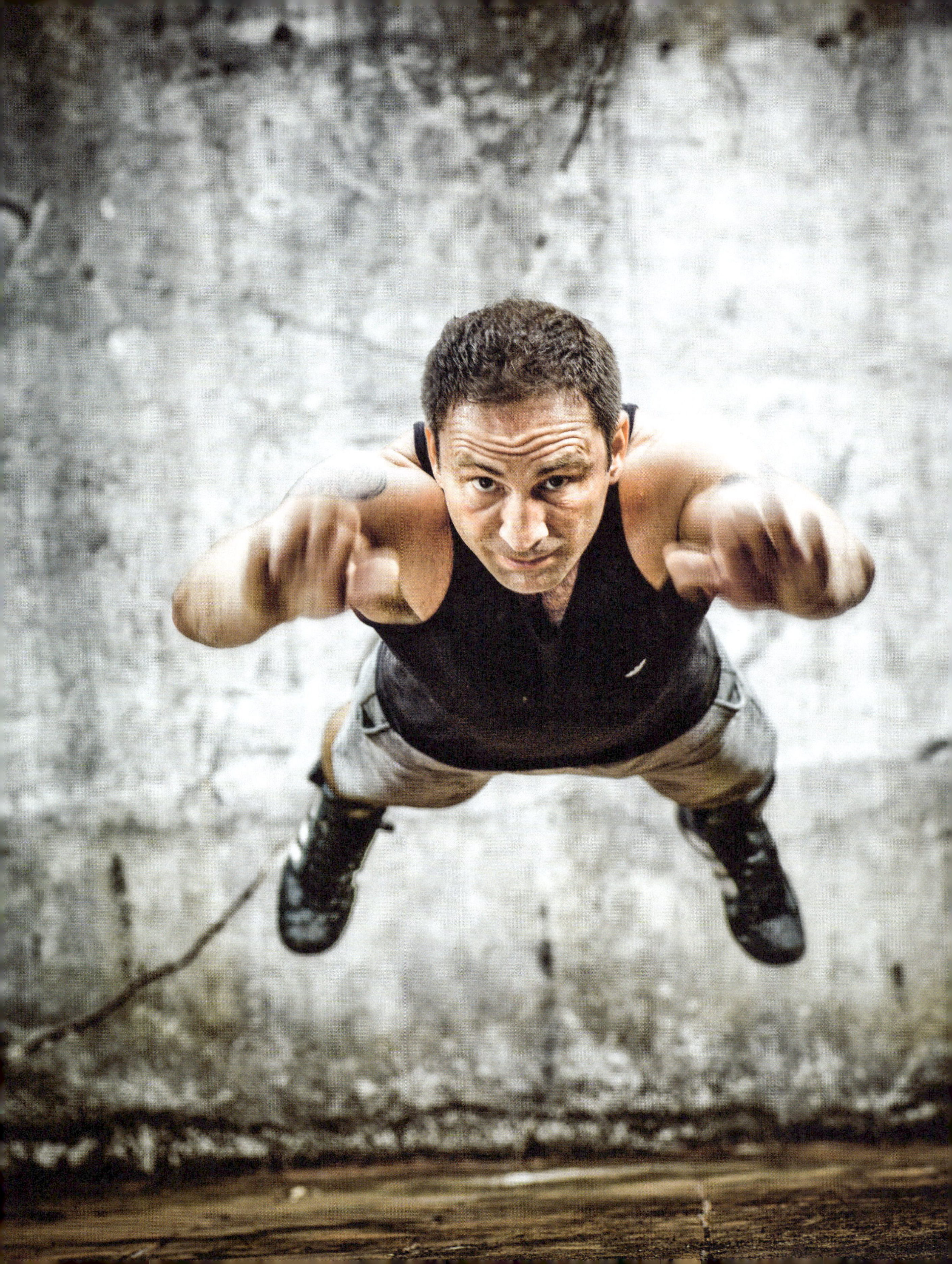

LIEGESTÜTZE FLIEGENDER SUPERMAN

Wer will nicht fliegen lernen?

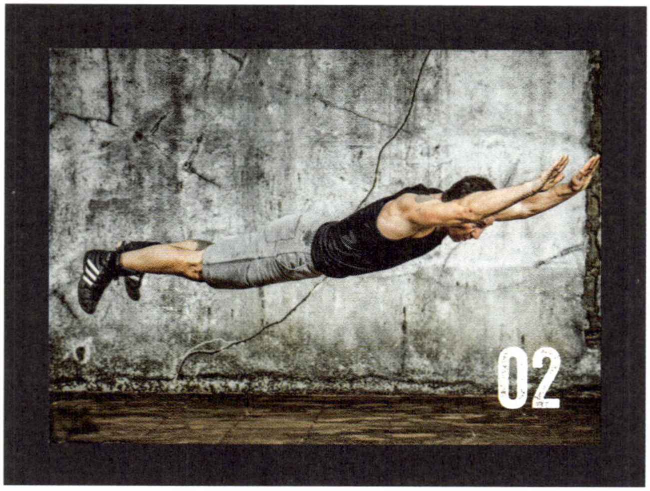

Trainiert
Explosivität in Brust, Schultern und Rumpf

Ausgangsposition
Liegestützposition

Ausführung
Die Arme beugen, bis die Brust fast den Boden berührt, und mit Armen und Füßen explosiv abdrücken, sodass Sie den Boden verlassen. Die Arme gerade nach vorne werfen, schnell wieder in die Senkrechte führen und wieder in der Ausgangsposition landen.

Tipp
Wenn man aus der unteren Position nach oben kommt, muss man den Sprung mit dem Rumpf unterstützen.

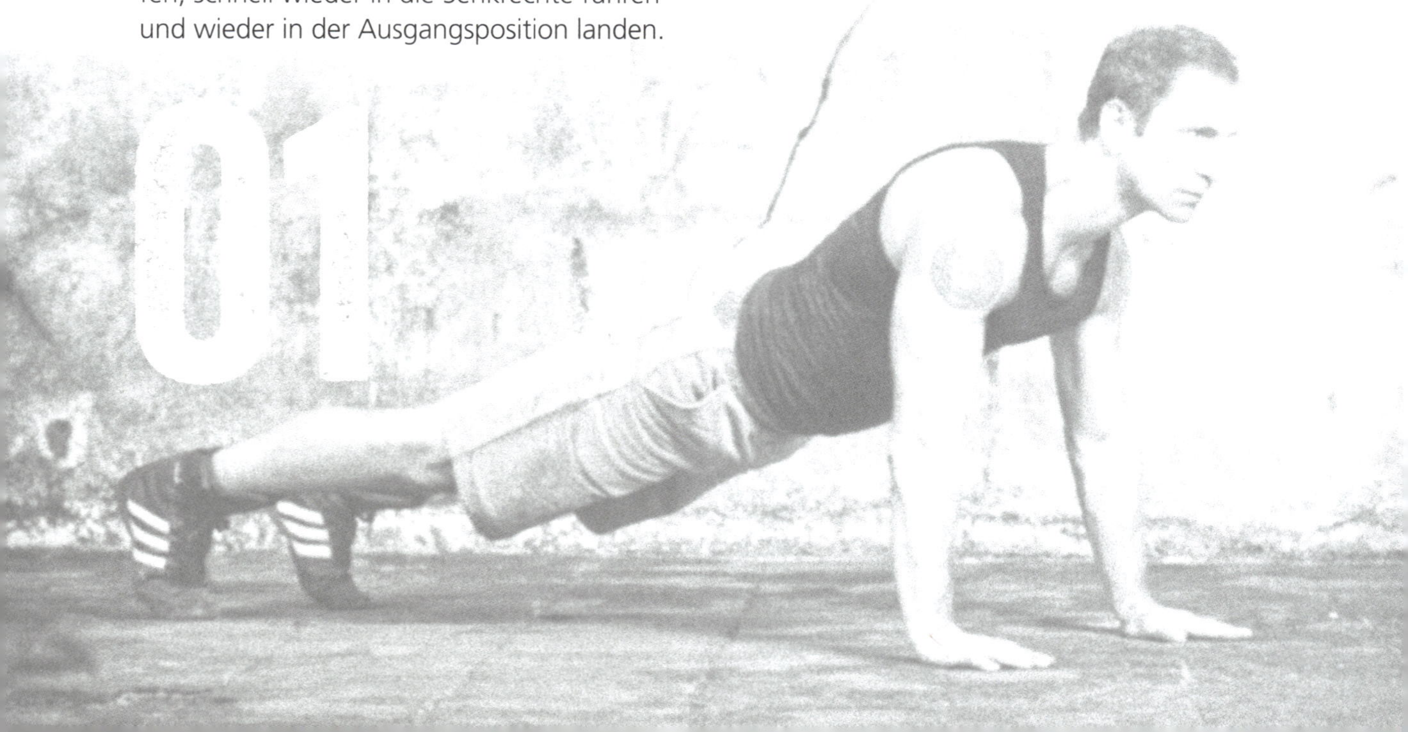

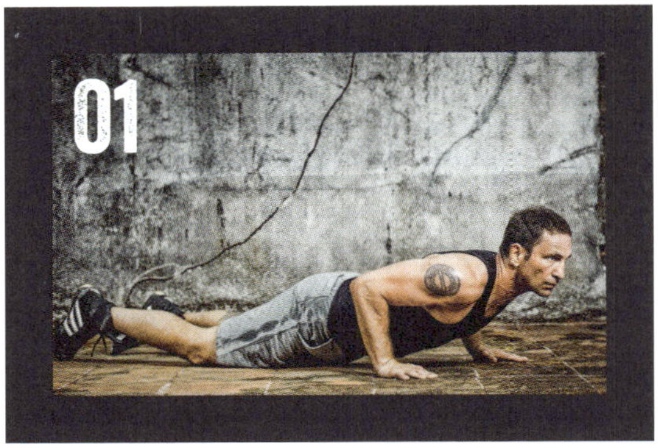

AUF DEN KNIEN KLATSCHEN

Man muss zuerst Krabbeln lernen, ehe man Laufen lernen kann. Gehen Sie auf die Knie und lernen Sie dort Liegestütze mit Klatschen. So bauen Sie schnell ausreichend Kraft und Explosivität im Körper auf, um die »richtigen« Liegestütze mit Klatschen zu schaffen.

Trainiert
Kraft und Explosivität im Oberkörper

Ausgangsposition
Liegestützposition mit Schwerpunkt auf Armen und Knien

Ausführung
Den Körper senken, bis sich die Brust einige Zentimeter über dem Boden befindet, und mit den Armen explosiv abdrücken. Auf dem Höhepunkt der Bewegung in die Hände klatschen. Wieder in die Ausgangsposition zurückkehren.

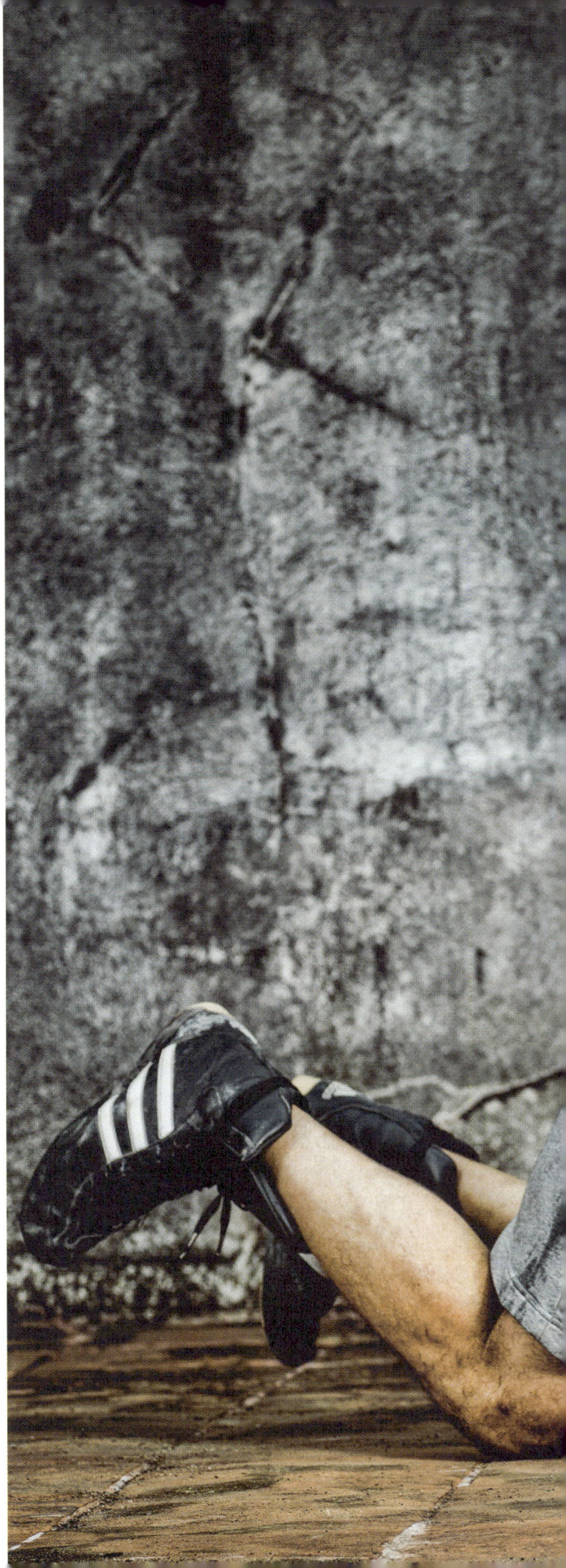

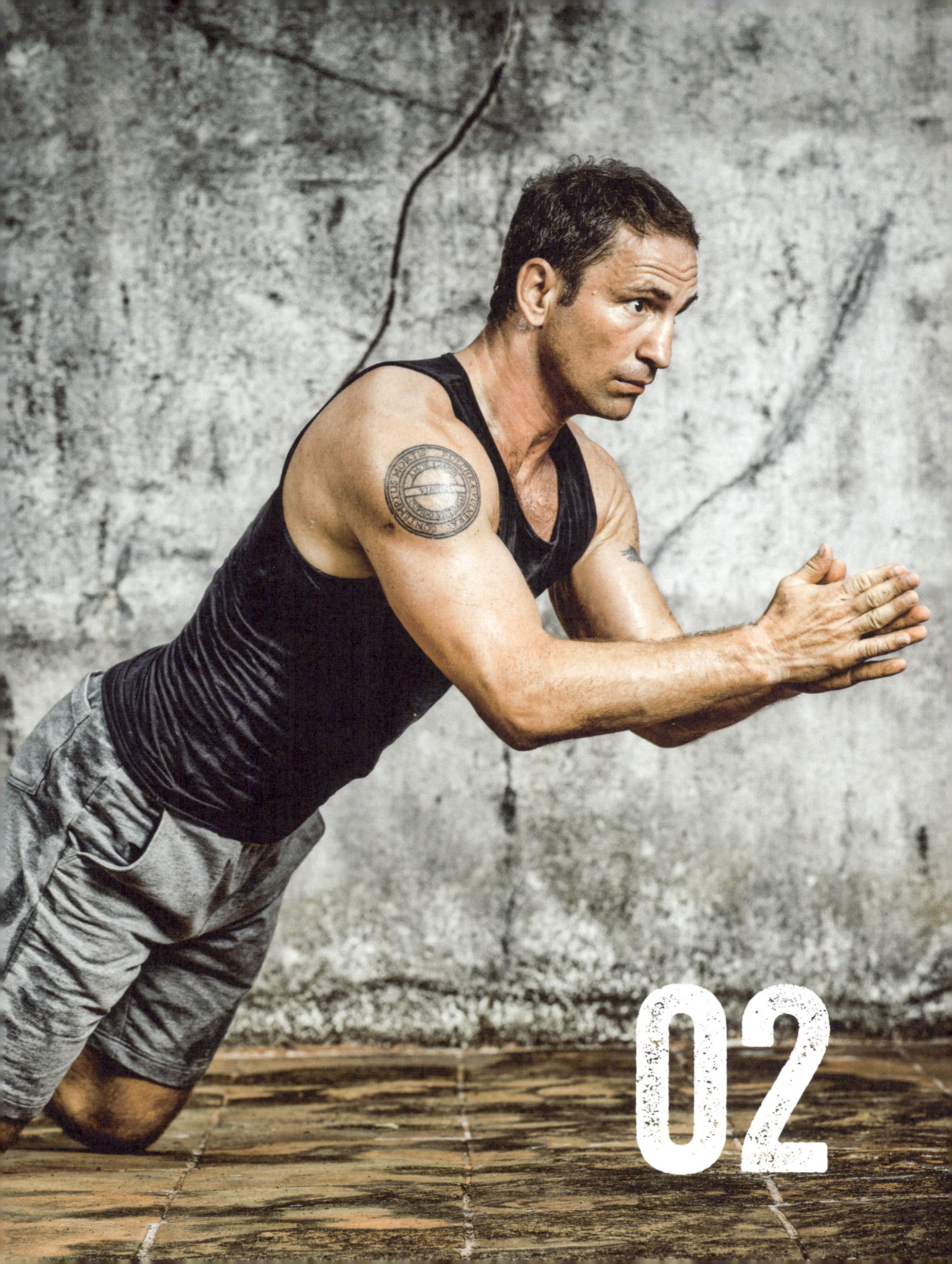
02

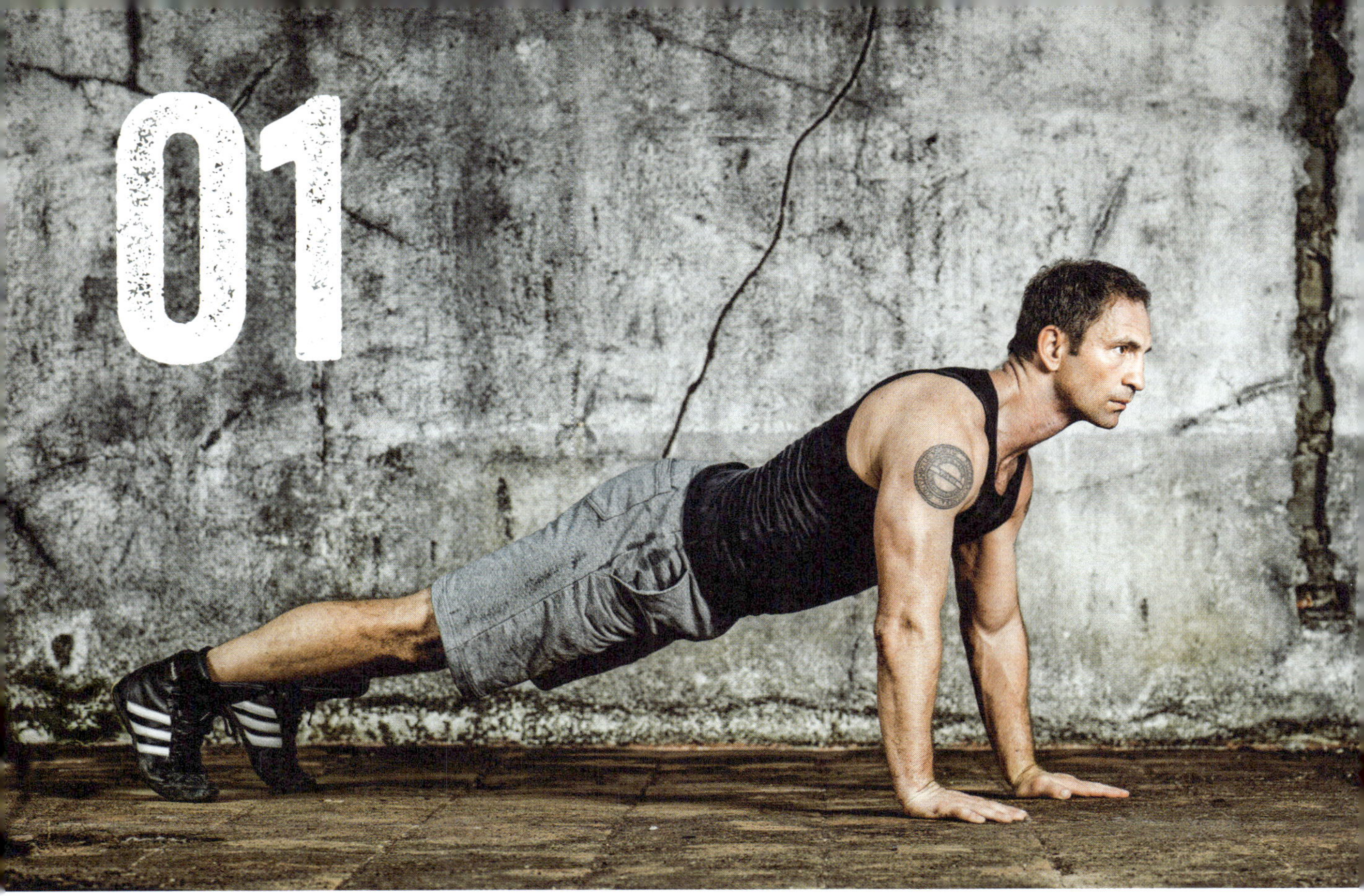
01

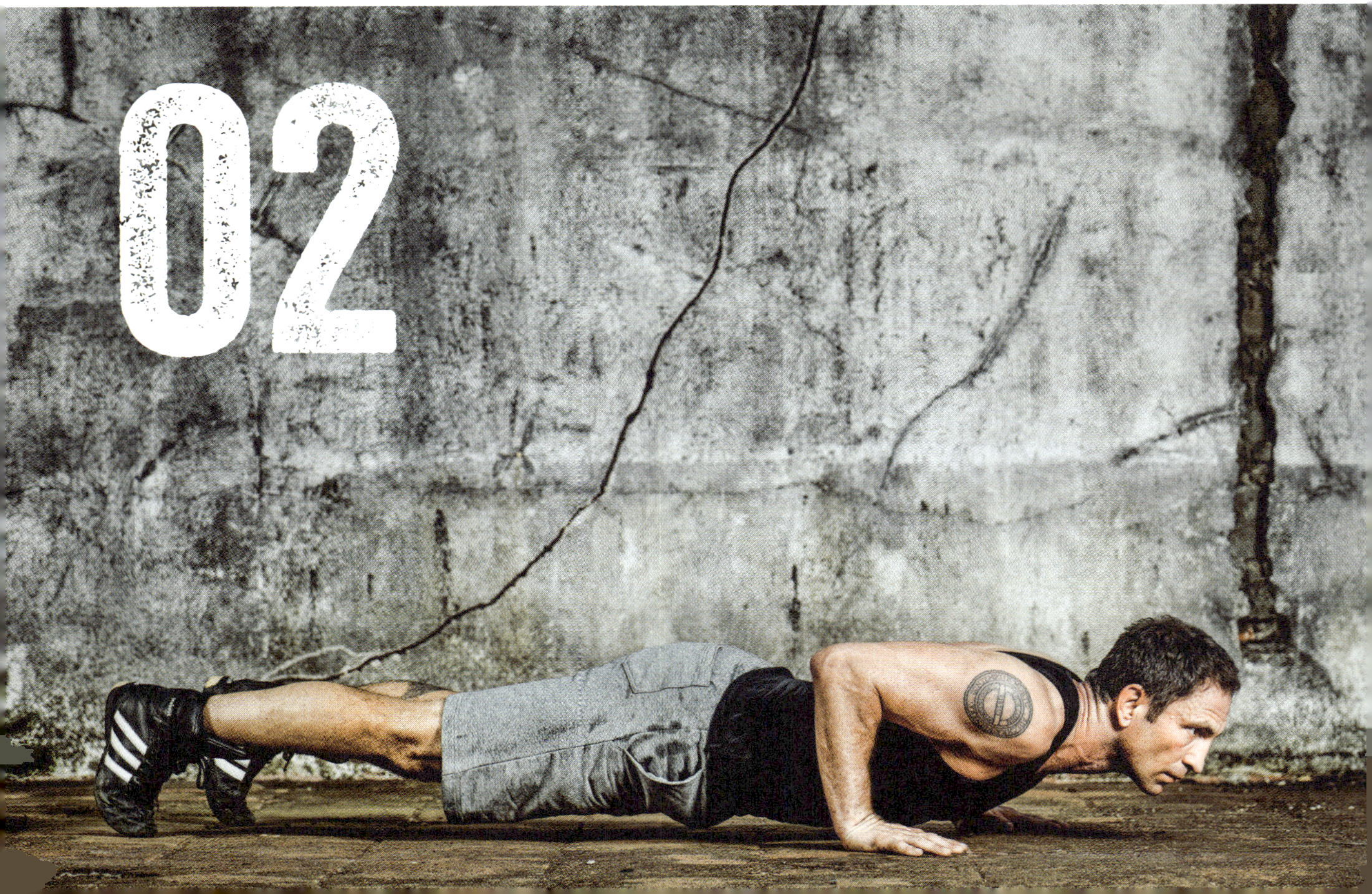
02

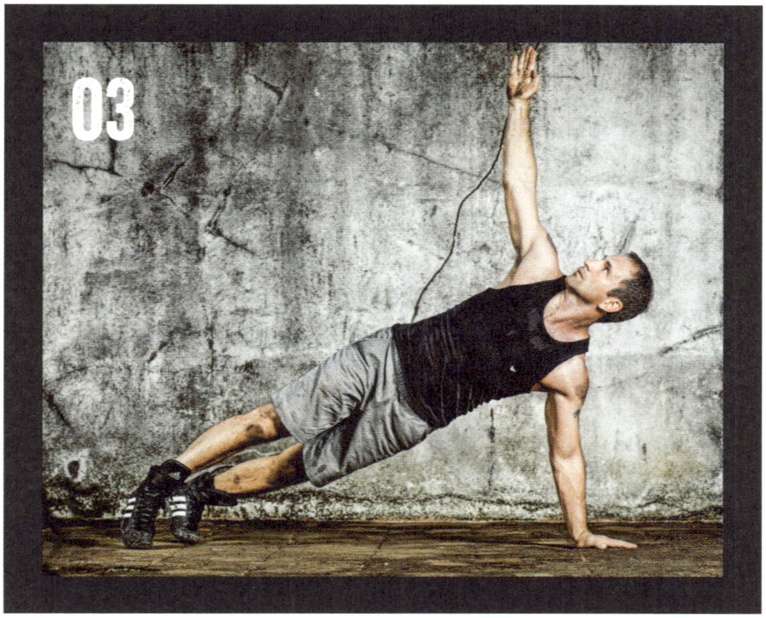

SEEMANN

Der Name dieser Übung lässt sich nur schwer erklären. Vielleicht heißt sie so, weil man wie ein Mast aussieht? Wie dem auch sei, es ist eine tolle Liegestützvariante, bei der auch das Drehmoment im Körper trainiert wird.

Trainiert
Schultern, Brust, Trizeps und Rumpf

Ausgangsposition
Liegestützposition

Ausführung
Einen normalen Liegestütz machen. Auf dem Weg zurück in die Ausgangsposition eine Hand nach oben in Richtung Decke strecken und gleichzeitig den Oberkörper in dieselbe Richtung drehen. Den Arm langsam senken und wieder in die Ausgangsposition gehen. Mit der anderen Seite wiederholen.

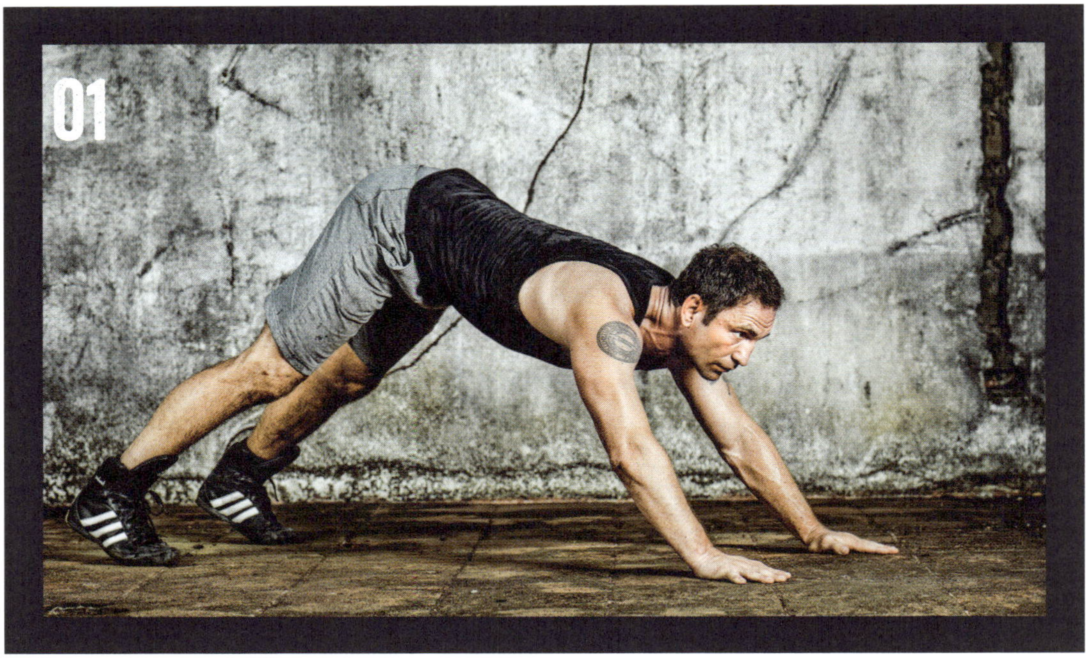

RAUPE

Ein Klassiker. Zum ersten Mal habe ich diese Übung bei meinem ersten Judotraining im Alter von sechs Jahren gemacht. Und ich mache sie heute noch, weil sie wirklich effektiv ist.

Trainiert
Fast den ganzen Körper

Ausgangsposition
Liegestützposition mit hochgeschobenem Becken, sodass das Gesäß nach oben zeigt. Der Abstand zwischen Füßen und Händen ist geringer als bei normalen Liegestützen.

Ausführung
Den Körper nach vorne schieben, bis sich die Brust kurz vor den Armen einige Zentimeter über dem Boden befindet. Die Arme durchdrücken, bis sie gerade sind, und gleichzeitig die Hüfte nach unten drücken. Dann Schritt für Schritt durch Aufrollen auf die Zehen und Hochschieben des Beckens wieder in die Ausgangsposition zurückkehren. Das Ganze wiederholen.

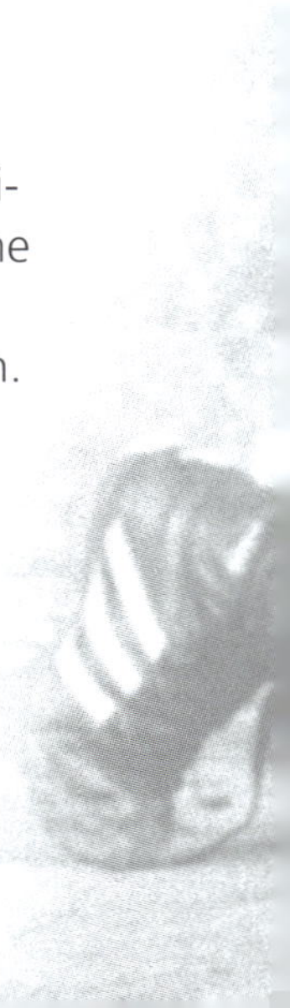

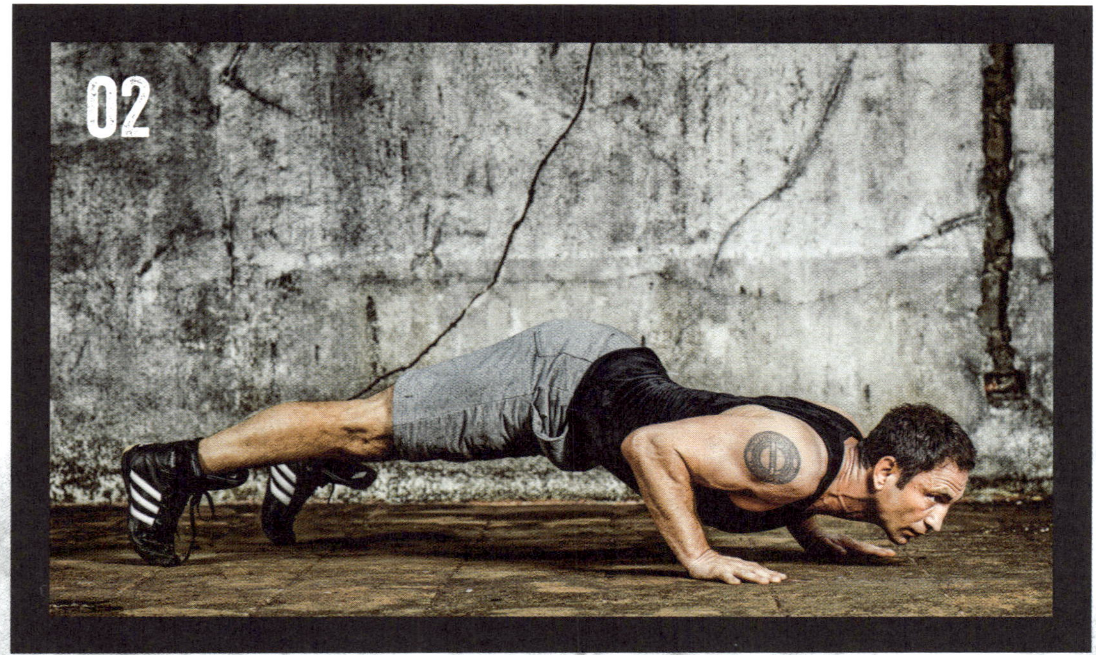
02

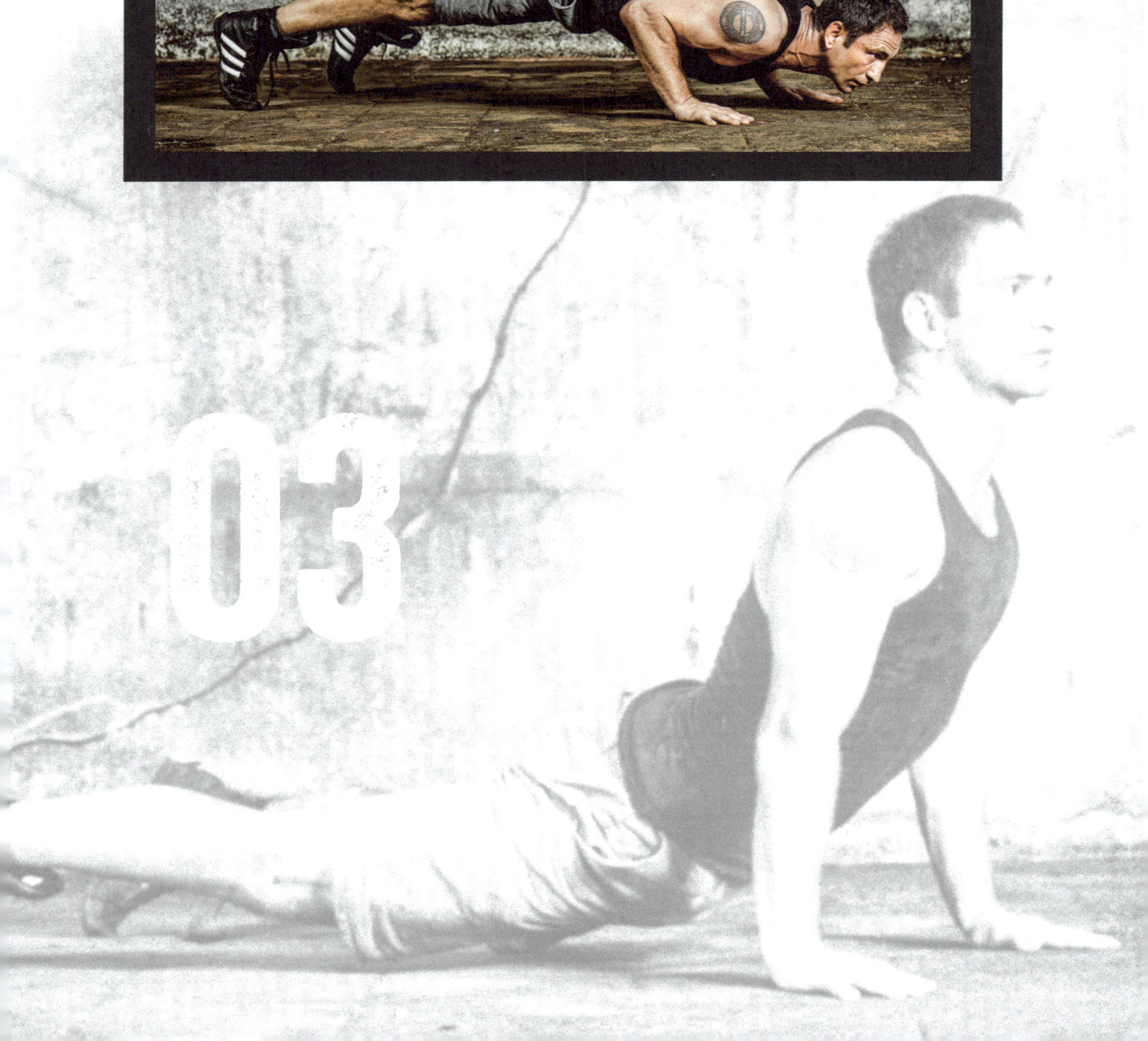
03

EINARM-LIEGESTÜTZ

Beim einarmigen Liegestütz erfährt der Körper einen unglaublichen Widerstand, der Ihre Kraft und Koordination wirklich herausfordert.

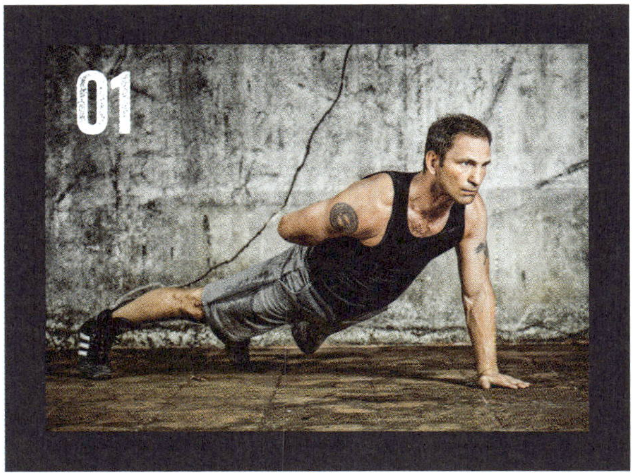

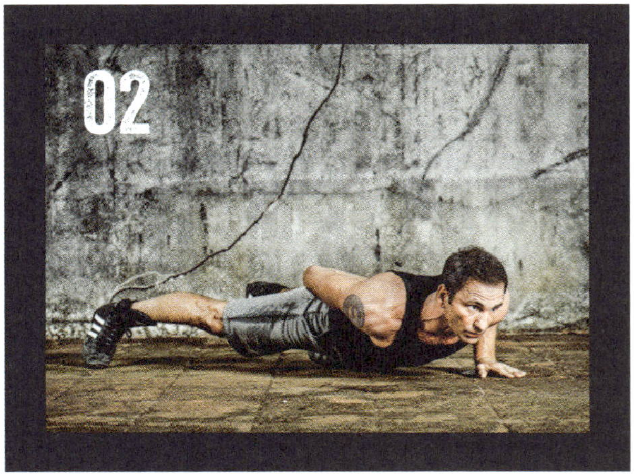

Trainiert
Brust, Arme und Schultern

Ausgangsposition
Liegestützposition mit Schwerpunkt auf dem einen Arm. Der andere Arm liegt auf dem Rücken.

Ausführung
Den Körper senken, bis die Brust fast den Boden berührt, dann den Körper wieder nach oben drücken. Entweder alle Wiederholungen mit demselben Arm durchführen oder die Arme jedes Mal wechseln. Je näher die Füße zusammenstehen, desto schwerer wird die Übung.

Tipp
Versuchen Sie den Körper gerade zu halten, sodass beide Schultern sich auf gleicher Höhe befinden.

Schwerere Variante
Wenn Sie kräftig genug sind, können Sie den Körper kraftvoll nach oben drücken, den Arm in der Luft wechseln und auf der entgegengesetzten Seite landen.

EINARM-LIEGESTÜTZ (LEICHT)

Liegestütze mit einem Arm sind nicht nur beeindruckend, sondern auch eine der besten Übungen, um echte Belastung ins Training zu bekommen. Das Problem ist nur, dass man unheimlich fit sein muss, um sie ausführen zu können. Wenn man jedoch die Füße etwas weiter nach vorn nimmt, wird es leichter und Sie bauen die Kraft auf, die Sie für die »richtigen« einarmigen Liegestütze brauchen.

Trainiert
Kraft in Armen und Schultern

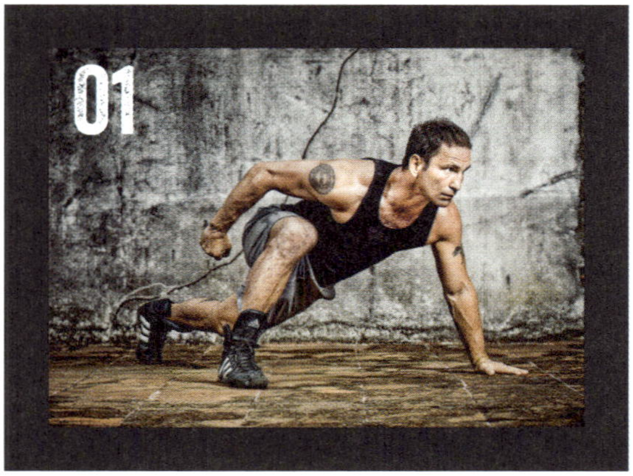

Ausgangsposition
Liegestützposition mit Schwerpunkt auf den Füßen und dem linken Arm. Der Körper ist in der Mitte etwas gekrümmt, das Gesäß zeigt nach oben. Den rechten Fuß in Taillenhöhe auf dem Boden aufsetzen.

Ausführung
Den Körper durch Beugen des linken Arms in Richtung Boden senken. Wenn er einige Zentimeter über dem Boden ist, wieder nach oben drücken. Wiederholen.

Tipp
Gehen Sie nur so tief, dass Sie sich wieder hochdrücken können. Beugen Sie den Arm etwas, um dann wieder in die Ausgangsposition zurückzukehren.

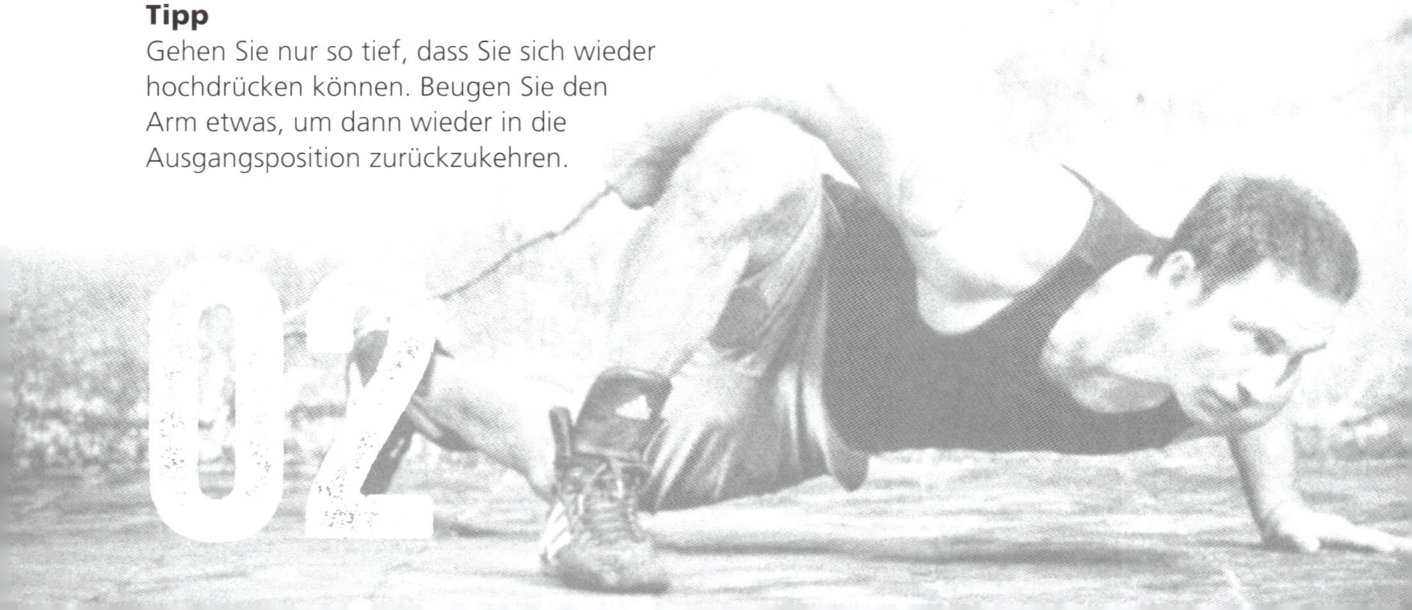

SCHERENLIEGESTÜTZ

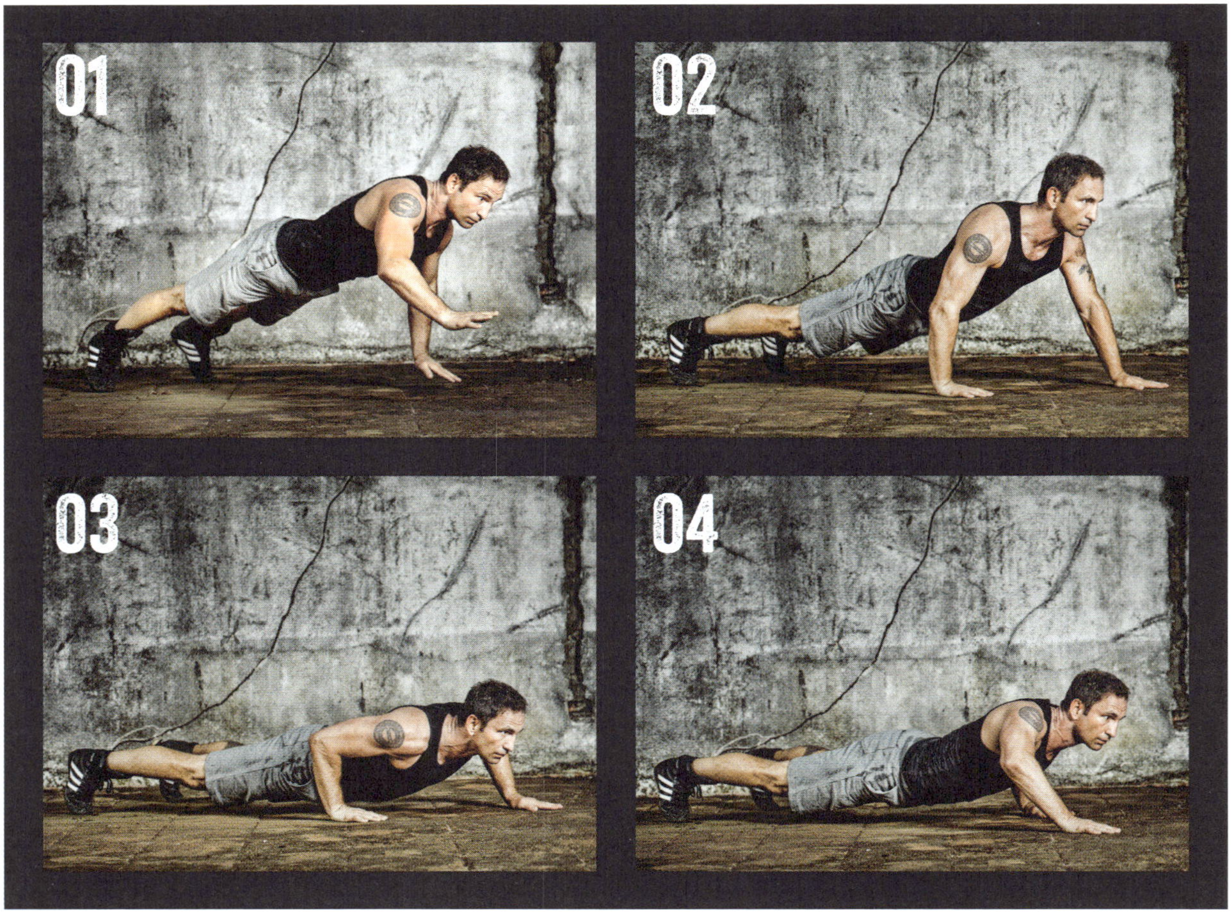

Bei einem normalen Liegestütz weiß der Körper, was ihn erwartet. Bei Übungen jedoch, bei denen Sie springen oder sich abstoßen, wird der Körper anders beansprucht und muss sich schnell auf die neue Situation einrichten.

Trainiert
Den ganzen Körper

Ausgangsposition
Liegestützposition, die rechte Hand etwas vor dem Kopf und die linke Hand etwas oberhalb der Taille

Ausführung
Den Körper senken und dann explosiv abdrücken, dabei in der Luft die Hände wechseln. Das Ganze wiederholen.

Leichtere Variante
Machen Sie die Übung auf den Knien.

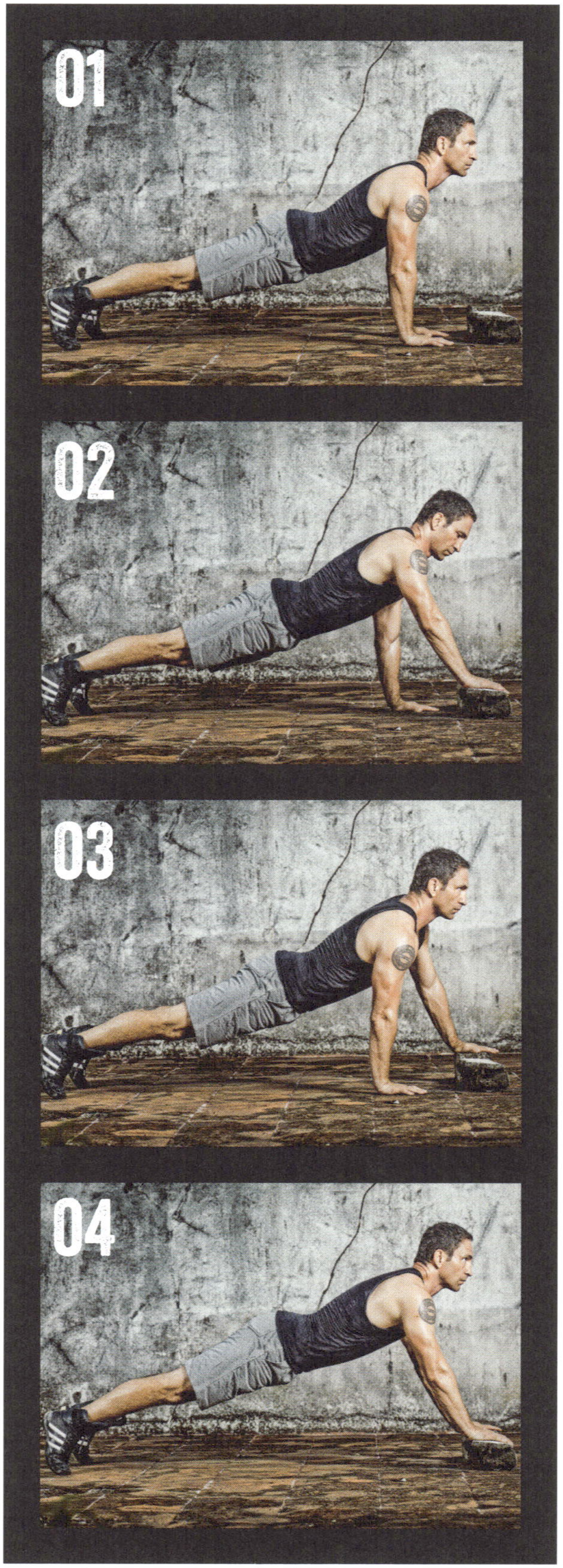

TREPPE

Eine effektive Übung, gut in ein Konditions- oder Ausdauertraining zu integrieren. Wie so oft ist das Tempo wichtig, um die maximale Wirkung zu erreichen.

Trainiert
Ausdauer in Armen, Schultern und Brust

Ausgangsposition
Liegestützposition vor einer Treppe oder vor einem etwa 10 bis 20 Zentimeter hohen, stabilen Gegenstand

Ausführung
Mit geradem Rücken eine Hand heben und auf die Treppe oder einen anderen erhöhten Gegenstand setzen. Dann die andere Hand daneben aufsetzen. Eine Hand nach der anderen schnell wieder herunternehmen und so wieder in die Ausgangsposition zurückkehren. Das Ganze wiederholen.

Tipp
Diese Übung muss schnell ausgeführt werden. Also nicht mogeln und ein hohes Tempo halten!

DIP

Breite Schultern sind ein Zeichen von Fitness. Hier eine Übung für den Aufbau breiter, starker Schultern.

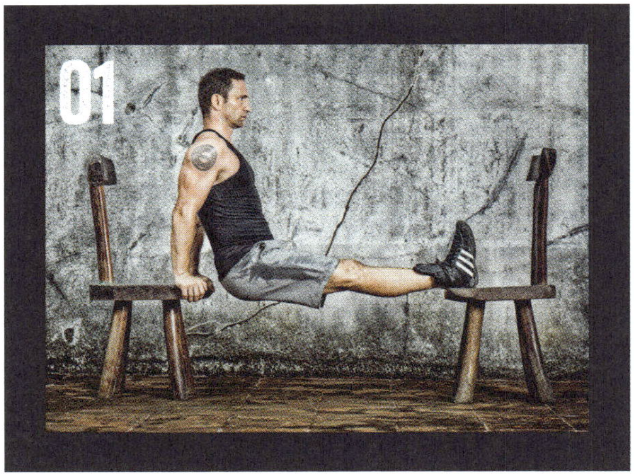

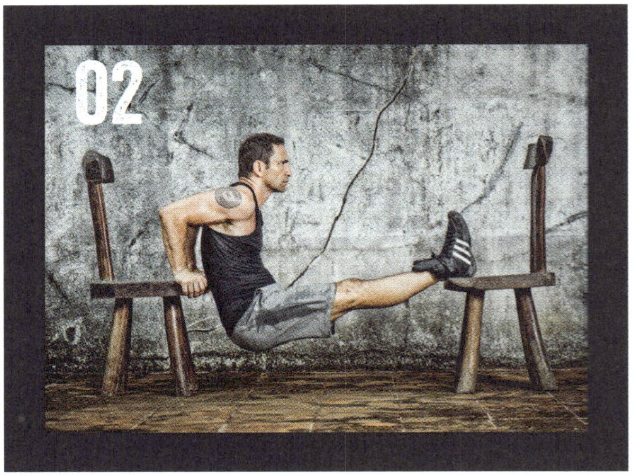

Trainiert
Schultern und Trizeps

Ausgangsposition
Zwischen zwei Stühlen hängend sitzen, mit den Händen auf der vorderen Stuhlkante des einen und den Füßen auf der Kante des anderen Stuhls. Die Beine sind gestreckt.

Ausführung
Durch Beugen der Arme den Körper in Richtung Boden senken. Wenn die Arme in einem Winkel von 90 Grad gebeugt sind, den Körper wieder nach oben drücken. Das Ganze wiederholen.

Tipp
Nicht schummeln! Die ganze Strecke nach unten und wieder nach oben gehen.

Leichtere Variante
Die Beine beugen und die Übung mit den Füßen auf dem Boden durchführen.

BRUSTKILLER

Der King unter den Brustübungen! Eine harte Übung, die Brustmuskeln und Schultern richtig durcharbeitet.

Trainiert
Schultern und Brust, ist jedoch am effektivsten für die Brustmuskulatur.

Ausgangsposition
Die Füße auf die Lehne eines Stuhles legen und sich mit den Händen jeweils auf die Sitzfläche eines weiteren Stuhles stützen.

Ausführung
Die Brust zwischen den Stühlen senken. Wenn der Körper sich auf einer Ebene mit den Sitzen befindet, nach oben drücken.

Tipp
Je weiter die Stühle auseinander stehen, desto anstrengender wird diese Übung. Auf festen Stand der Stühle achten!

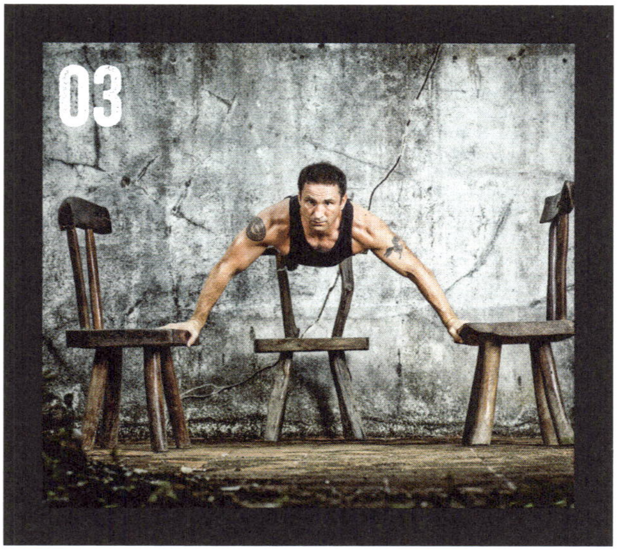

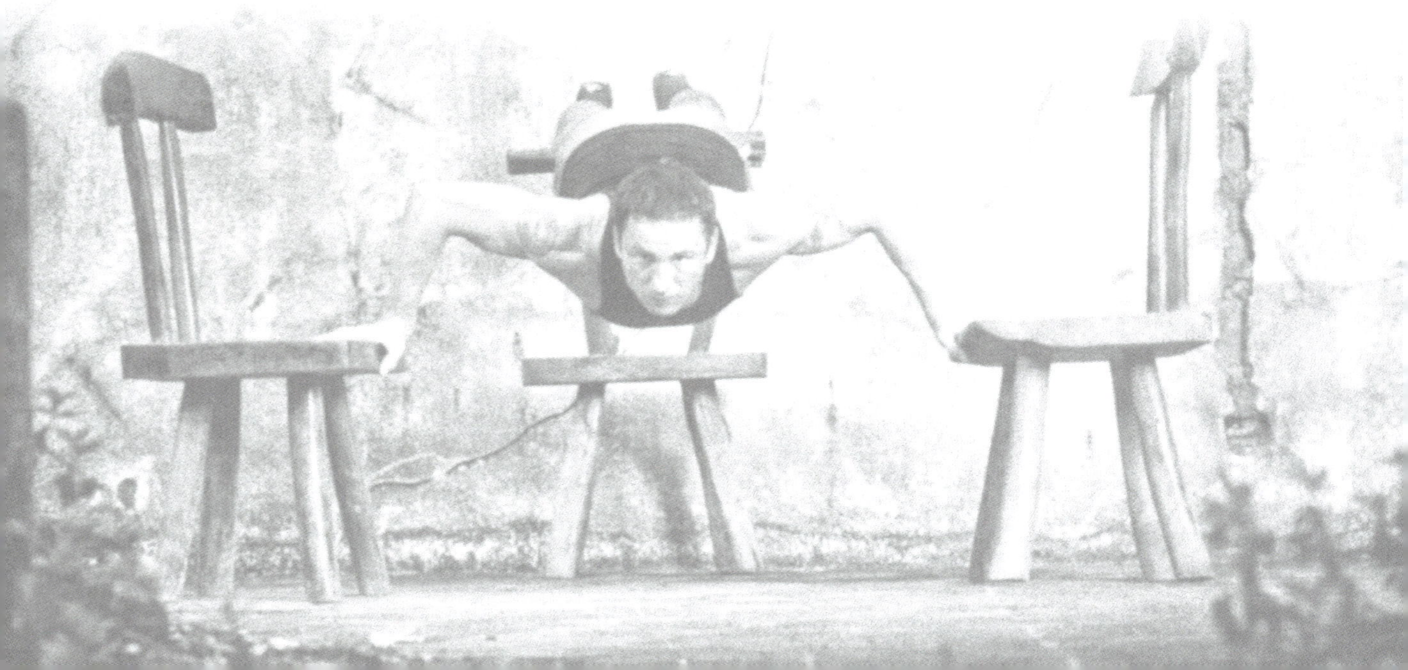

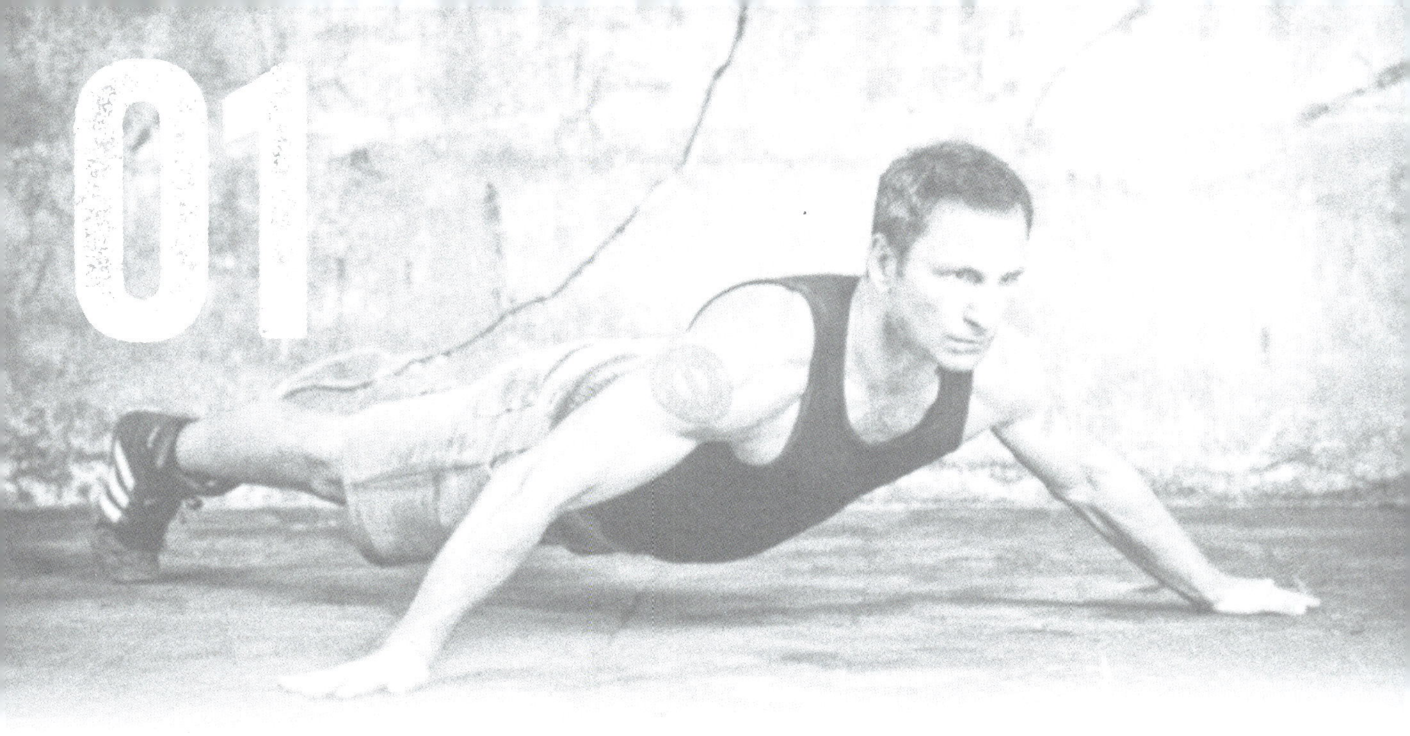

BREITE LIEGESTÜTZ

Mit einem breiteren Abstand zwischen den Händen trainieren Sie besonders Ihre Brustmuskulatur.

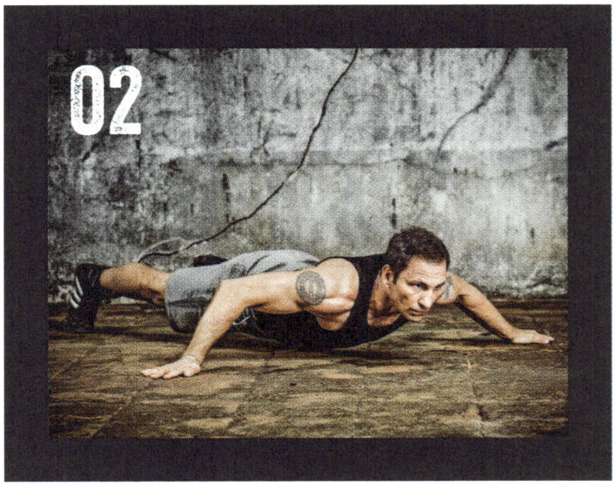

Trainiert
Brust, Schultern und Trizeps

Ausgangsposition
Liegestützposition, die Hände breit auseinander und vom Körper weg gerichtet

Ausführung
Den Körper absenken, bis er fast den Boden berührt. Dann wieder nach oben drücken. Das Ganze wiederholen.

Tipp
Je größer der Abstand zwischen den Händen, desto schwerer wird die Übung.

BREITE LIEGESTÜTZ AUF DEN KNIEN (LEICHT)

Mit dieser Übung bauen Sie die für die »normalen« breiten Liegestütze erforderliche Kraft auf.

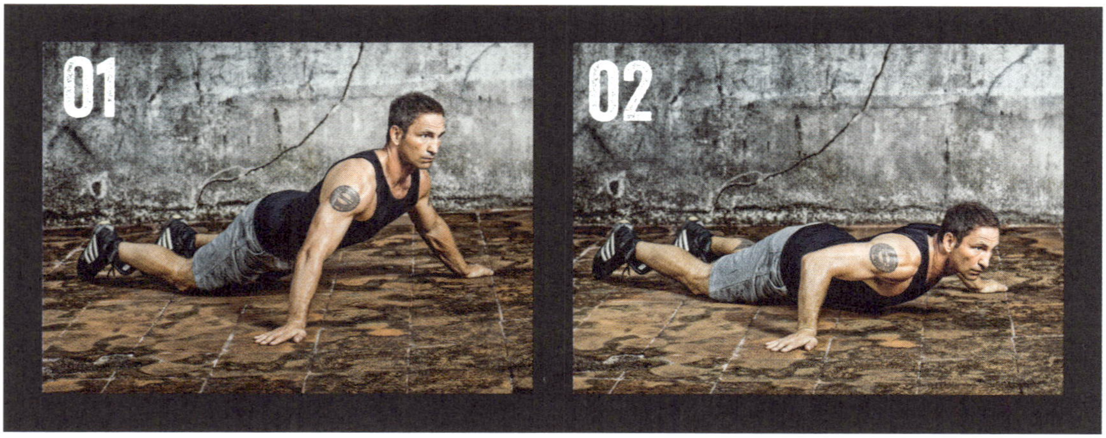

Trainiert
Trizeps, Brust und Schulter

Ausgangsposition
Liegestützposition auf den Knien, die Hände breit auseinander und vom Körper weg gerichtet

Ausführung
Den Körper absenken, bis er fast den Boden berührt. Dann wieder nach oben drücken. Das Ganze wiederholen.

01

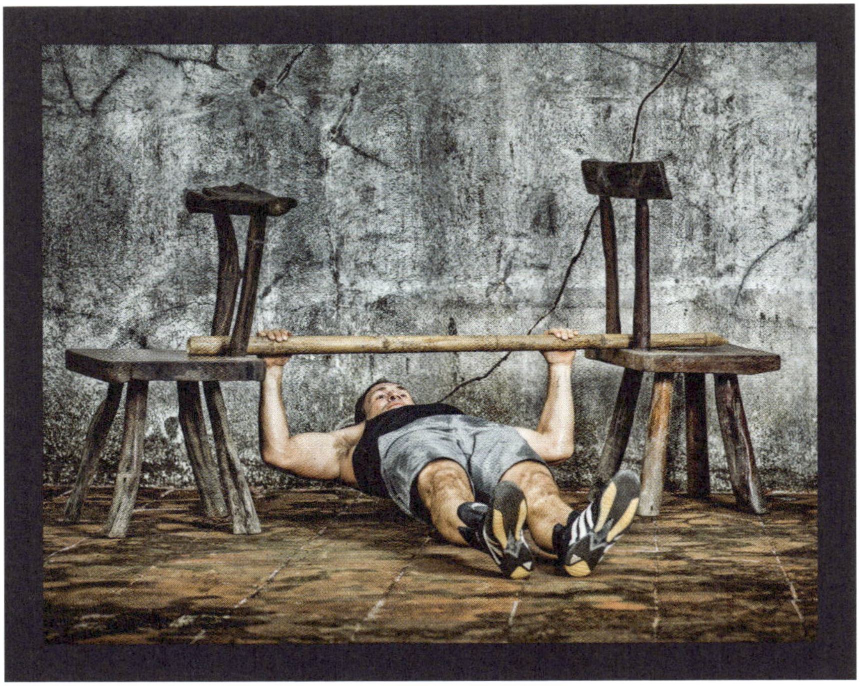

UMGEKEHRTER LIEGESTÜTZ

Wenn es darum geht, den eigenen Körper herauszufordern, sind der Fantasie keine Grenzen gesetzt. Dies ist eine verhältnismäßig schwere Übung, mit der Sie die Rückseite der Schultern und den Rücken trainieren können.

Trainiert

Rückseite der Schultern, Arme und Rücken

Ausgangsposition

Einen stabilen Stab oder eine Stange zwischen zwei Stühle legen. Auf den Rücken darunter legen, die Hände fassen die Stange, die Füße ruhen auf dem Boden.

Ausführung

Den Körper an der Stange hochziehen. Dabei die Bauchmuskeln anspannen, sodass der Rücken gerade bleibt. Wenn die Brust einige Zentimeter von der Stange entfernt ist, wieder langsam in die Ausgangsposition zurückkehren. Das Ganze wiederholen.

Tipp

Der Rücken muss gerade sein. Kehren Sie langsam wieder auf den Boden zurück. Und wählen Sie eine Stange, die Sie trägt!

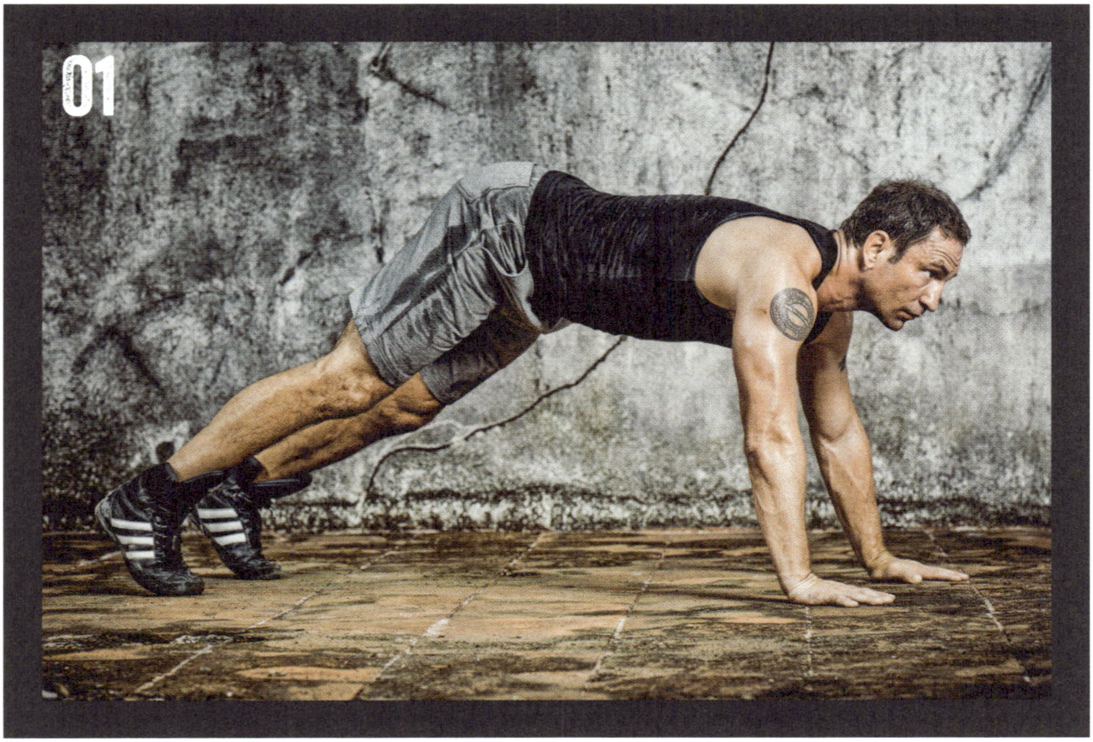

LIEGESTÜTZ MIT SCHRAUBE

Eine richtig gute Übung, die gleichzeitig Kraft, Bewegung und Gleichgewicht trainiert.

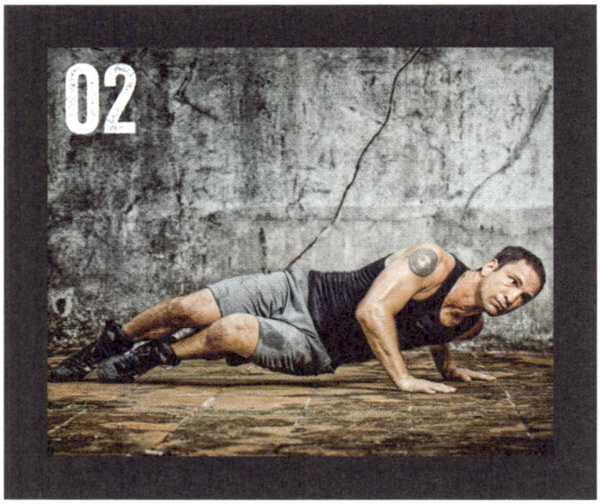

Trainiert
Den ganzen Körper

Ausgangsposition
Liegestützposition, das Gesäß nach oben geschoben.

Ausführung
Den Körper senken. Das linke Bein beugen und unter den Körper drehen, ohne den Boden mit dem Knie zu berühren. In die Ausgangsposition zurückkehren, ohne den linken Fuß aufzusetzen.

SEITENBLICK

Die meisten vergessen beim Workout die Nackenmuskulatur. Dies ist keine wirklich schwere Übung, aber wenn man zu hart loslegt, kann man gerade im Nacken schnell Probleme bekommen, die zu richtig komplizierten Schäden führen können. Lassen Sie es also ruhig angehen und trainieren Sie Ihre Nackenmuskulatur zunächst mit dieser Übung.

Trainiert
Nacken- und Bauchmuskeln

Ausgangsposition
Auf dem Rücken liegend, den Kopf leicht hochgehoben.

Ausführung
Durch Drehen des Kopfes zunächst nach links und dann nach rechts schauen, dabei den Kopf nicht ablegen.

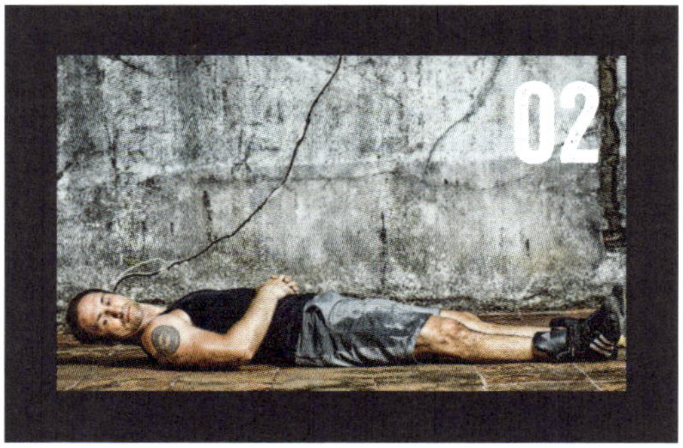

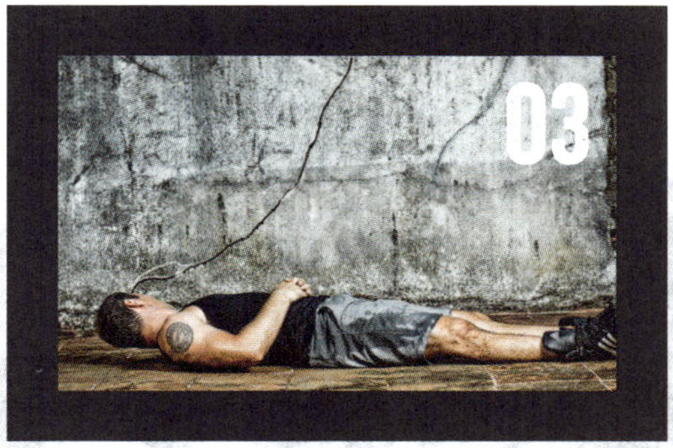

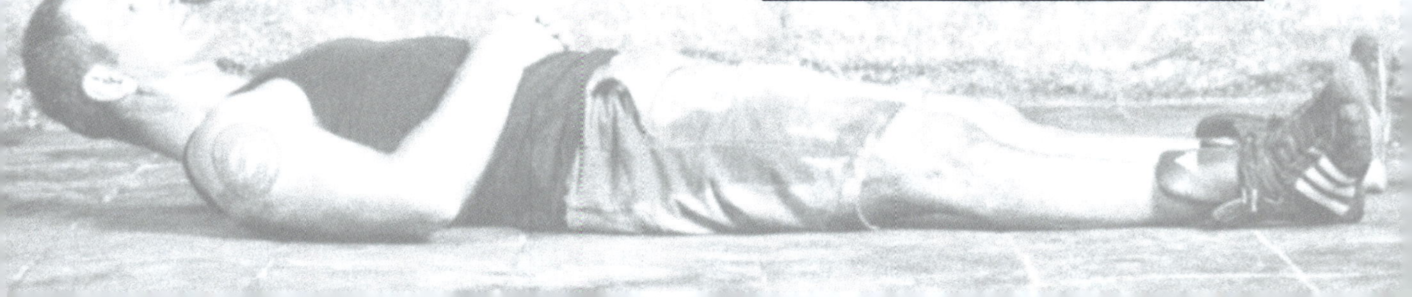

RINGERNACKEN

(SEHR SCHWER)

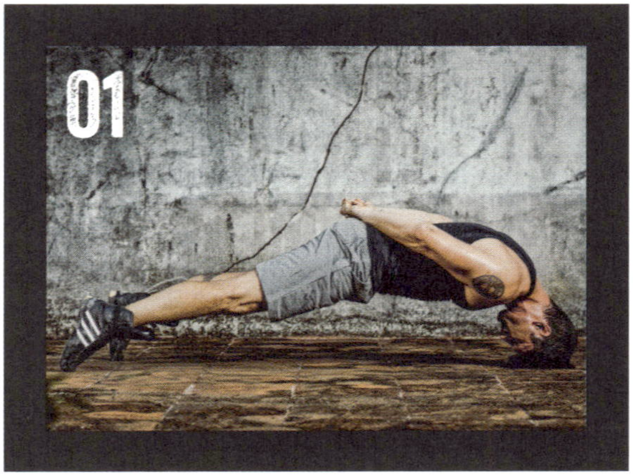

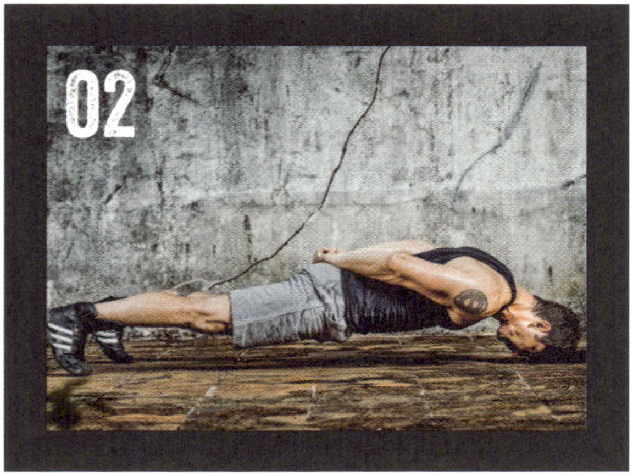

Eine verdammt gute und sehr schwere Übung. Da sie jedoch den Nacken stark belastet, sollten Leute ohne starke Nackenmuskulatur sich lieber nicht daran versuchen.

Trainiert
Nackenpartie

Ausgangsposition
Stirn und Zehen liegen auf dem Boden, die Hände ruhen auf dem Rücken.

Ausführung
Rollen Sie den Körper langsam nach vorn, sodass der Schwerpunkt von der Stirn auf die Oberseite des Kopfes verlagert wird. Langsam wieder zurückrollen. Das Ganze wiederholen.

Tipp
Gehen Sie bei dieser Übung auf keinen Fall zu weit nach oben oder zu tief nach unten, da dies die Verletzungsgefahr erhöht.

Leichtere Variante
Stützen Sie sich mit den Händen auf dem Boden ab.

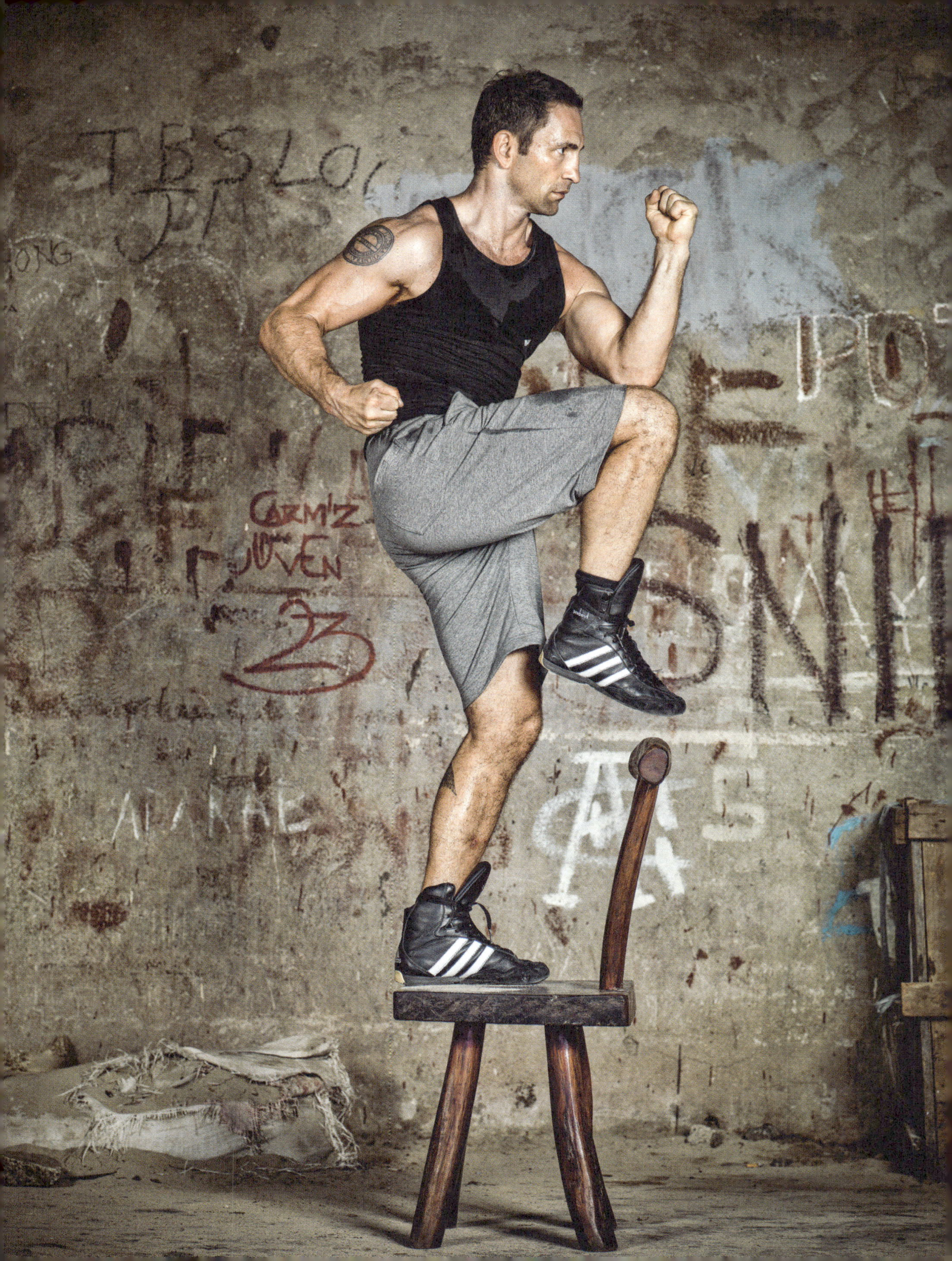

BEINE

Der Beinstrecker im Fitnessstudio ist vielleicht die schlechteste Methode, seine Beine zu trainieren. Ich kann Ihnen garantieren, dass Sie im Alltag oder bei Ihrem Sport diese Art von Bewegung nie ausführen werden. Warum also etwas trainieren, das man nie braucht? Hier finden Sie hingegen eine Menge Übungen, die Sie auf die Herausforderungen des Lebens vorbereiten.

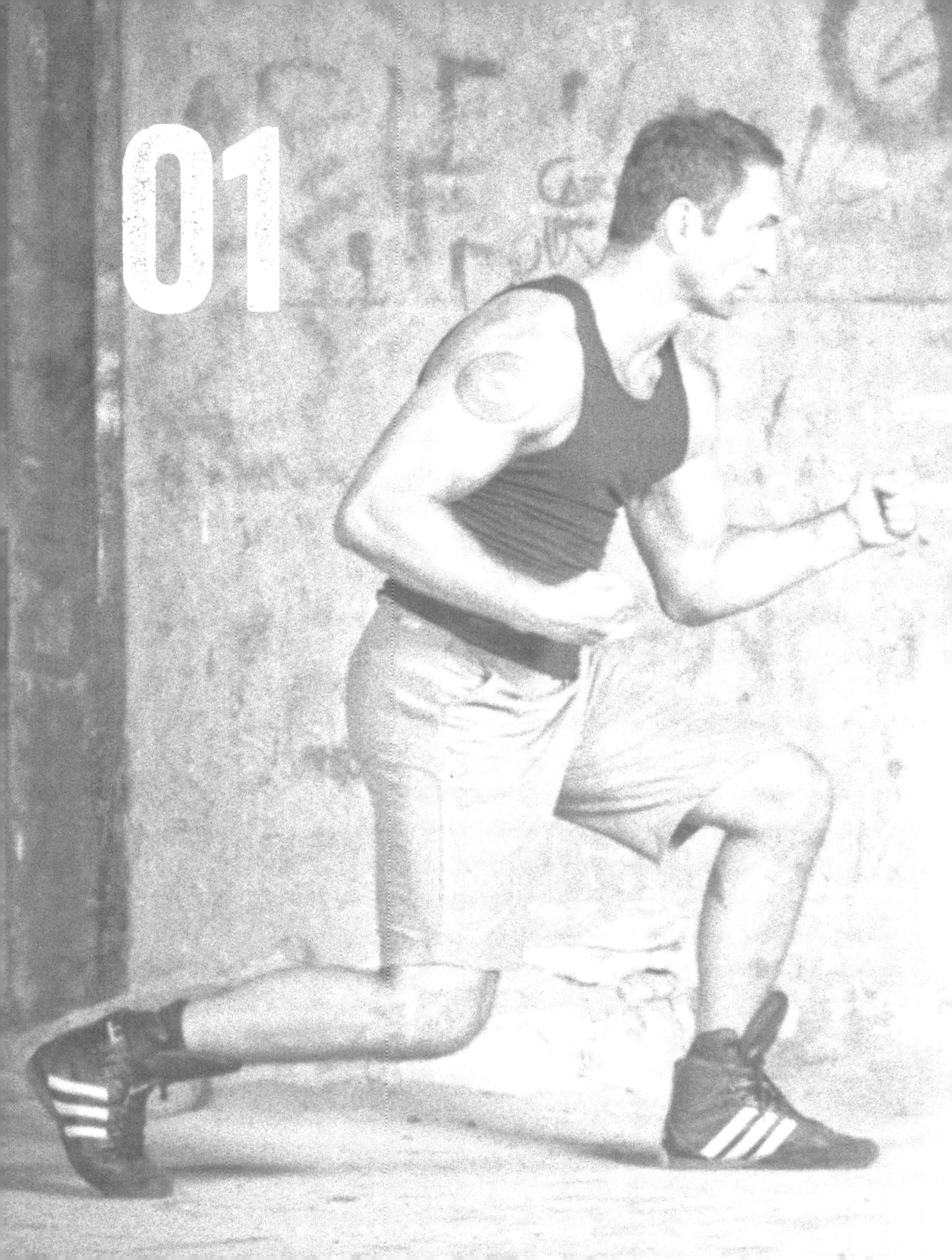
01

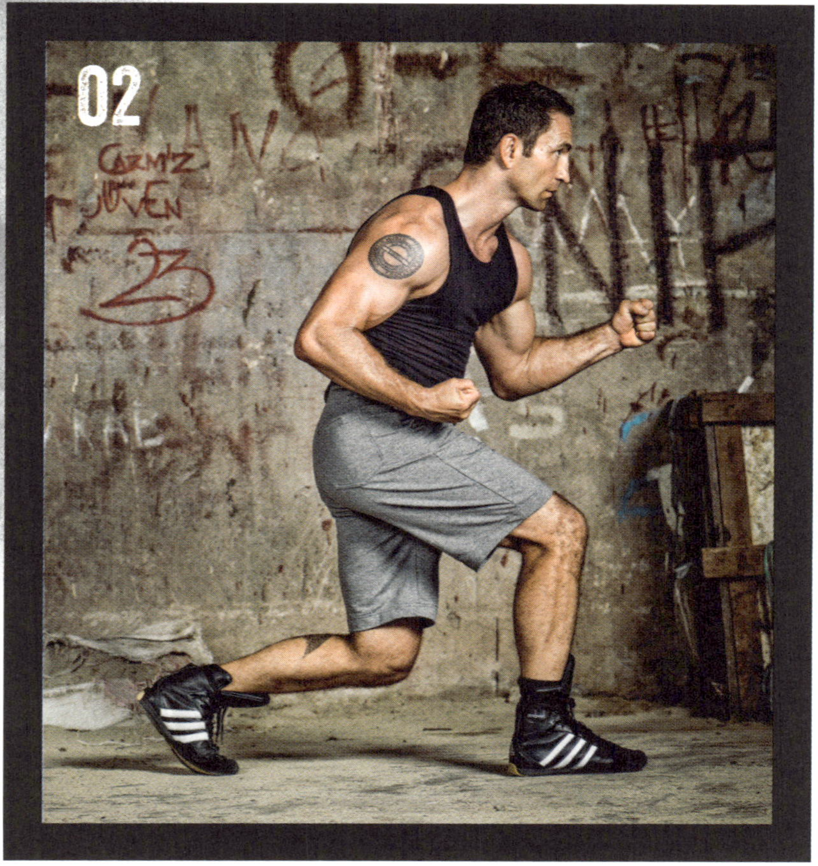

WALDARBEITER

Ich weiß gar nicht, ob die Waldarbeiter wirklich so laufen, aber dies ist eine richtig gute Übung, mit der Sie Kraft und Ausdauer trainieren.

Trainiert
Kraft und Ausdauer in Beinen und Gesäß

Ausgangsposition
Das linke Bein wie beim Ausfallschritt vor das rechte setzen.

Ausführung
Mit gebeugten Knien nach vorn gehen, ohne sich aufzurichten.

Tipp
Nicht schummeln! Runter mit dem Hintern! Je tiefer Sie nach unten gehen, desto anstrengender wird die Übung. Wenn Sie Probleme mit den Knien haben, hören Sie sofort auf, wenn es schmerzt.

VOR- UND RÜCK-SPRUNG

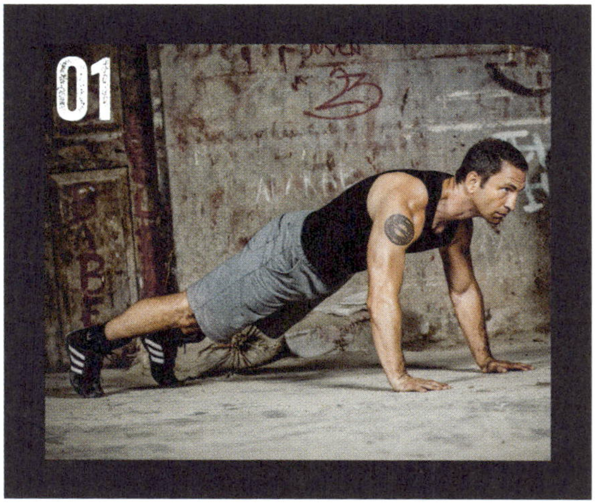

Eine Killerübung, die Sie garantiert fertigmacht. Damit trainieren Sie den ganzen Körper, am meisten jedoch die Beine.

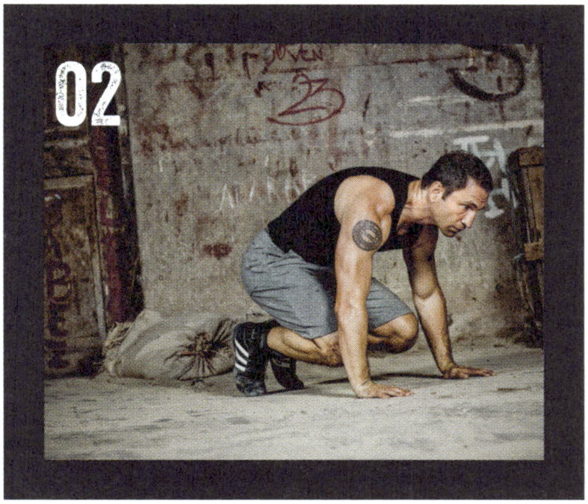

Trainiert
Bauch, Rumpf und Beine

Ausgangsposition
Liegestützposition

Ausführung
Mit beiden Beinen gleichzeitig in Richtung Hände springen und wieder zurück in die Ausgangsposition. Das Ganze wiederholen.

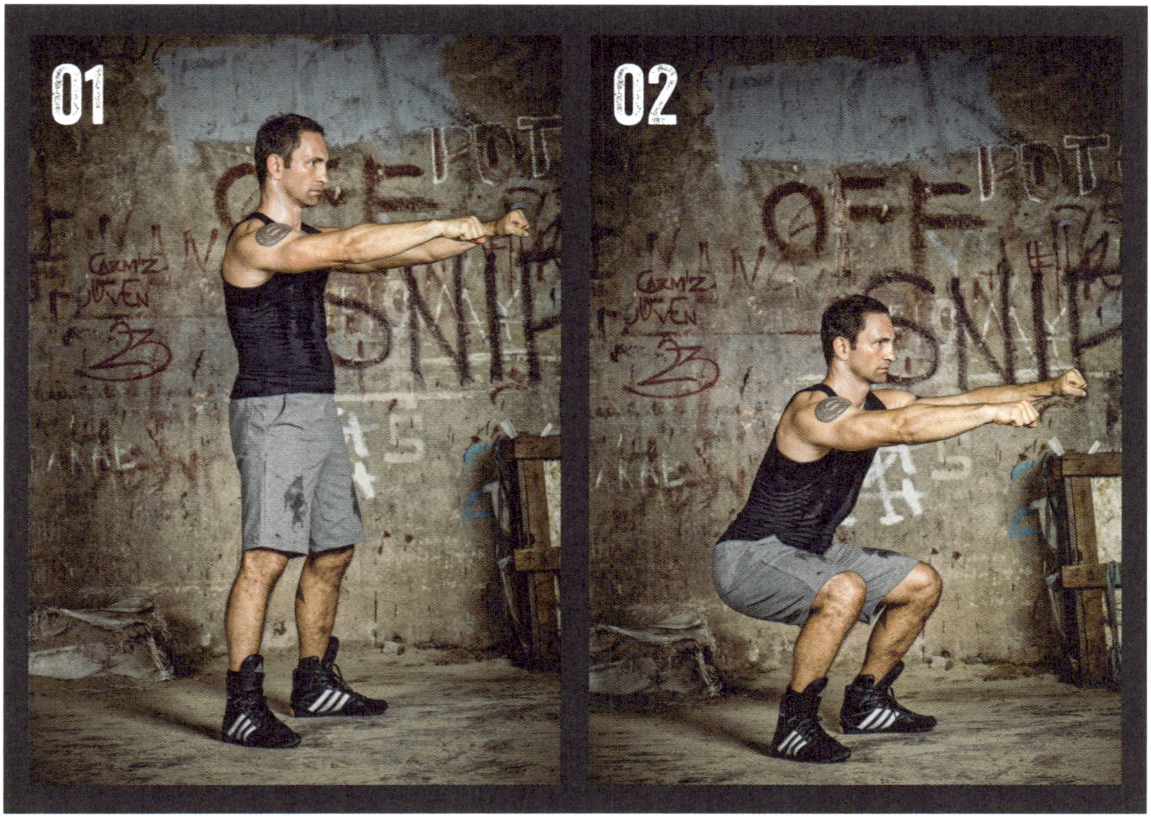

KNIEBEUGE

Unterschätzen Sie die Kniebeuge nicht. Das ist eine der Grundübungen zum Aufbau der Beinmuskeln. Wenn Sie genügend davon machen, wird es richtig schwer, egal wie fit Sie sind.

Trainiert
Beine und Gesäß

Ausgangsposition
Aufrecht mit geraden Beinen stehend, die Füße schulterbreit auseinander.

Ausführung
Die Knie bis auf 90 Grad beugen, sodass die Oberschenkel parallel zum Boden sind. Die Beine wieder strecken und in die Ausgangsposition zurückkehren. Das Ganze wiederholen.

Tipp
Nicht schummeln, sondern die Beine wirklich bis auf 90 Grad beugen.

01

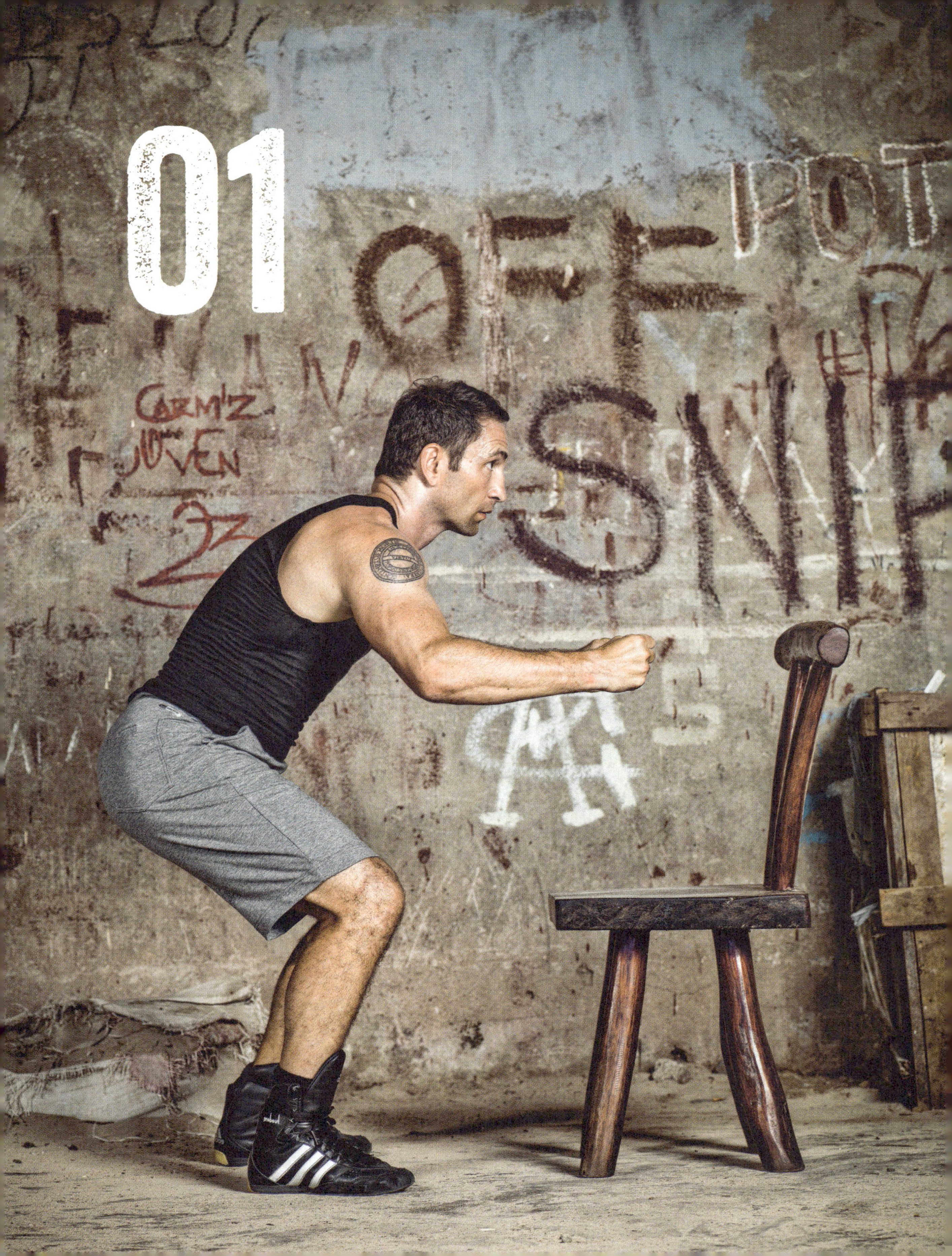

STUHLSPRUNG

Eine fantastische Konditionsübung, bei der Sie sich so richtig auspowern.

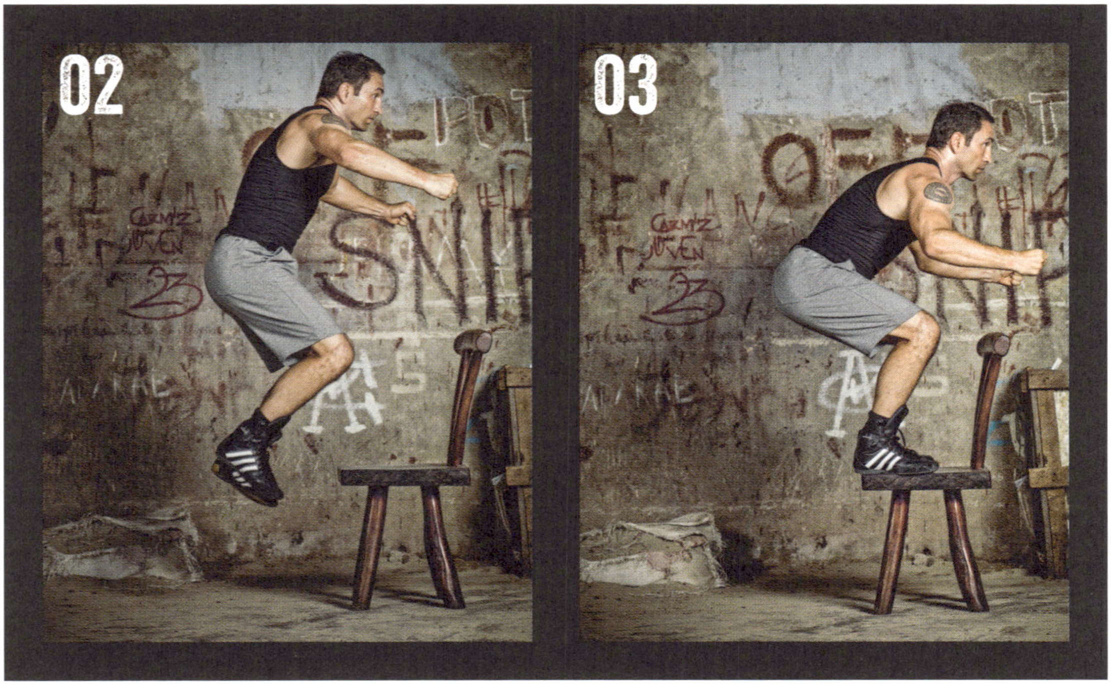

Trainiert
Kondition und Explosivität

Ausgangsposition
Mit den Füßen schulterbreit auseinander vor einem stabilen Stuhl stehen.

Ausführung
Mit beiden Füßen gleichzeitig auf den Stuhl springen. Den Körper strecken und schnell zurückspringen. Das Ganze wiederholen.

Tipp
Nicht schummeln! Stehen Sie auf dem Stuhl mit geraden Beinen und geradem Rücken, bevor Sie wieder herunterspringen. Stellen Sie den Stuhl gegen eine Wand, damit er nicht verrutscht.

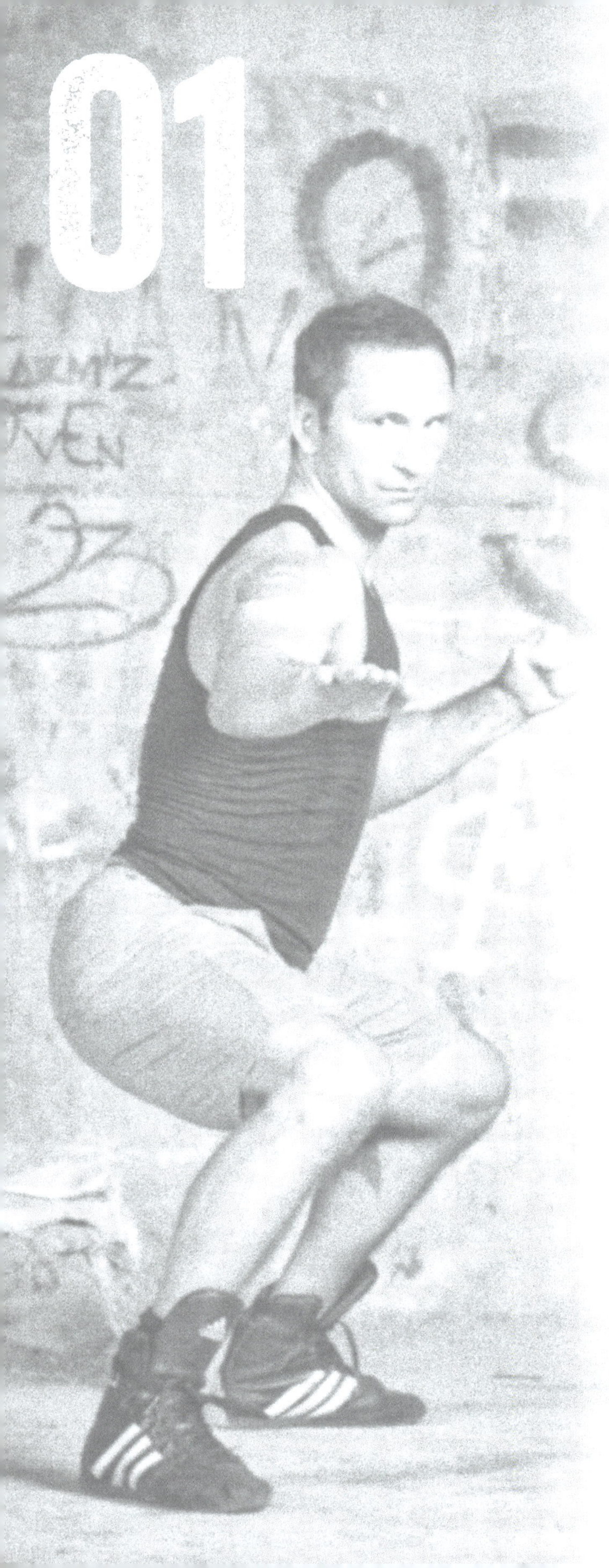

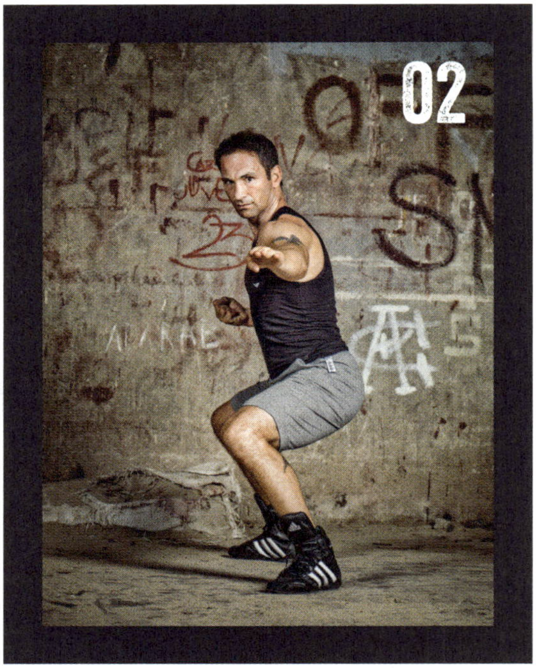

SURFER

Diese Übung strengt kaum an und ist daher gut für Anfänger geeignet. Man kann sie aber auch zwischen zwei schwerere Übungen einer Trainingseinheit einschieben.

Trainiert
Beine

Ausgangsposition
Die Füße stehen parallel, die Beine sind etwas gebeugt. Die Arme in Brusthöhe heben, nach rechts über den Arm schauen.

Ausführung
Auf die andere Seite springen, sodass die Füße den Platz wechseln. Die Arme mitnehmen und den Körper auf die andere Seite drehen.

Tipp
Tempo halten und Beine immer beugen.

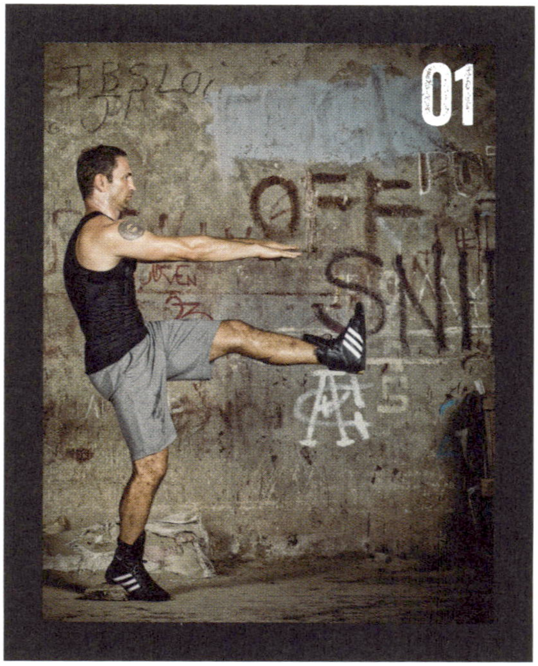

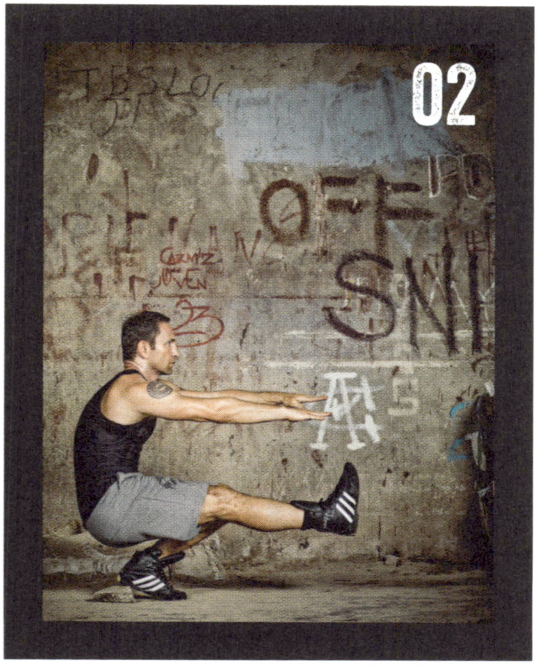

PISTOLE

Das hier ist wohl eine der besten Beinübungen, die es gibt. Eine echt harte Lektion, die Koordination, Gleichgewicht und Beinkraft trainiert. Ich kenne keine andere Beinübung ohne Gewichte, die wirksamer ist.

Trainiert
Kraft und Gleichgewicht in den Beinen

Ausgangsposition
Auf dem rechten Bein stehend, das linke ist gerade nach vorne gestreckt. Ein dickes Buch o. Ä. unter die Ferse legen.

Ausführung
Das rechte Bein beugen und das Gesäß so tief, wie es nur geht, absenken, dann wieder aufrichten. Die Übung wird leichter, wenn man sich beim Aufrichten auf einem Stuhl abstützen kann. Das Bein wechseln.

Tipp
Dies ist eine harte Übung für Fortgeschrittene. Sie müssen dafür ausgesprochen fit sein. Wenn Sie Probleme mit den Knien haben, lassen Sie diese Übung aus, denn sie belastet die Knie erheblich.

KNIEBEUGE AUF EINEM BEIN

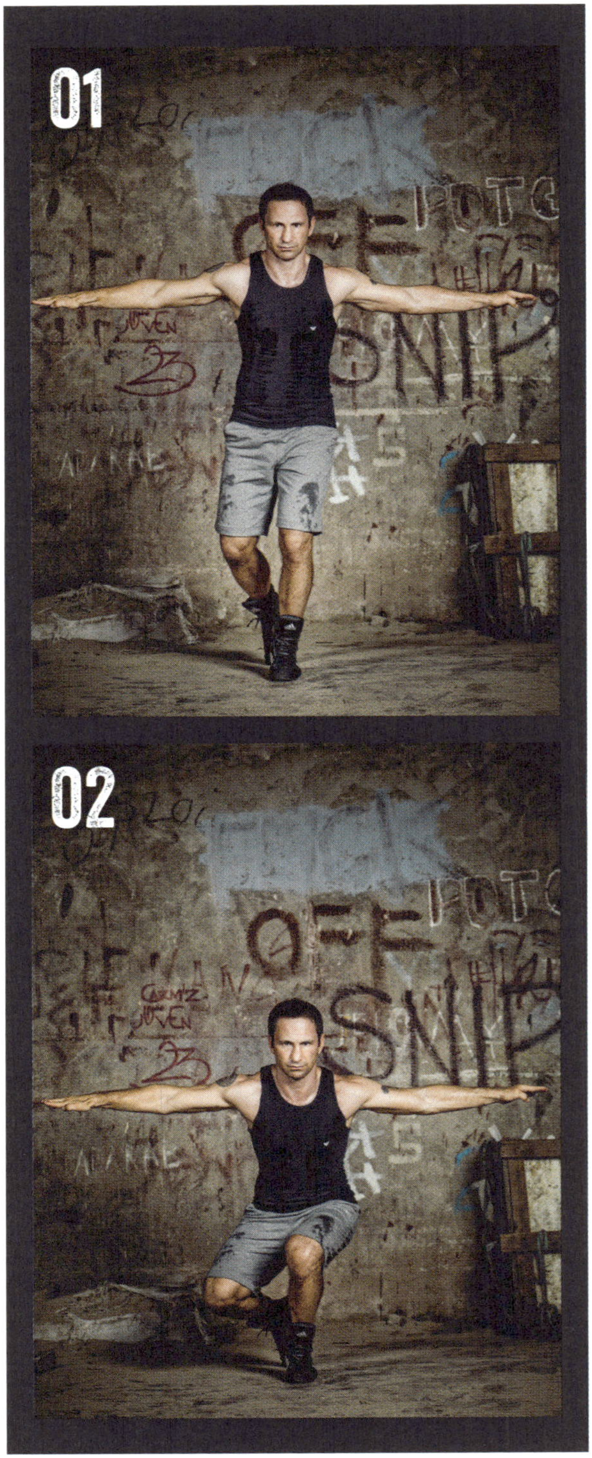

Baut Kraft und Gleichgewicht in den Beinen auf, damit man eine ganze Kniebeuge auf einem Bein ohne Hilfe des Fußes durchführen kann.

Trainiert
Beine und Gleichgewicht

Ausgangsposition
Mit dem Schwerpunkt auf dem linken Bein stehend, die Zehen des rechten Fußes liegen dahinter leicht auf dem Boden auf.

Ausführung
Das linke Bein beugen und das Gesäß absenken. Das Gleichgewicht mit dem rechten Fuß halten. So tief wie möglich beugen und dann wieder nach oben drücken. Bei Bedarf mit dem rechten Fuß nachhelfen. Beine wechseln und das Ganze wiederholen.

Tipp
Führen Sie die Übung ruhig und kontrolliert durch. Nur wenig nachhelfen, vielleicht nur beim Wiederaufrichten.

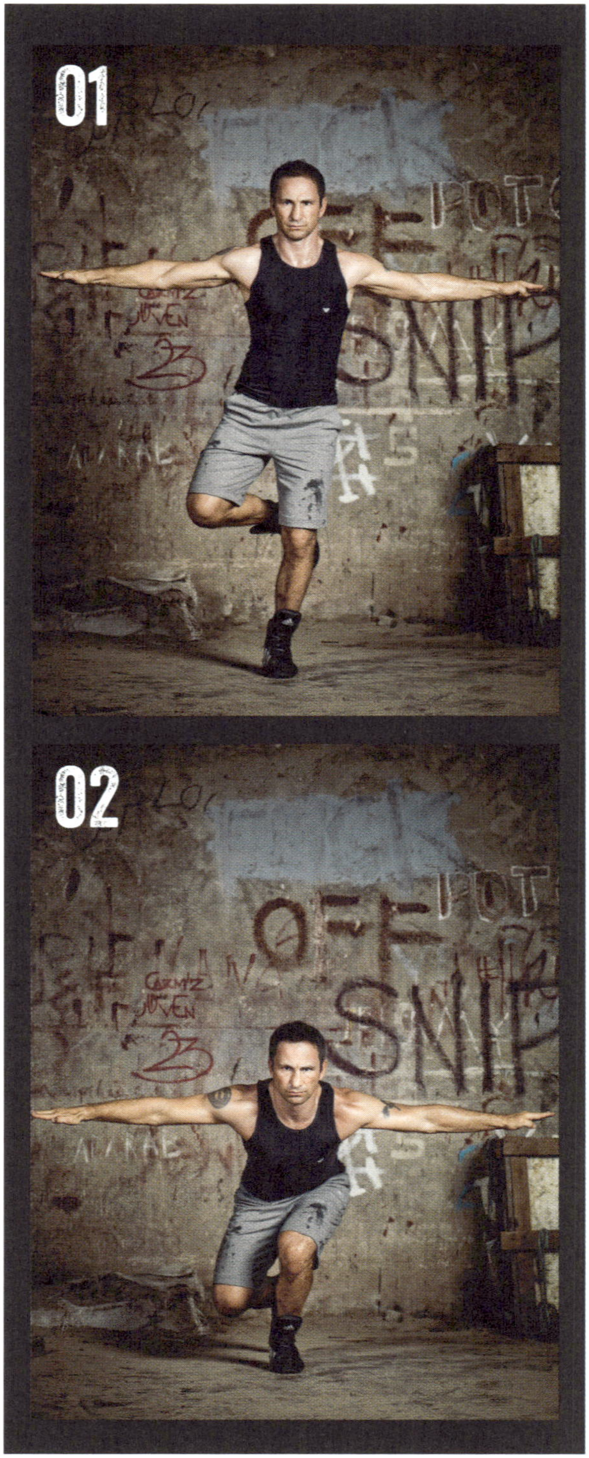

KNIEBEUGE AUF EINEM BEIN (SCHWER)

Eine der besten Beinübungen, die es gibt. Fügen Sie sie mindestens einmal pro Woche in eine Trainingseinheit ein. Das ist ein Befehl! Diese Übung baut Gleichgewicht, Stabilität und Kraft auf.

Trainiert
Beine und Gleichgewicht

Ausgangsposition
Auf dem linken Bein stehen. Das rechte Bein angewinkelt nach hinten.

Ausführung
Das Bein beugen und das Gesäß absenken. So tief wie möglich beugen und dann wieder nach oben drücken, ohne sich mit dem rechten Fuß abzustützen. Beine wechseln und das Ganze wiederholen.

Tipp
Führen Sie die Übung ruhig und kontrolliert durch. Diese Übung belastet die Knie. Falls Sie Probleme mit den Knien haben, übertreiben Sie es nicht.

KNIEBEUGE MIT SEITEN-TRITT

Eine tolle Übung, bei der Sie sich auch seitwärts bewegen. Die üblichen Bewegungen beim Training laufen meist hoch und runter und vor und zurück ab. Die Übung ist ziemlich hart, da diese Bewegung für den Körper ungewohnt ist. Dadurch müssen Sie sich mehr anstrengen und werden gelenkiger.

Trainiert
Beine, Gesäß und Koordination

Ausgangsposition
Aufrecht stehen mit geraden Beinen, die Füße schulterbreit auseinander.

Ausführung
Die Knie beugen, bis die Oberschenkel parallel zum Boden sind. In die Ausgangsposition zurückkehren und mit dem rechten Bein so hoch, wie es geht, zur Seite treten. Das Ganze mit links wiederholen.

Tipp
Führen Sie zu Anfang den Tritt etwas niedriger aus, damit Sie sich keine Zerrung zuziehen.

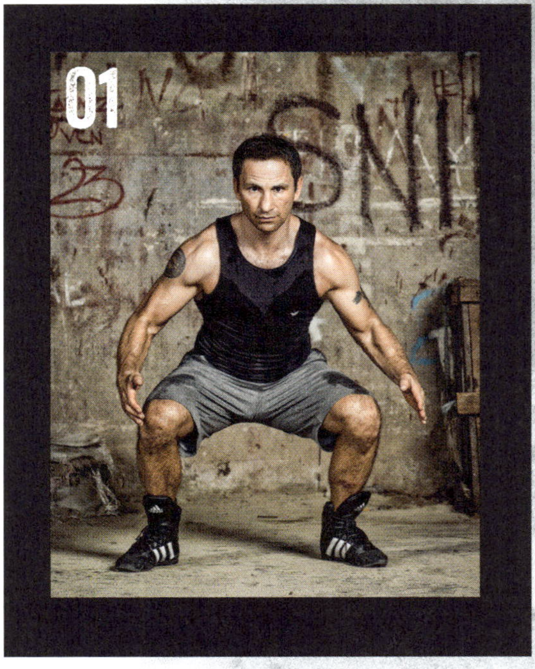

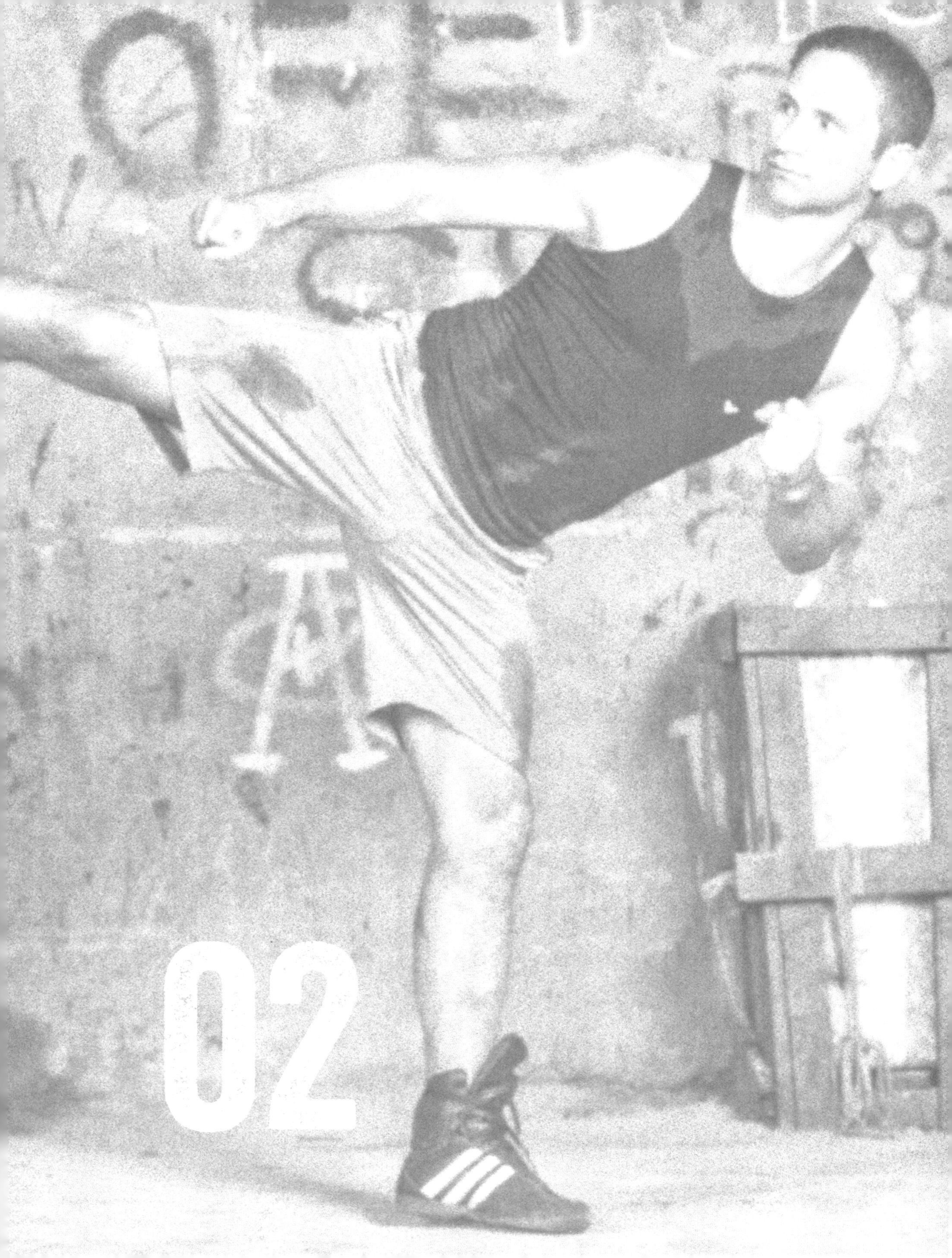

02

PFERDETRITT

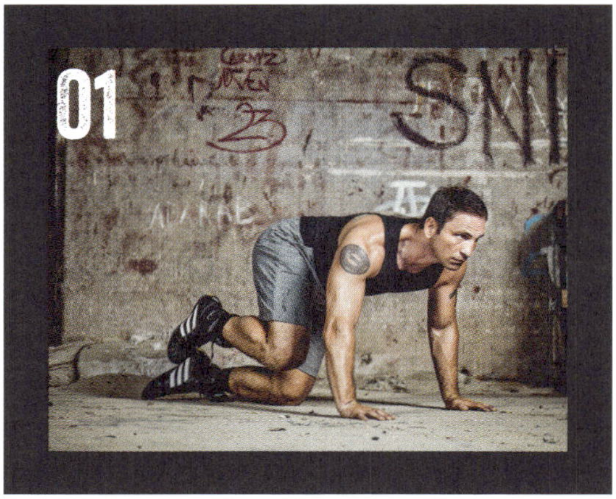

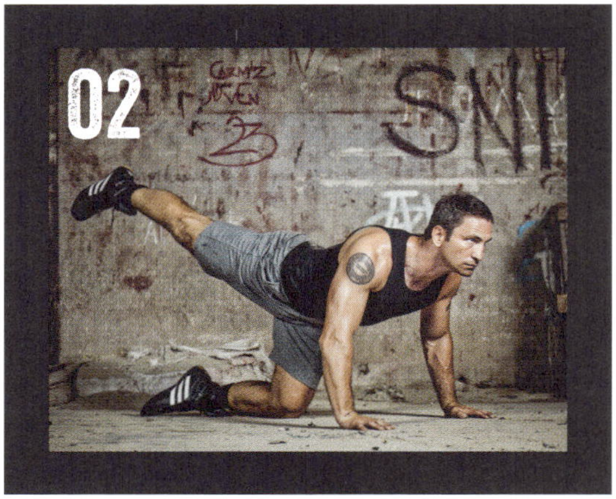

Eine gute Anfängerübung, aber auch geeignet für Leute, die schon richtig fit sind. Bei genügend Wiederholungen werden alle Übungen anstrengend. Verzichten Sie also nie auf eine Übung, nur weil sie einfach aussieht.

Trainiert
Hüftbeuger und Rückseite der Oberschenkel

Ausgangsposition
Auf allen vieren stehen.

Ausführung
Mit dem rechten Bein so weit und so hoch wie möglich nach hinten treten. In die Ausgangsposition zurückkehren und das Ganze mit dem linken Bein wiederholen.

Tipp
Strecken Sie das Bein hoch und weit.

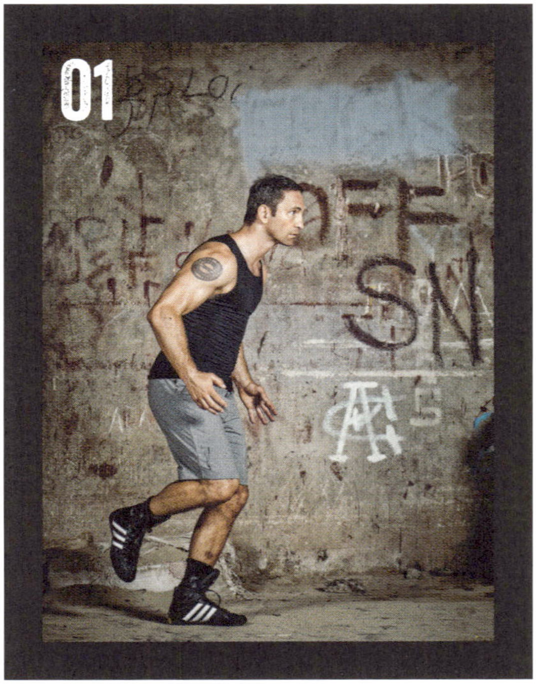

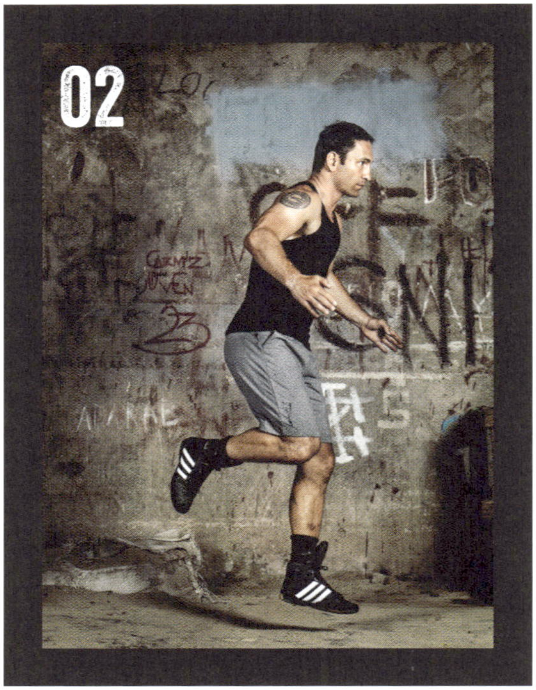

AUF EINEM BEIN HÜPFEN

Das Hüpfen auf einem Bein ist nicht nur etwas für Kinder, sondern eine tolle Übung für jedes Alter. Damit trainieren Sie Explosivität, Kraft und Kondition, aber das Wichtigste ist dabei die Muskelkoordination.

Trainiert
Kraft und Explosivität in den Beinen, Koordination

Ausgangsposition
Auf einem Bein stehen.

Ausführung
Auf einem Bein vorwärts hüpfen. Das Bein wechseln und das Ganze wiederholen.

Tipp
In einem kleinen Raum drei Sprünge in eine Richtung und dann wieder zurück machen.

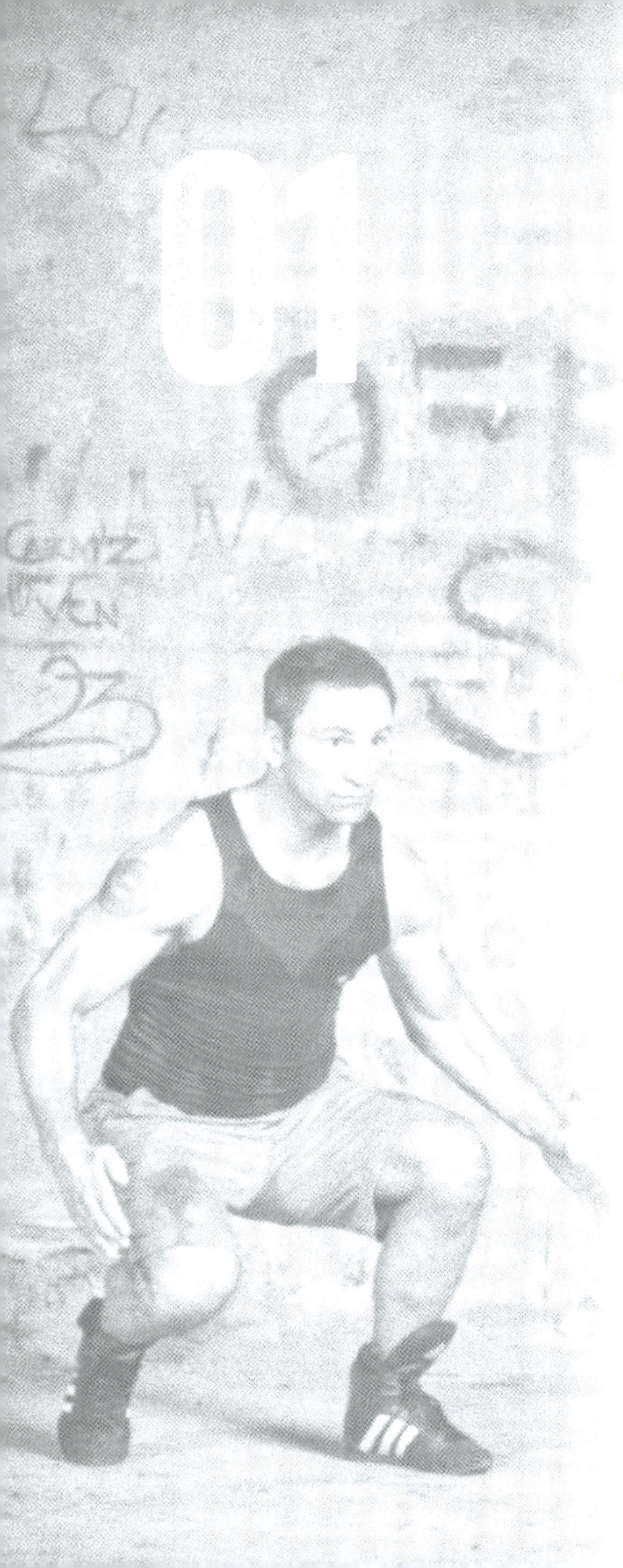

FLIEGENDER THAIBOXER

Sprungübungen sind wichtig, um wirklich fit zu werden. Sie bauen die Explosivität der Muskulatur auf, und wenn man die Knie in die Übung einbezieht, wird auch noch die Koordination trainiert.

Trainiert
Explosivität in Beinen und Gesäß

Ausgangsposition
Aufrecht mit geradem Rücken stehend, die Füße schulterbreit auseinander

Ausführung
Die Beine beugen, sodass die Oberschenkel parallel zum Boden liegen. Hochspringen und auf dem Höhepunkt des Sprungs ein Knie nach oben stoßen. Mit leicht gebeugten Beinen landen und das Ganze mit dem anderen Bein wiederholen.

02

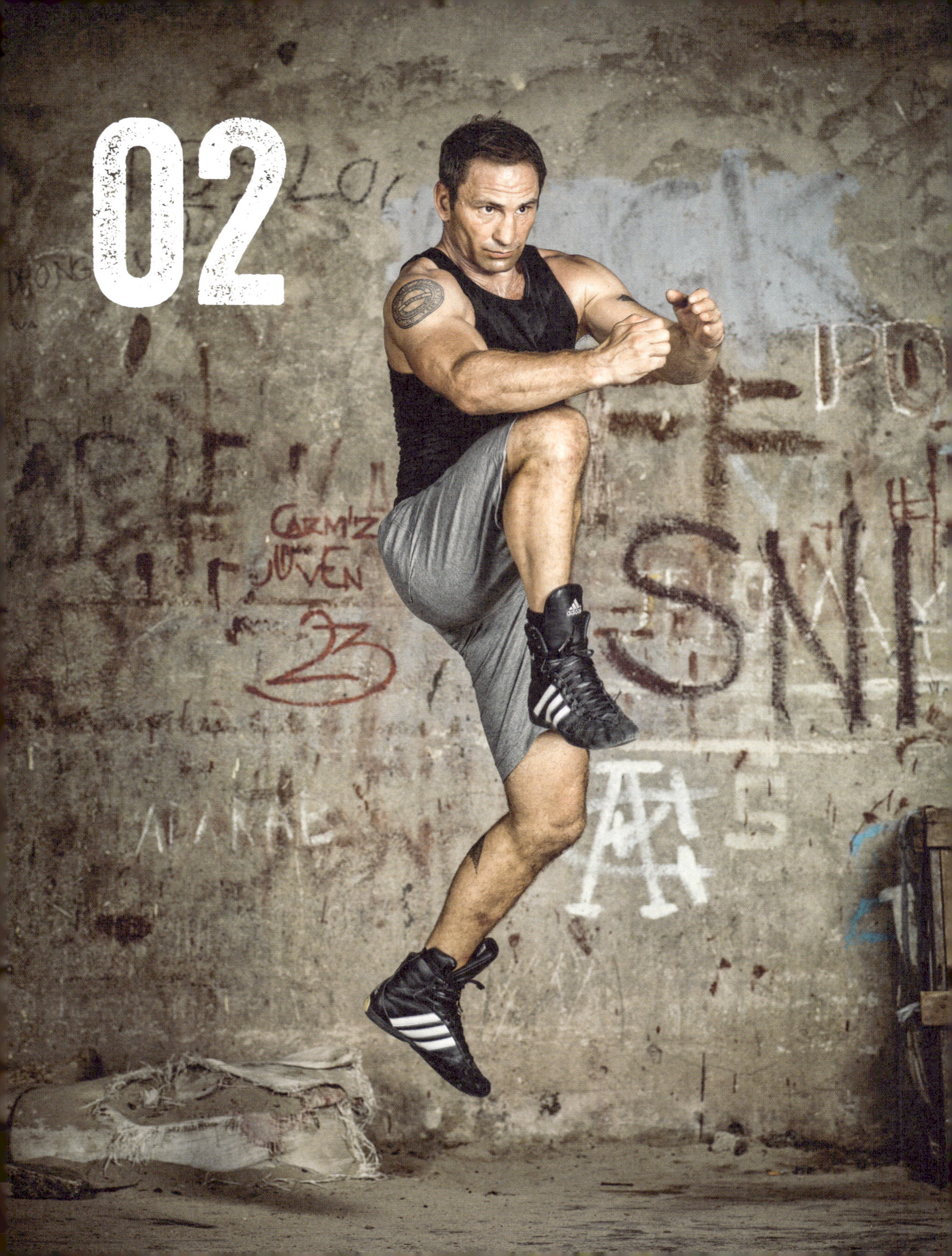

01

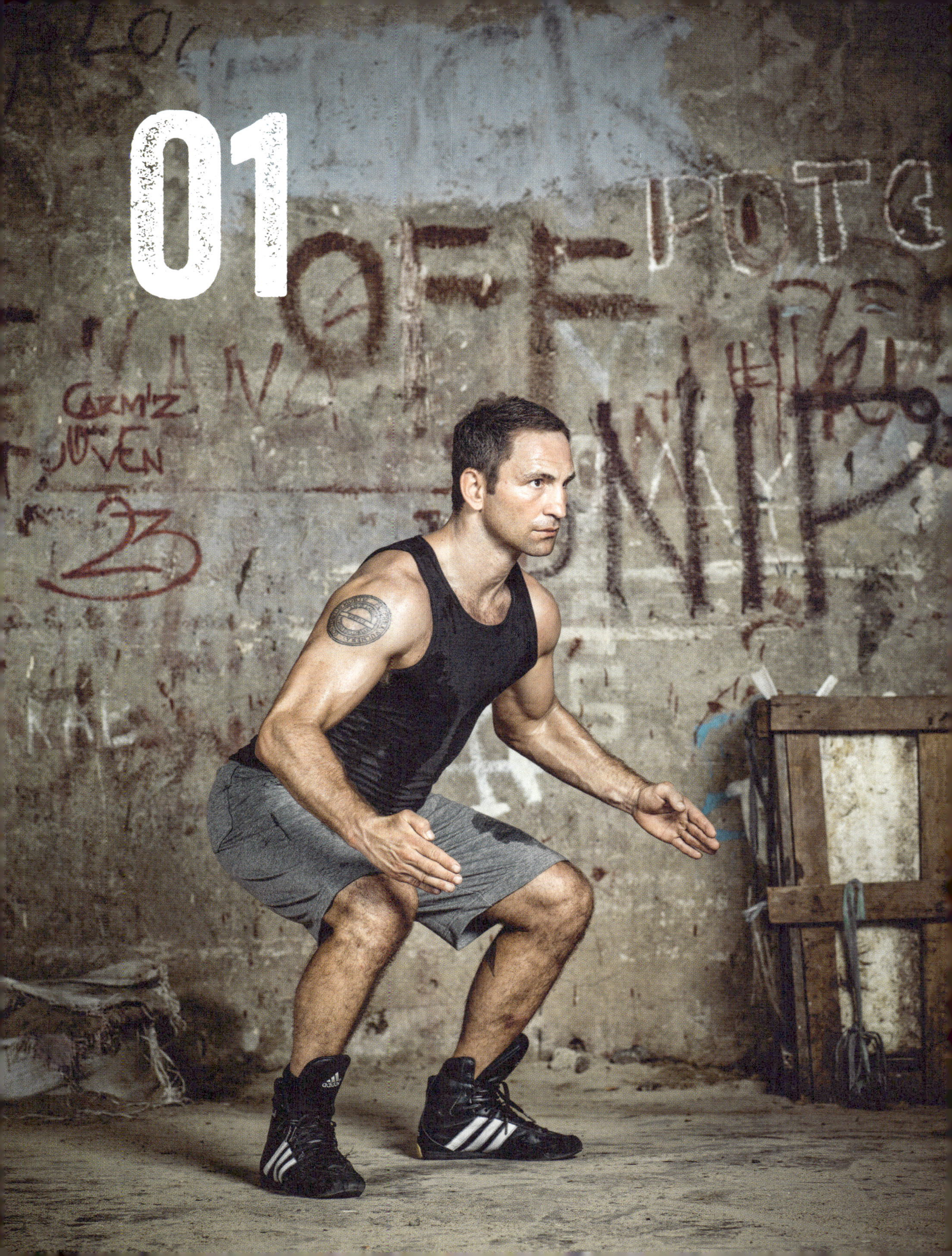

02

ABSPRUNG

Jagen Sie Ihren Puls hoch und bringen Sie Ihre Fettverbrennung in Gang. Explosive Übungen mit großen Muskelgruppen wie an den Beinen eignen sich hervorragend, um Fettverbrennung und Hormonproduktion im Körper zu beschleunigen.

Trainiert
Explosivität in Beinen und Gesäß

Ausgangsposition
Aufrecht stehend, die Beine schulterbreit auseinander.

Ausführung
Die Knie beugen, bis die Oberschenkel parallel zum Boden liegen. So hoch wie möglich springen und mit etwas gebeugten Knien wieder landen. Wiederholen.

Tipp
Beugen Sie die Beine richtig. Ausruhen gilt nicht!

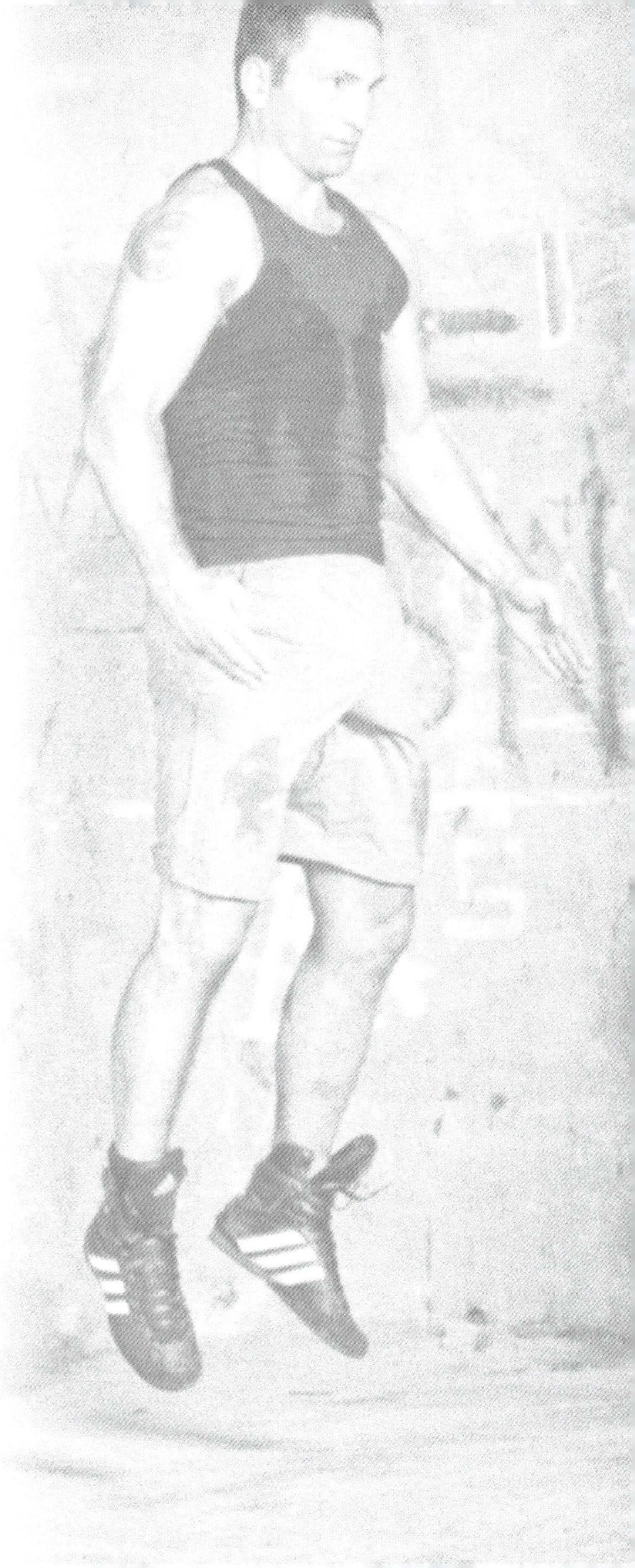

ABSPRUNG AUF EINEM BEIN

Wenn Sie Ihre Sprungübungen schwerer und anstrengender gestalten wollen, schieben Sie diese Übung auf einem Bein ein. Dabei trainieren Sie Explosivität, Kraft und Muskelkoordination.

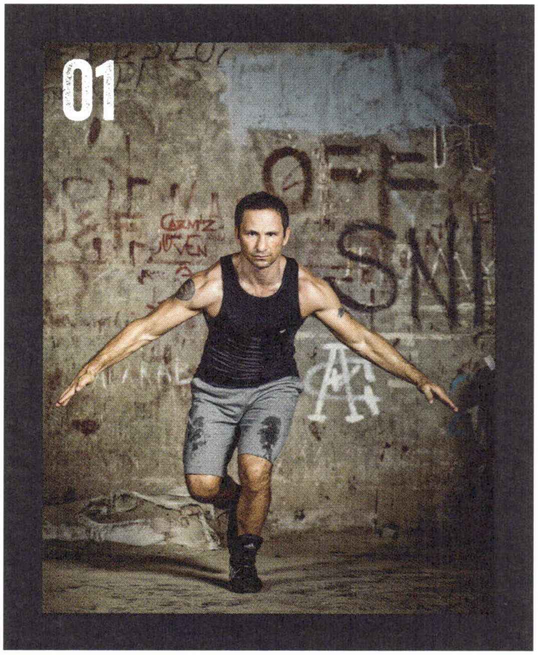

Trainiert
Explosivität in den Beinen

Ausgangsposition
Auf dem linken Bein stehen.

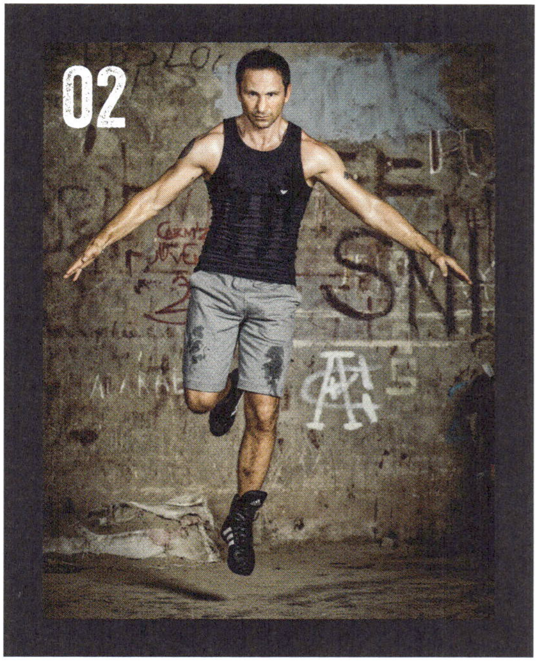

Ausführung
Das linke Bein beugen und dann so hoch wie möglich springen. Auf demselben Bein landen, das dabei etwas gebeugt ist. Bei ausreichender Kraft alle Wiederholungen mit demselben Bein durchführen und dann wechseln.

Tipp
Je tiefer Sie das Bein beugen, desto schwerer wird die Übung. Wenn Sie Probleme mit den Knien haben, vermeiden Sie diese Übung.

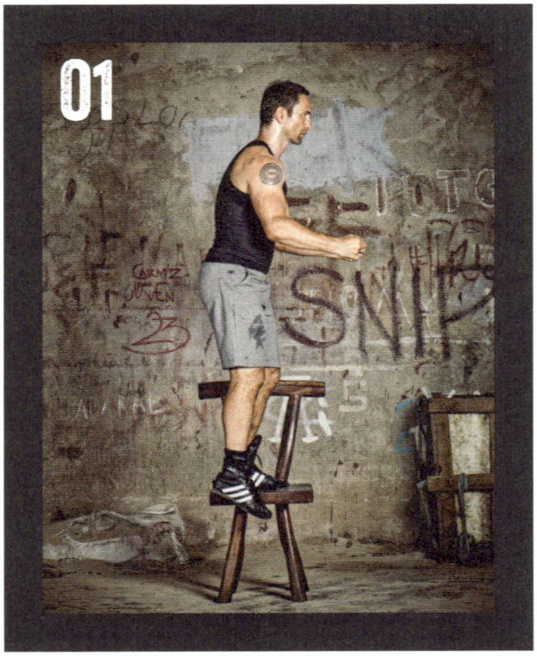

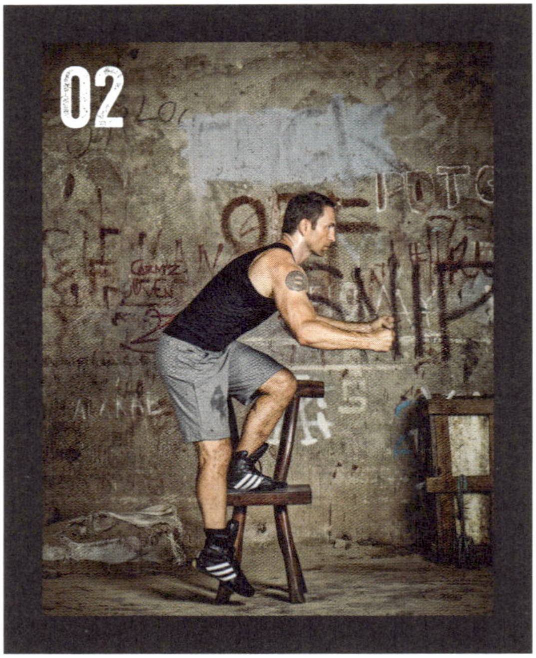

ZEHEN EINTAUCHEN

Dies sieht vielleicht auf den ersten Blick nicht besonders anstrengend aus, aber nach ein paar Wiederholungen merkt man schnell, wie die Milchsäure in die Beine einschießt.

Ausgangsposition
Mit dem linken Bein auf einem Stuhl stehen. Das rechte Bein hängt herunter.

Ausführung
Das rechte Bein senken, sodass die Zehen den Boden berühren. In die Ausgangsposition zurückkehren und mit demselben Bein wiederholen.

Tipp
Wenn Sie Probleme mit den Knien haben, hören Sie sofort auf, wenn es schmerzt.

Leichtere Variante
Wenn Sie mit den Zehen nicht ganz auf den Boden kommen, gehen Sie so tief, wie Sie können.

01

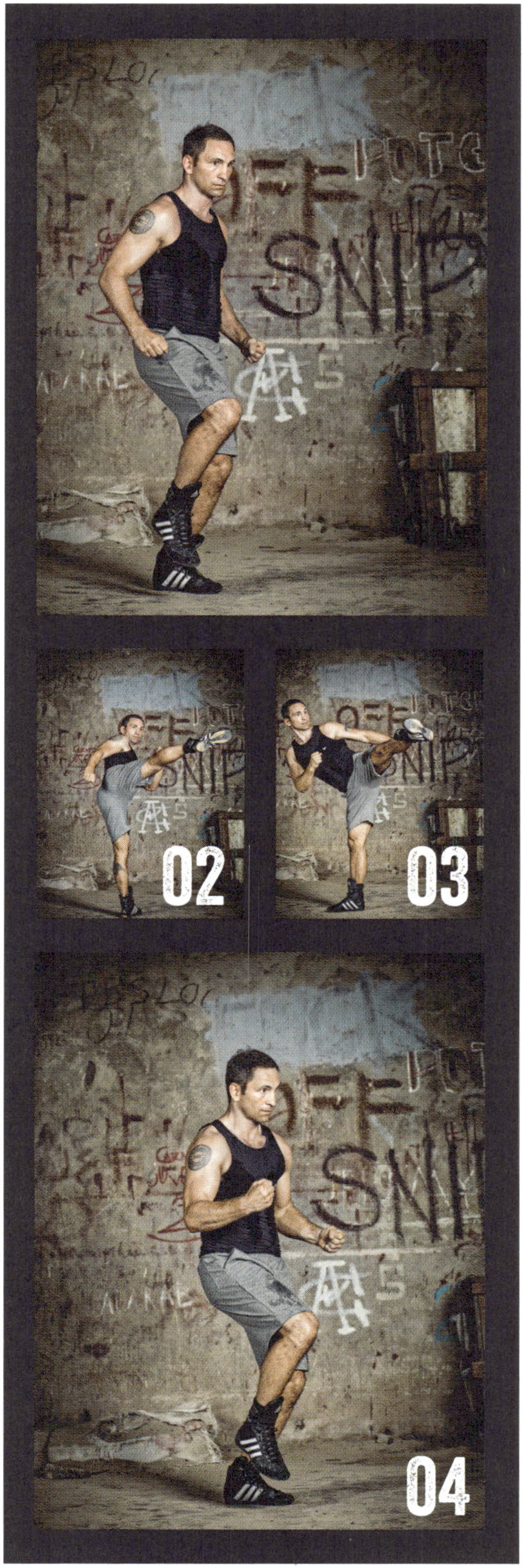

KARATE KID

Tempo ist alles bei dieser Übung. Ohne wird sie völlig wertlos. Sie bringen Ihren Puls hoch und trainieren gleichzeitig Ihre Fußarbeit.

Trainiert
Beine, Gesäß, Rumpf und Kondition

Ausgangsposition
Aufrecht stehend, die Beine schulterbreit auseinander.

Ausführung
Mit dem rechten Bein in die Luft treten. Einen Doppelschritt machen – rechts, links, rechts. Dann mit dem linken Bein in die Luft treten.

Tipp
Hohes Tempo halten!

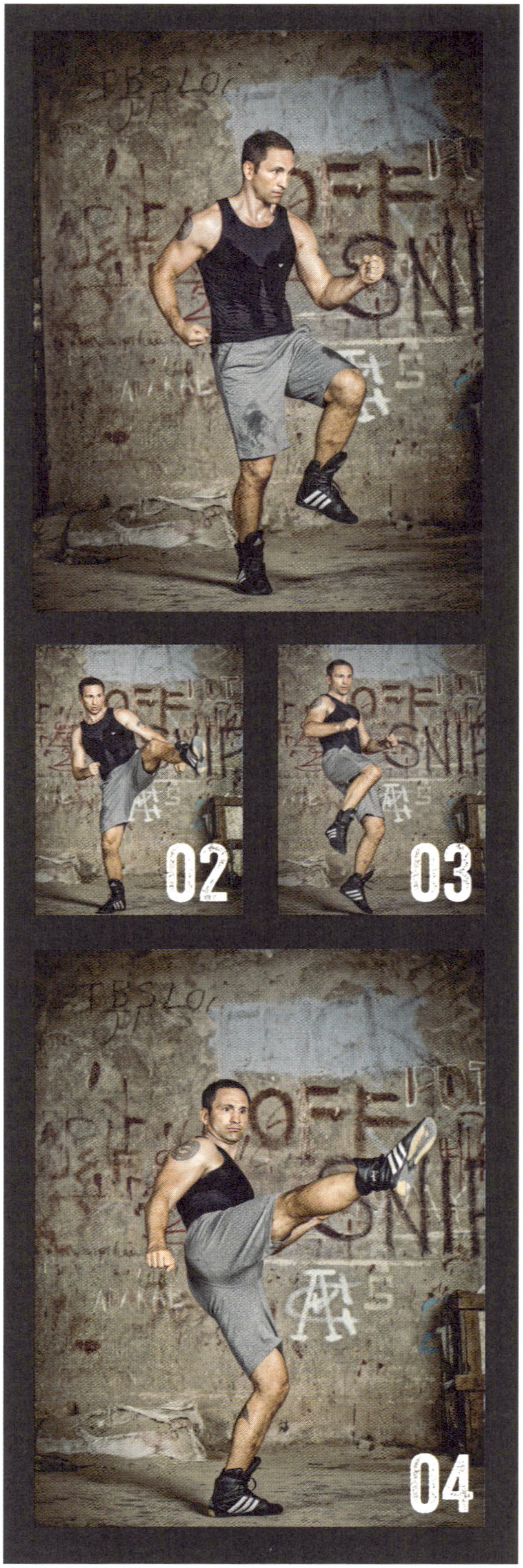

01

KARATE KID

(SCHWER)

Eine tolle Übung, um den Puls richtig hoch zu treiben. Eine Konditionsübung, bei der Sie nach einer Weile das Gefühl haben, Ihnen kommt die Lunge raus.

Trainiert
Koordination und Kondition

Ausgangsposition
Mit den Beinen schulterbreit auseinander stehend, den rechten Fuß etwas vor dem linken.

Ausführung
Mit dem linken Bein in die Luft treten. Die Beine in der Luft wechseln, mit dem rechten Bein treten und auf dem linken Bein landen. Dann wieder mit dem linken Bein treten und auf dem rechten landen.

01

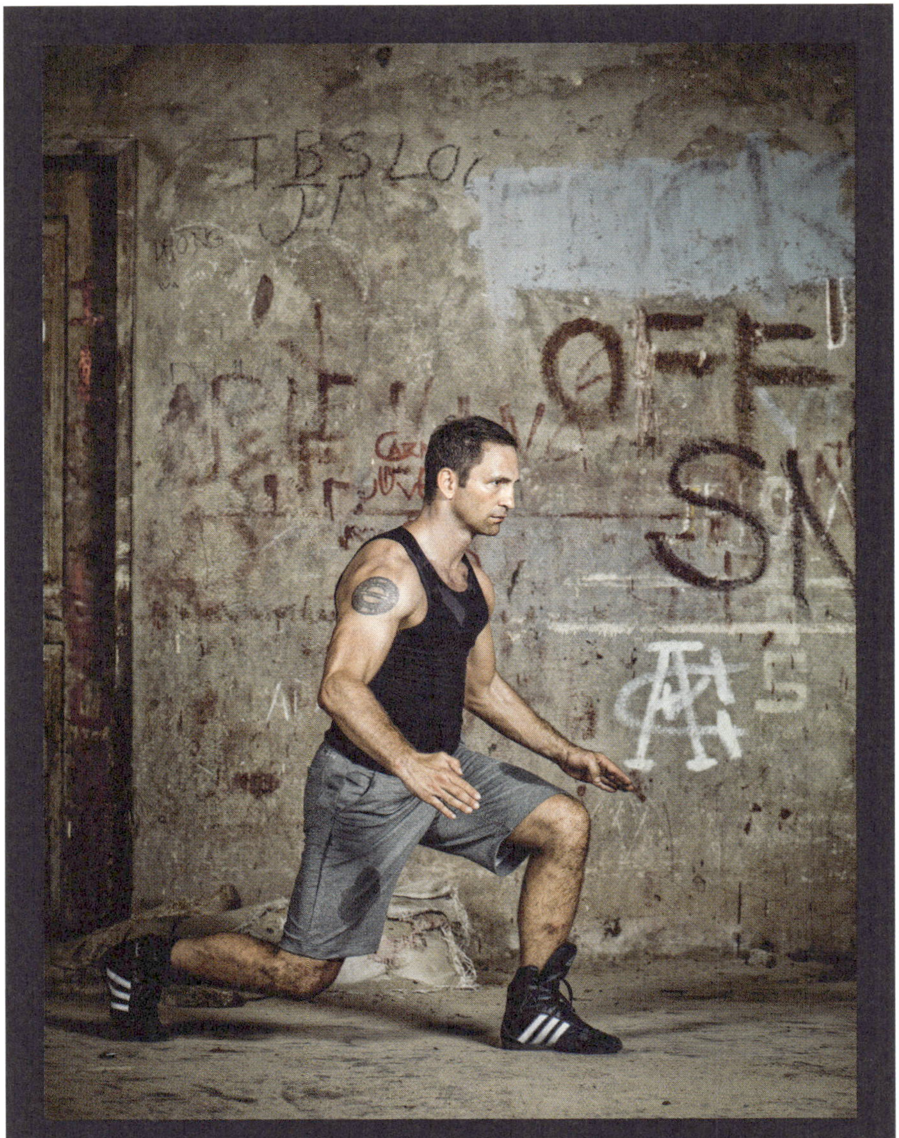

02

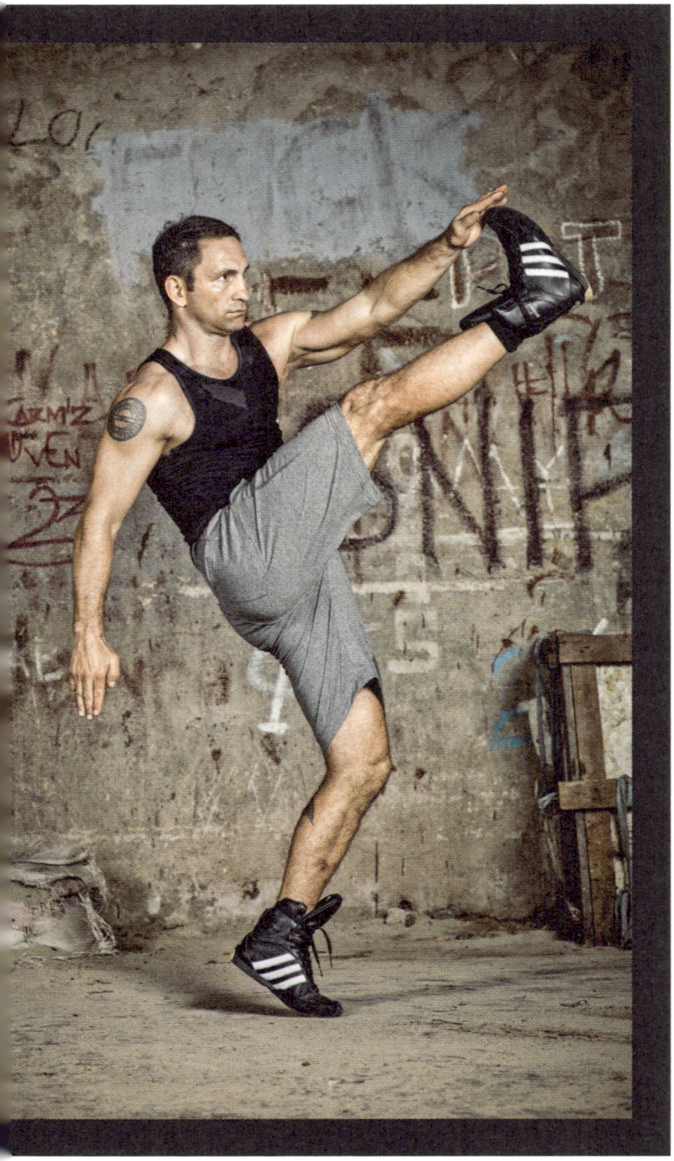

KARATE KID MOVE

Ein Ausfallschritt mit allen Extras. Hier trainieren Sie alles wie bei einem normalen Ausfallschritt, dazu noch Gelenkigkeit und Explosivität.

Trainiert
Beine, Gesäß, Rumpf und Beweglichkeit

Ausgangsposition
Mit geradem Rücken stehend, die Füße schulterbreit auseinander.

Ausführung
Mit dem linken Bein einen großen Schritt nach vorn machen, sodass das Knie um 90 Grad angewinkelt ist. Das rechte Bein senken, bis das Knie fast den Boden berührt. Die Beine strecken und mit dem rechten Bein geradeaus in die Luft treten. Die Seiten wechseln.

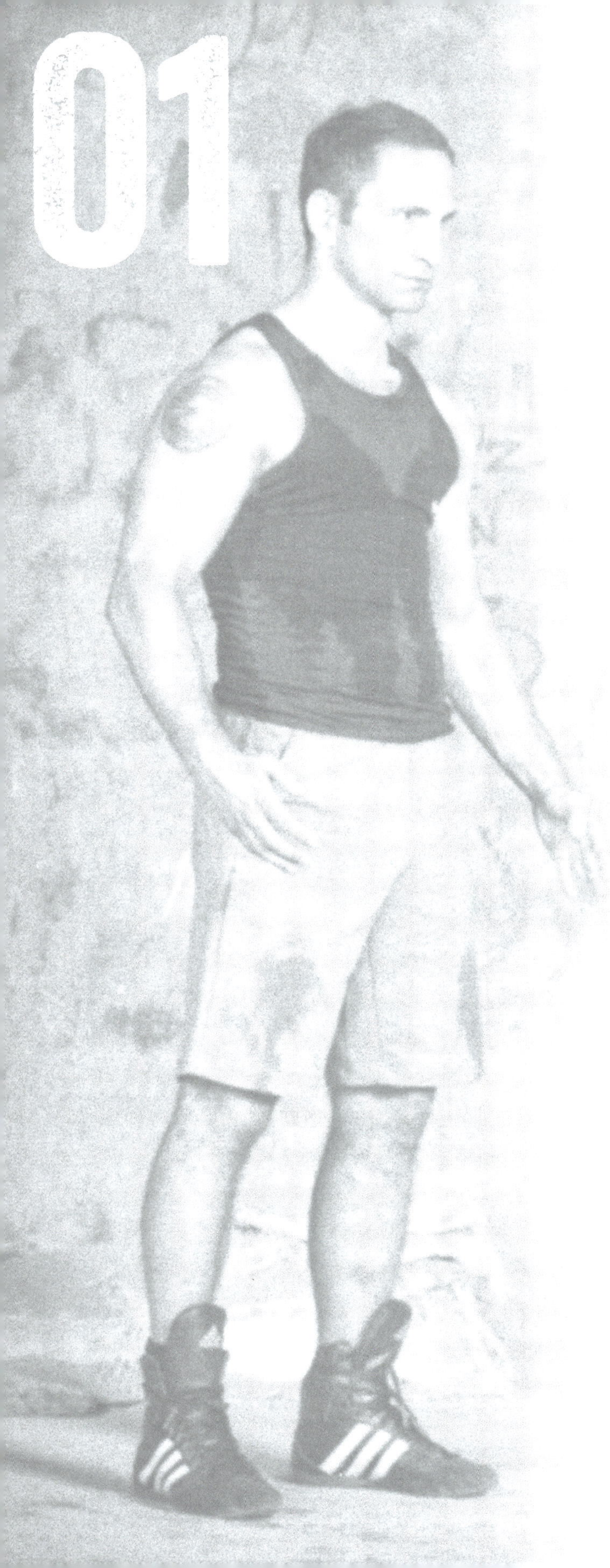

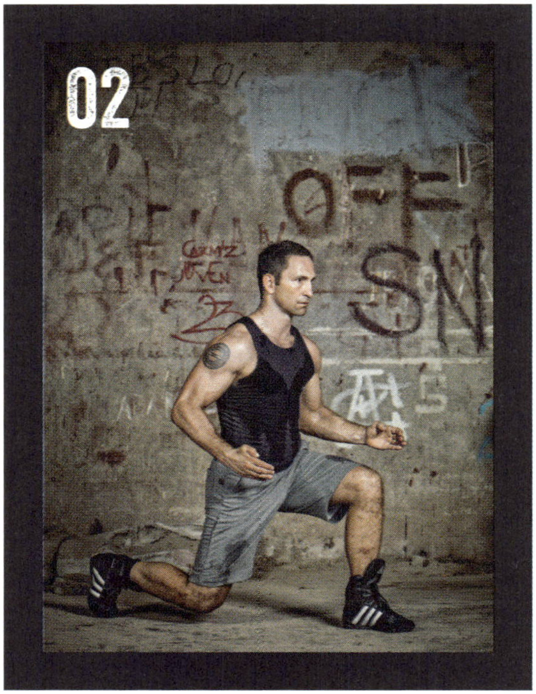

AUSFALL-SCHRITT

Ein Klassiker und ein guter Workout für den Hintern.

Trainiert
Beine und Gesäß

Ausgangsposition
Mit geradem Rücken stehend, die Beine leicht auseinander.

Ausführung
Mit dem linken Bein einen großen Schritt nach vorn machen und das Knie um 90 Grad anwinkeln. Das rechte Bein senken, bis das Knie fast den Boden berührt. Zurück in die Ausgangsposition und das Ganze mit dem anderen Bein wiederholen.

AUSFALLSCHRITT VOR UND ZURÜCK

Bei dieser Übung werden wie beim normalen Ausfallschritt Beine und Gesäß trainiert, hinzu kommen noch Koordination und Gleichgewicht. Außerdem sind Übungen mit einem nicht richtig vorhersehbaren Bewegungsmuster unglaublich wichtig für den Körper, da wir gerade solche Bewegungen im Alltag anwenden.

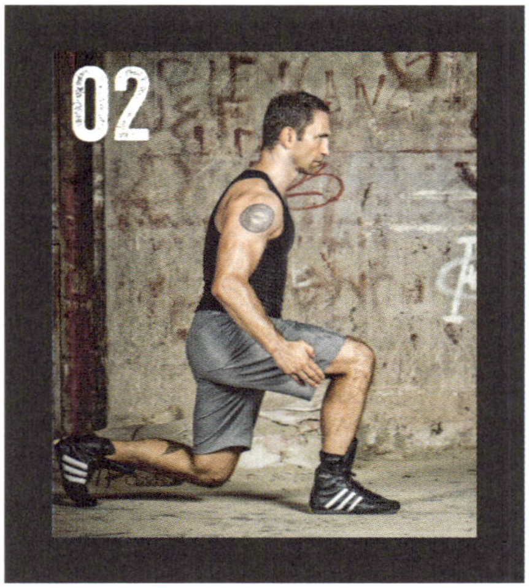

Trainiert
Beine und Gesäß

Ausgangsposition
Mit geradem Rücken stehend, die Füße zusammen.

Ausführung
Mit dem linken Bein einen großen Schritt nach vorn machen, das Knie um 90 Grad anwinkeln. Das rechte Bein senken, bis das Knie fast den Boden berührt. In die Ausgangsposition zurückkehren und sofort mit dem linken Bein nach hinten gehen, bis das rechte Bein um 90 Grad angewinkelt ist. In die Ausgangsposition zurückkehren und das Ganze mit dem rechten Bein wiederholen.

Tipp
Tempo halten!

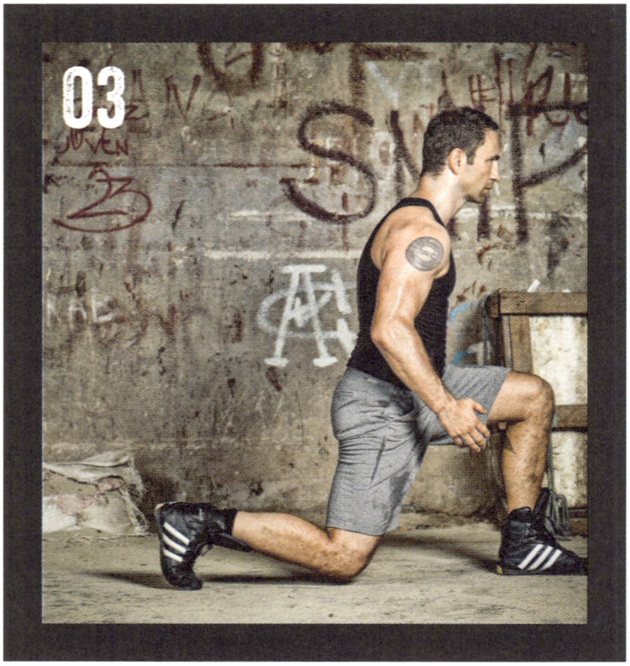

AUF DEM STUHL MIT KNIE

Ein echter Hintern-Killer!

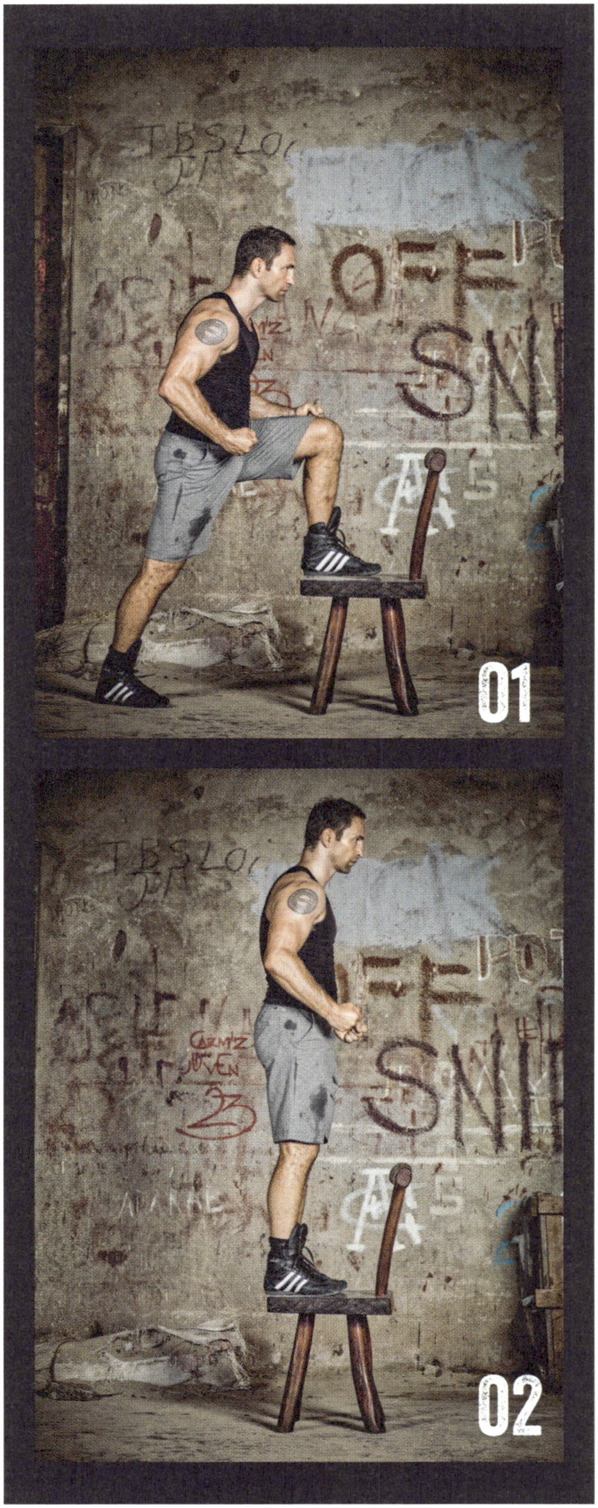

Trainiert
Beine, Gesäß und Rumpf

Ausgangsposition
Mit dem linken Fuß auf einem Stuhl, der rechte steht auf dem Boden.

Ausführung
Auf den Stuhl steigen und das rechte Knie an den linken Ellenbogen ziehen. In die Ausgangsposition zurückkehren. Mit dem linken Knie zum rechten Ellenbogen wiederholen.

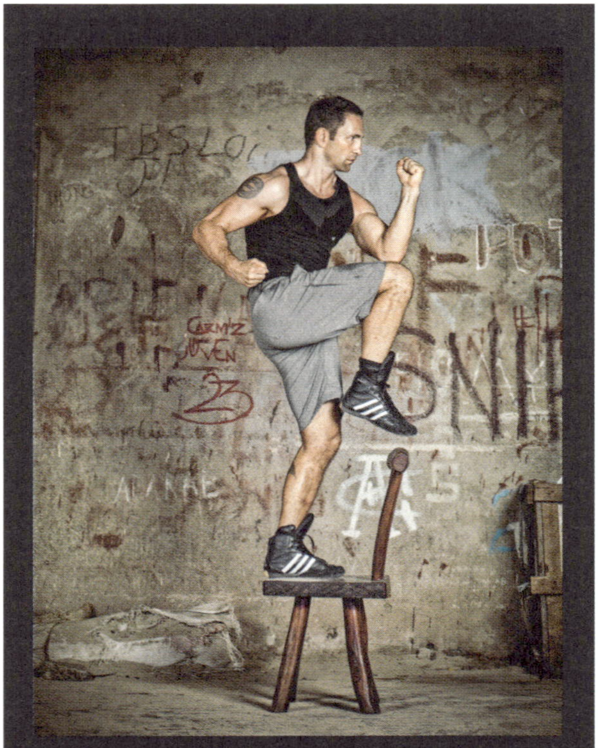

03

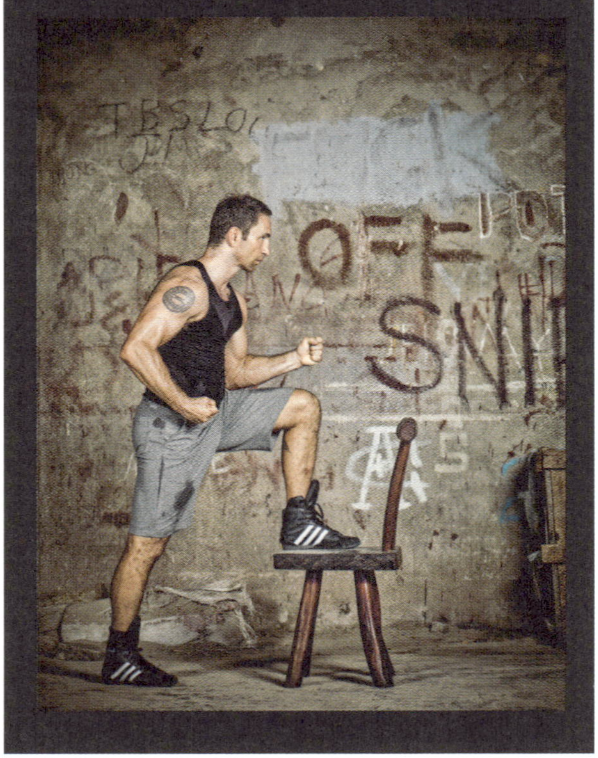

04

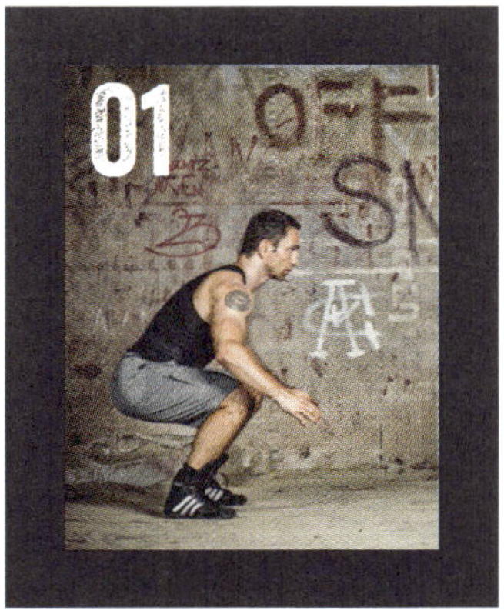

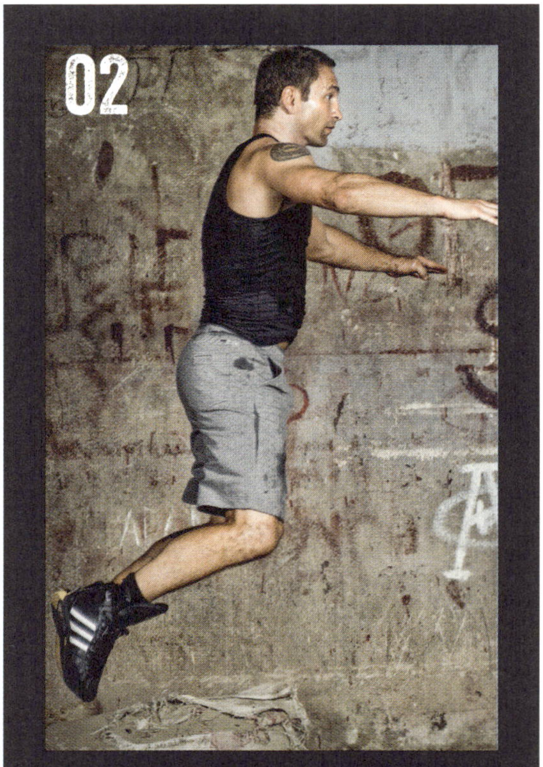

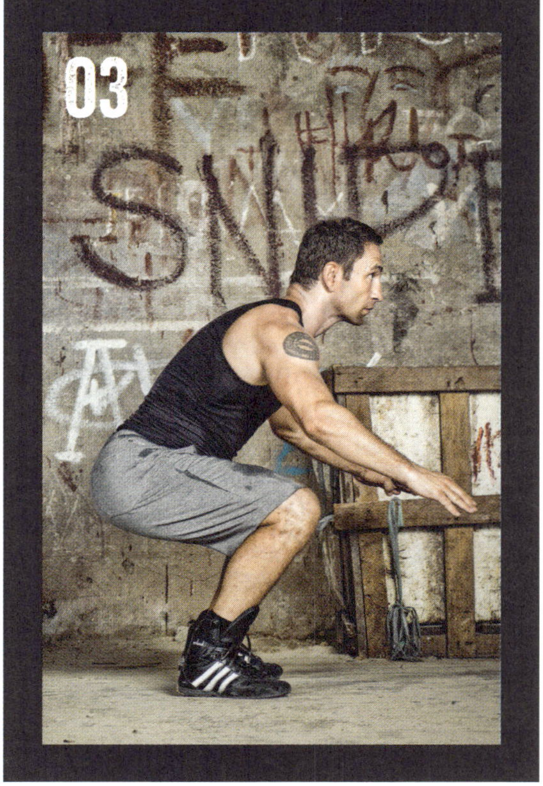

FROSCH

Eine richtig tolle Beinübung und höllisch hart. Sie trainieren dabei Kraft, Ausdauer und Explosivität.

Trainiert
Gesäß und Beine

Ausgangsposition
Die Knie um 90 Grad anwinkeln, sodass die Oberschenkel parallel zum Boden verlaufen. Die Füße schulterbreit auseinander.

Ausführung
Mit gebeugten Beinen nach vorne springen und in der Ausgangsposition landen.

Tipp
Nicht schummeln, sondern die Beine richtig tief beugen!

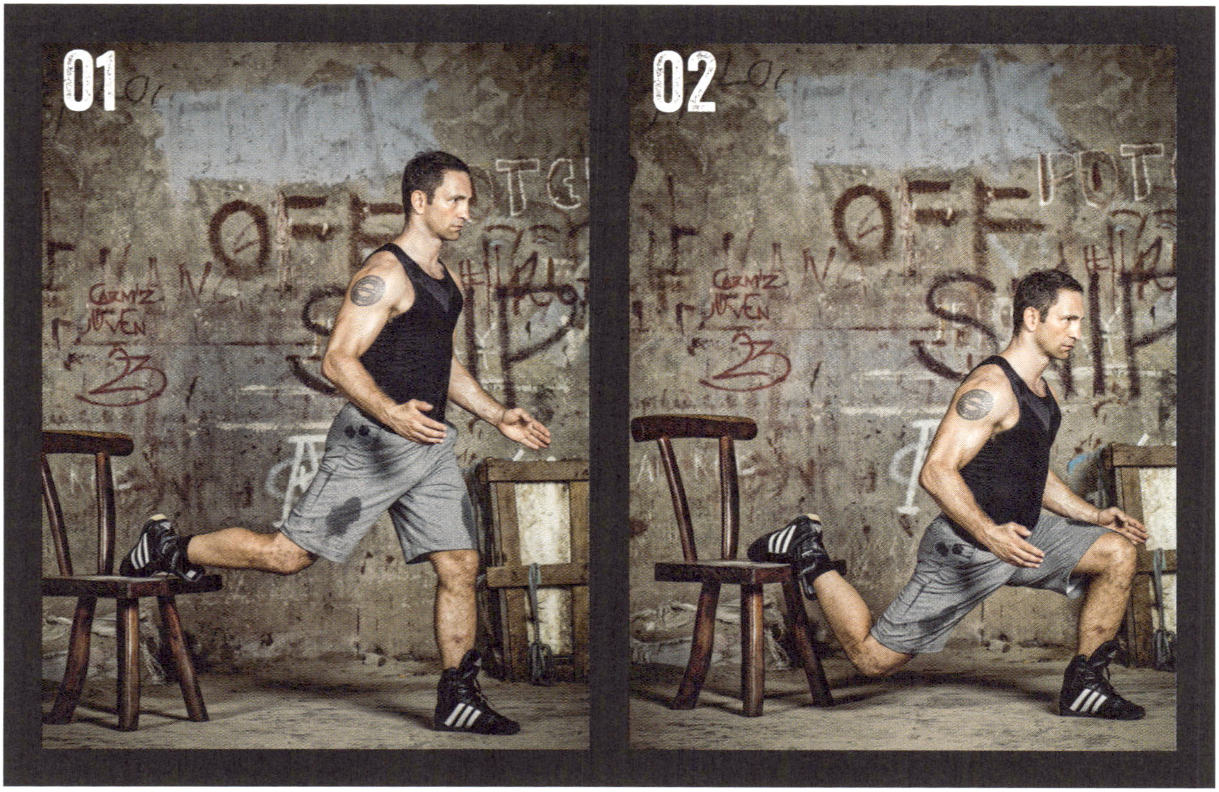

BULGARISCHER SPLIT

Dies ist eine wirklich gute Übung für Hintern und Oberschenkel, bei der Sie ohne Gewichte viel Widerstand in die Bewegung reinbekommen.

Trainiert
Gesäß und Oberschenkel

Ausgangsposition
Der rechte Fuß ruht hinten auf einem Stuhl, der linke steht auf dem Boden.

Ausführung
Das Gesäß absenken, bis das rechte Knie fast den Boden berührt. Wieder in die Ausgangsposition aufrichten. Mit der anderen Seite wiederholen.

Schwerere Variante
In der unteren Position mit dem linken Bein abdrücken, so hoch wie möglich springen und leicht auf dem linken Fuß landen.

01

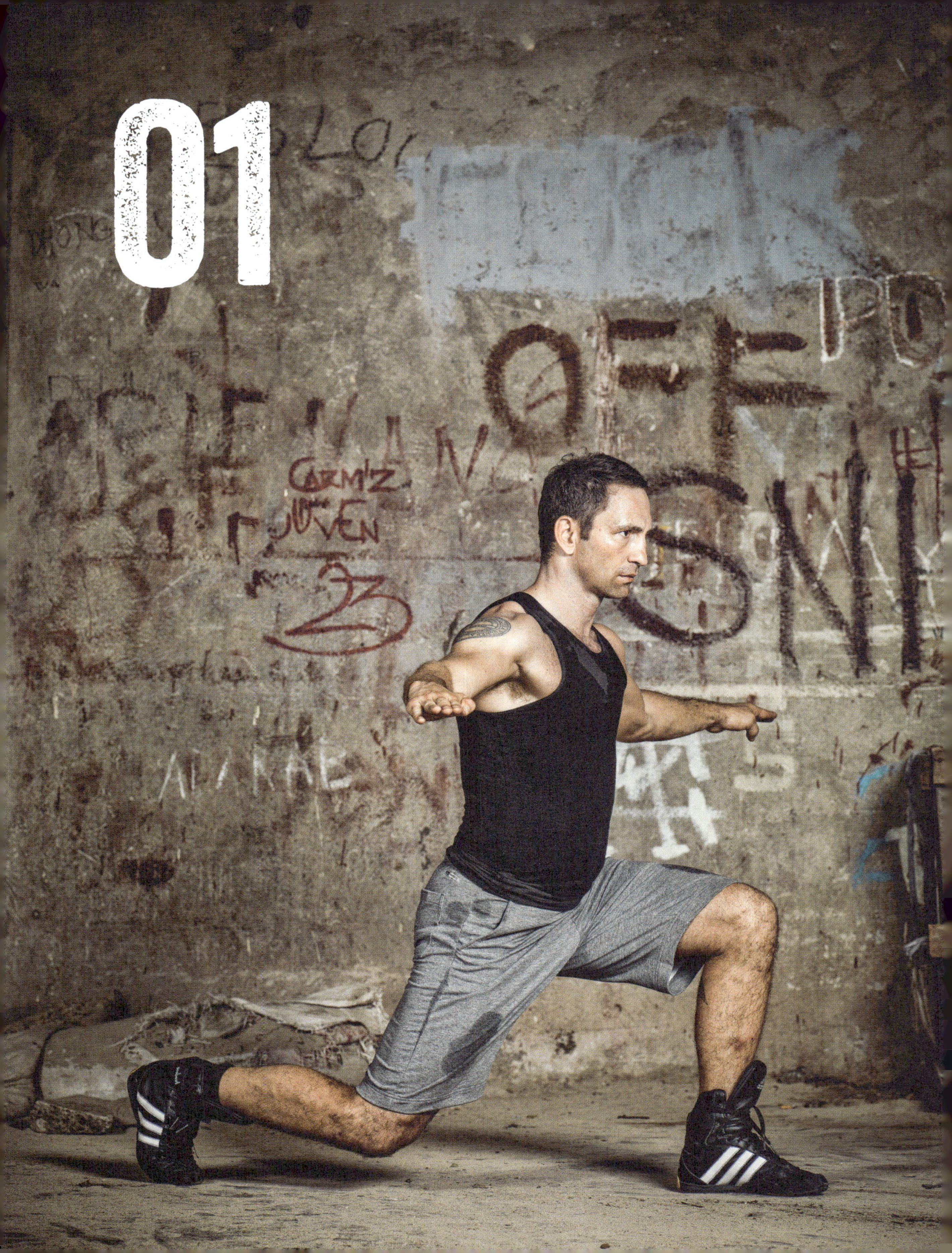

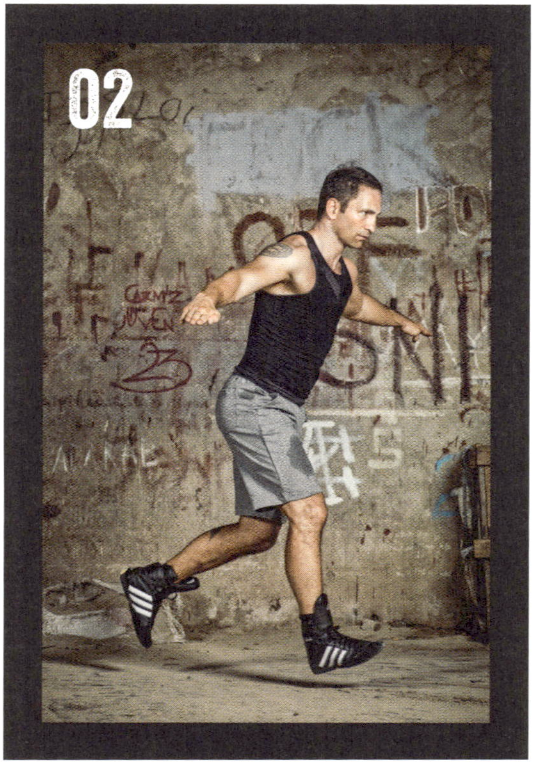

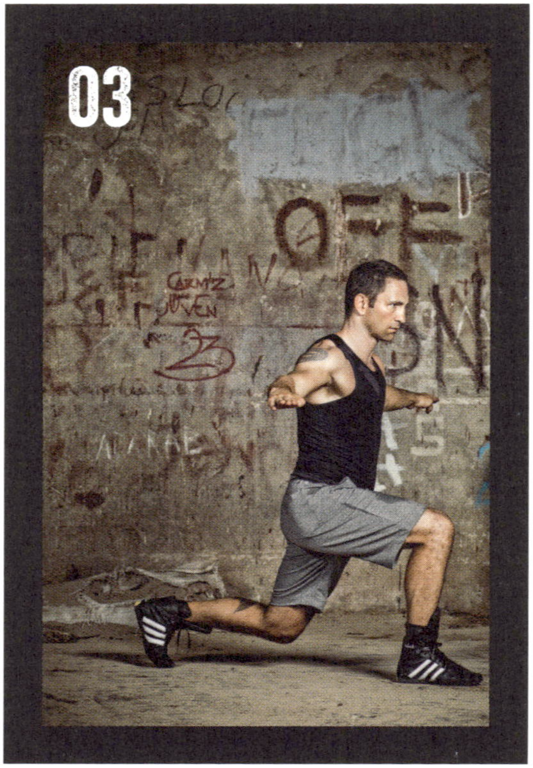

FLIEGENDER STERN

Wer will nicht ein Stern am Fitnesshimmel sein? Hiermit werden Sie zunächst ein Meister des Schweißes und trainieren sich einen tollen Hintern an.

Trainiert
Beine, Gesäß und Rumpf

Ausgangsposition
Mit den Füßen breit auseinander stehend, das linke Bein um 90 Grad gebeugt einen Schritt vor dem rechten, die Arme zur Seite gestreckt.

Ausführung
Nach oben springen und die Beine wechseln, sodass Sie mit dem rechten Bein vor dem linken landen. Das Ganze wiederholen.

01

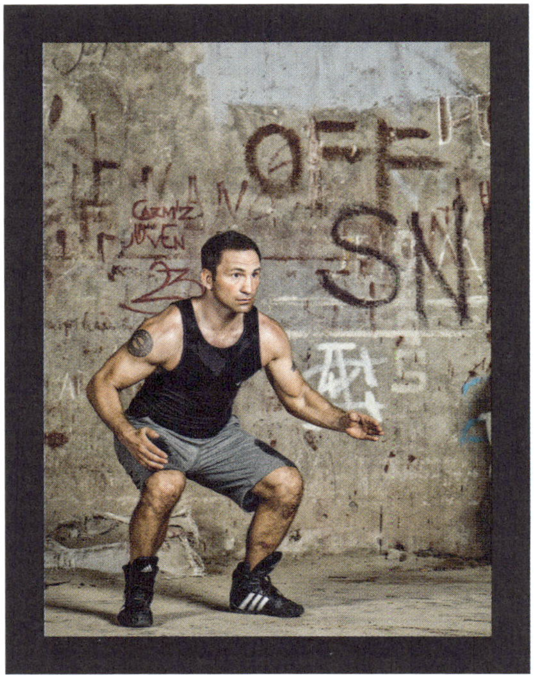

BRUCE LEE

Bei den besten Übungen trainieren Sie nicht nur jeweils eine Muskelgruppe, sondern viele Dinge gleichzeitig. Diese Übung trainiert Kondition, Muskelkraft und Koordination.

Trainiert
Explosivität in Beinen und Rumpf

Ausgangsposition
Mit geradem Rücken stehend, die Füße schulterbreit auseinander.

Ausführung
Die Beine beugen und das Gesäß so tief wie möglich absenken. Aufstehen und mit dem linken Bein gerade nach vorne treten. Mit dem rechten Bein wiederholen.

Tipp
Wenn Sie Probleme mit den Knien haben, sollten Sie diese Übung vorsichtig angehen.

02

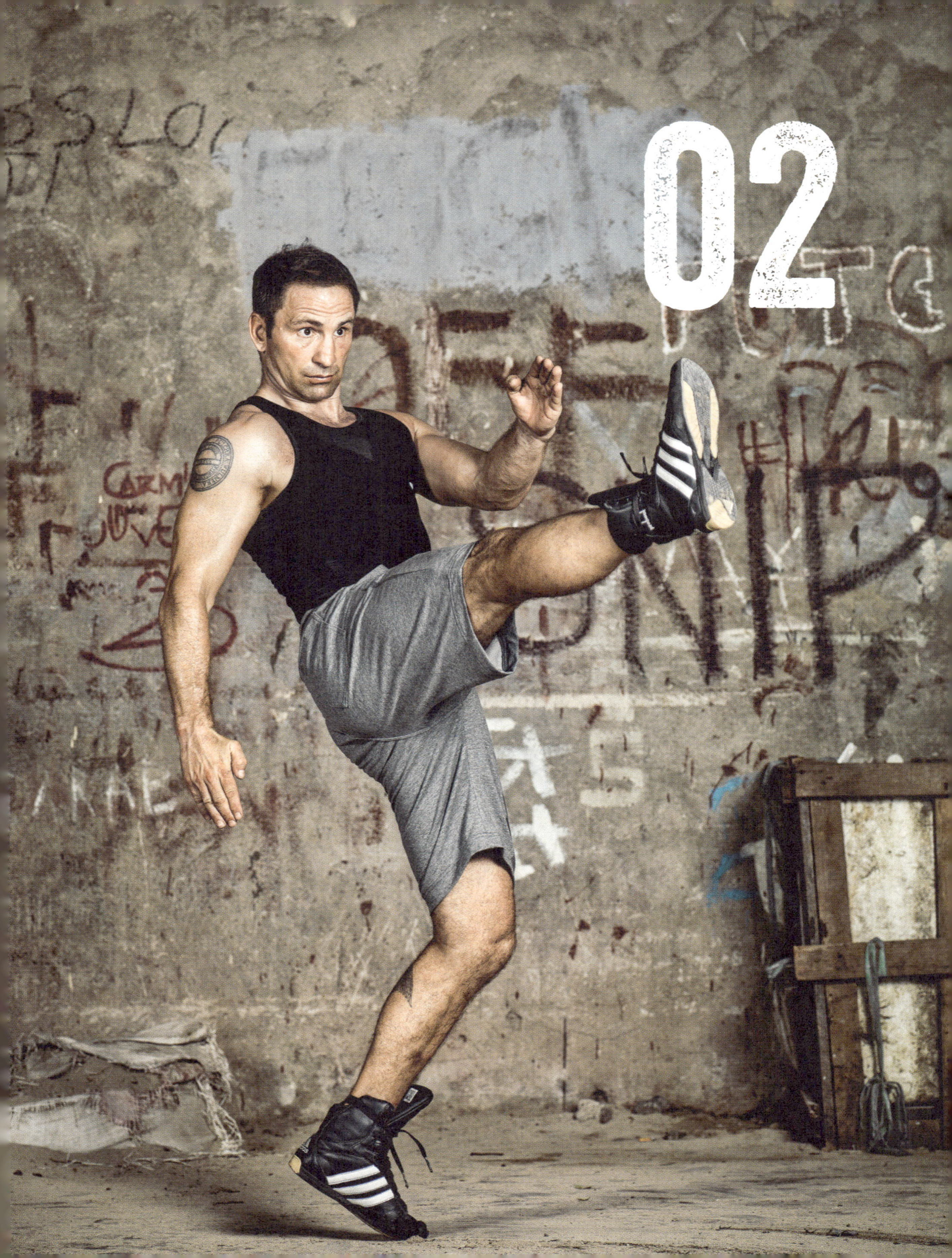

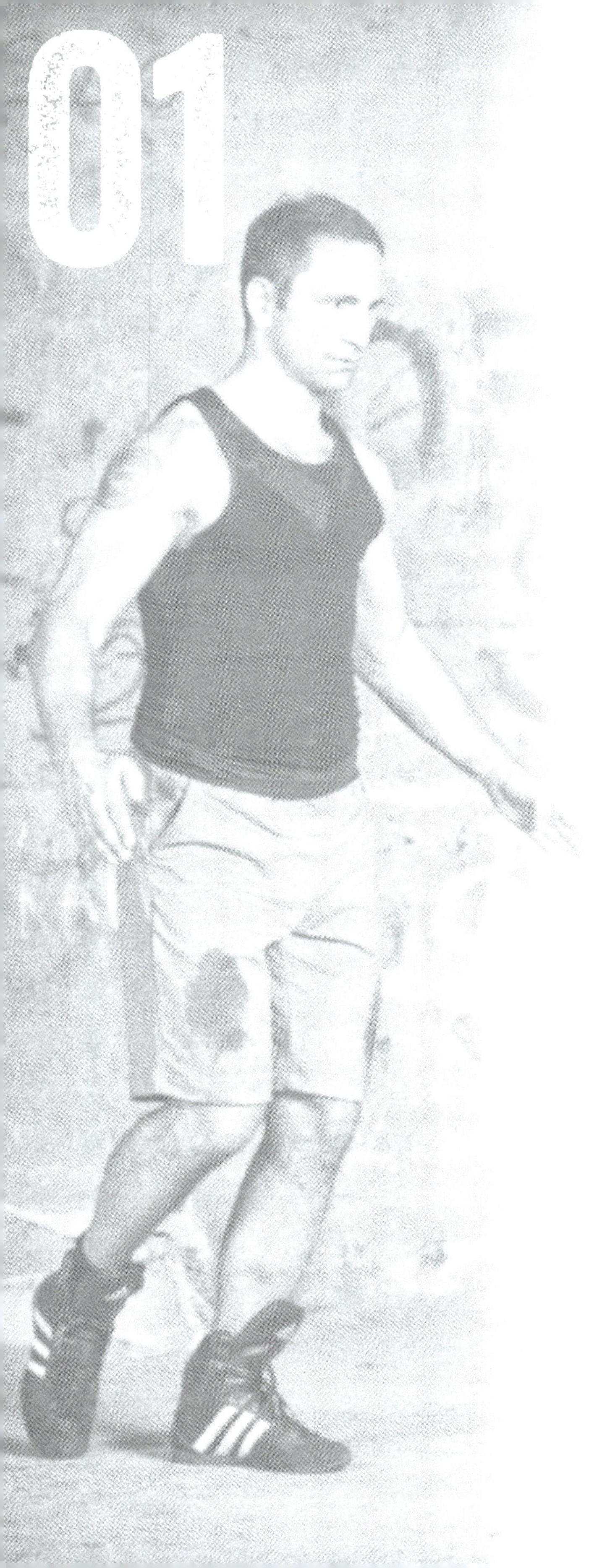

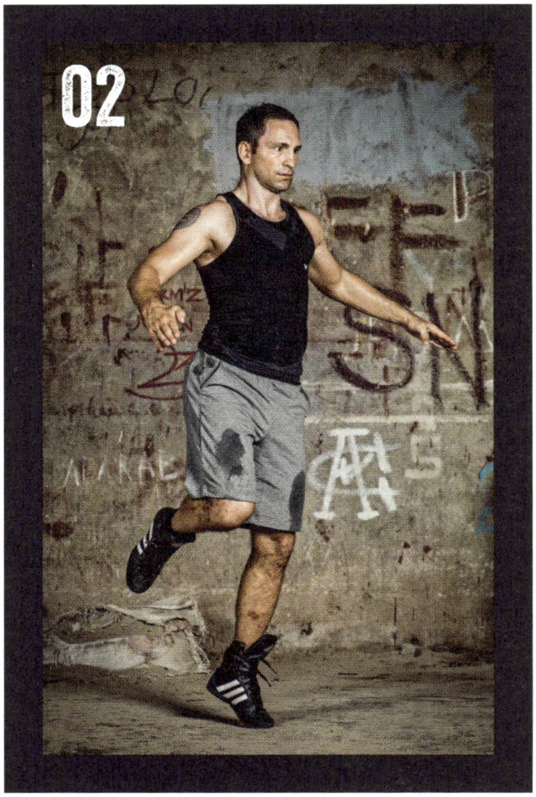

ZEHENSTAND

Diese Übung verhilft zu Gleichgewicht und knackigen Waden.

Trainiert
Waden und Gleichgewicht

Ausgangsposition
Auf einem Bein stehen.

Ausführung
Die Ferse so weit wie möglich nach oben drücken und wieder auf den Boden senken. Alle Wiederholungen zunächst mit einem Fuß durchführen, dann wechseln.

Tipp
Drücken Sie die Ferse nach oben, so weit Sie irgend können.

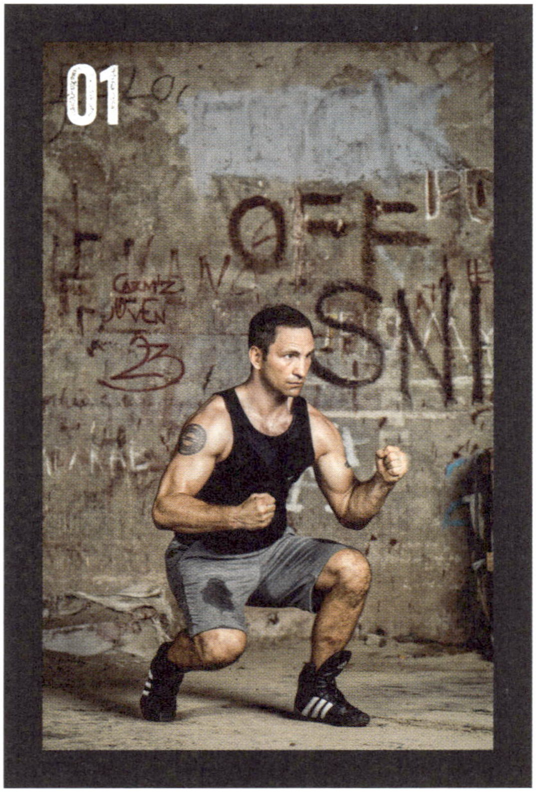

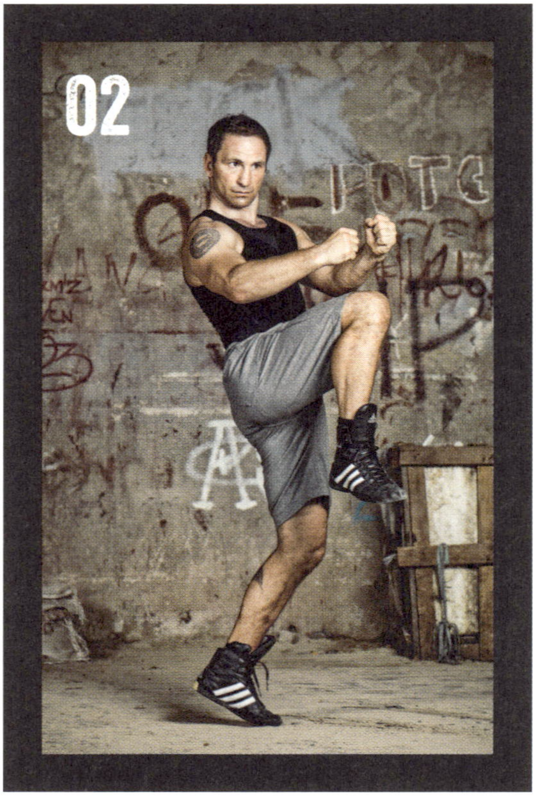

KNIEBEUGE MIT KNIESTOSS

Die klassische Kniebeuge mit einem kleinen Extra in Form eines Kniestoßes.

Trainiert
Den ganzen Körper, vor allem aber die Explosivität in den Beinen

Ausgangsposition
Mit den Beinen schulterbreit auseinander stehend, das eine Bein etwas vor dem anderen und die Arme in Boxhaltung.

Ausführung
Das Gesäß so tief wie möglich absenken, wieder hochkommen und mit einem Bein einen Kniestoß in die Luft ausführen.

AUS DEM KNIESTAND

Eine schwierige Übung, für die Sie eine extrem gute Explosivität brauchen.

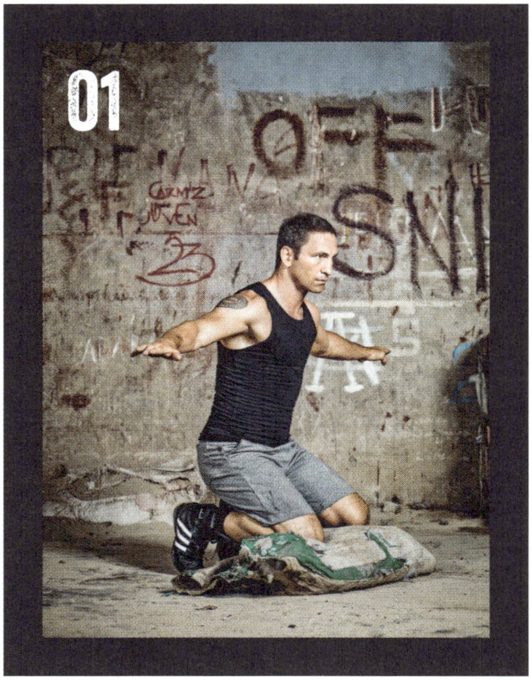

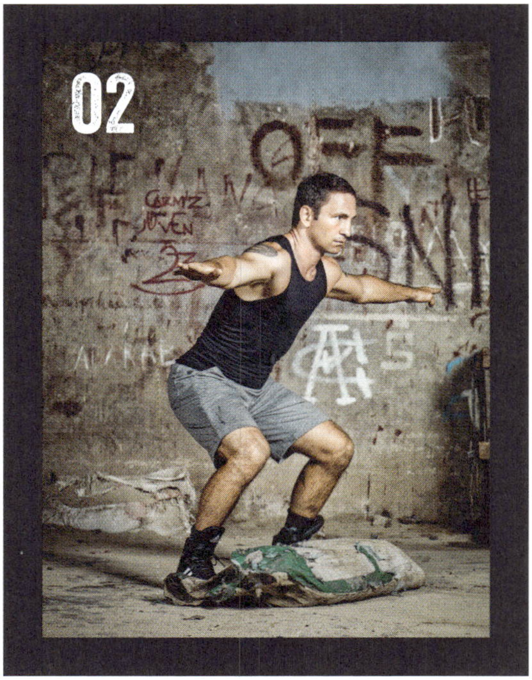

Trainiert
Explosivität in Beinen und Rumpf

Ausgangsposition
Im Kniestand auf einem Kissen

Ausführung
Mit einem explosiven Sprung aus dem Kniestand in den Stand springen. In die Ausgangsposition zurückkehren und die Übung wiederholen.

Tipp
Springen Sie nicht in den Kniestand zurück.

01

DER STUHL

Eine gute Übung für die Rückseite der Beine!

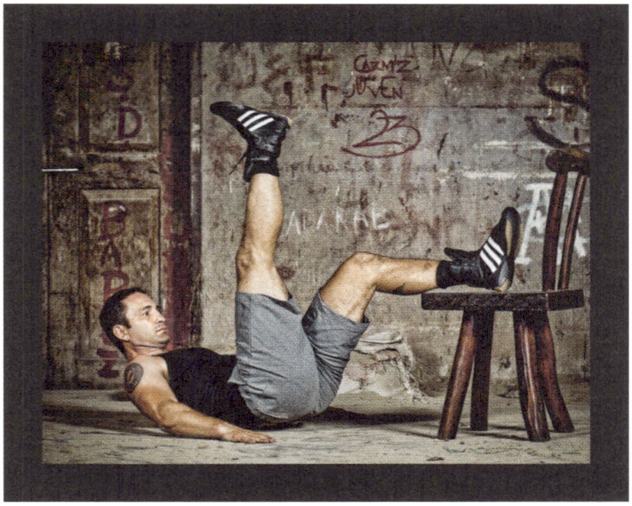

Trainiert
Rückseite der Oberschenkel

Ausgangsposition
Auf dem Rücken liegend, den linken Fuß auf einen Stuhl gelegt, das rechte Bein gerade nach oben gestreckt.

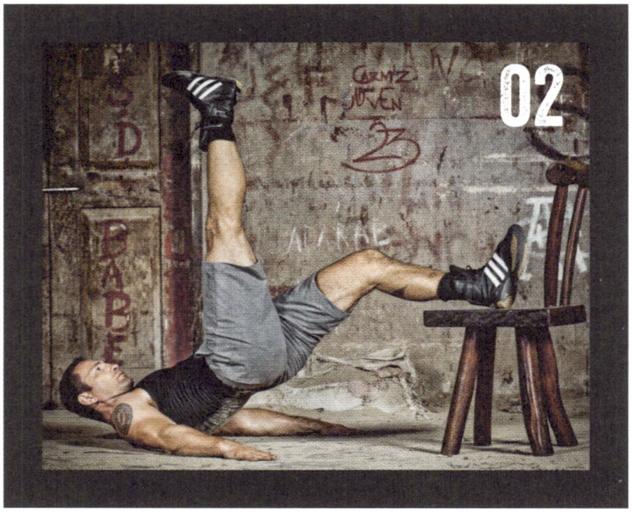

Ausführung
Auf der linken Ferse den Körper so weit wie möglich nach oben drücken, ohne dass die Schultern den Boden verlassen. Dann in die Ausgangsposition zurückkehren.

Tipp
Ruhen Sie sich nicht am Boden aus, sondern halten Sie ein gleichmäßig hohes Tempo.

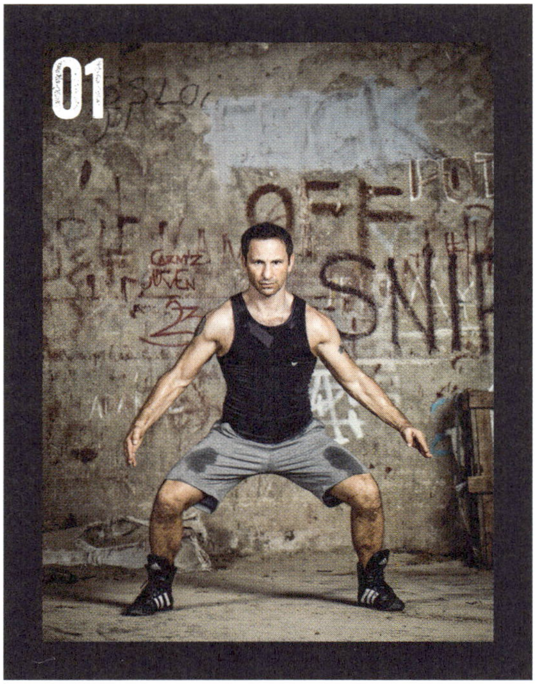

TIEFER HAMPELMANN

Der Hampelmann ist richtig gut beim Aufwärmen oder in einer Trainingseinheit zur Fettverbrennung. Wollen Sie den Hampelmann noch effektiver machen? Beugen Sie dabei die Knie und schon powern Sie sich richtig aus.

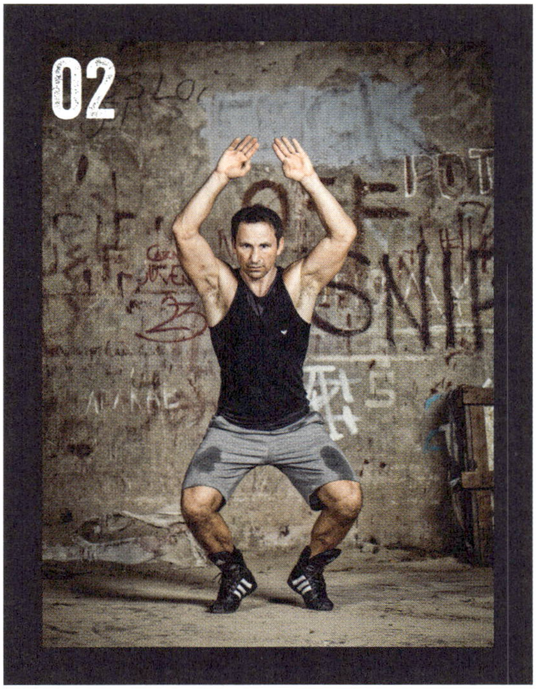

Trainiert
Beine und Gesäß

Ausgangsposition
Mit gebeugten Beinen stehend, die Arme an den Seiten.

Ausführung
Mit den gebeugten Beinen auseinander springen und gleichzeitig die Hände über dem Kopf zusammenschlagen. Schnell wieder in die Ausgangsposition zurückspringen, immer noch mit gebeugten Knien. Das Ganze wiederholen.

Tipp
Je tiefer Sie die Knie beugen, desto anstrengender wird die Übung.

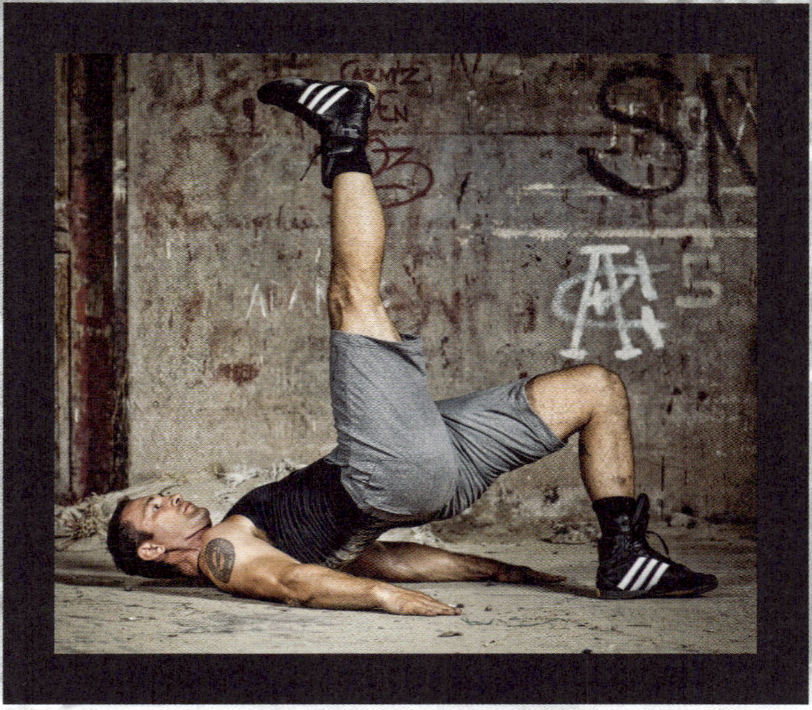

01

HÜFTE HOCH MIT GESTRECKTEM BEIN

Eine Kette ist bekanntlich nur so stark wie ihr schwächstes Glied. Dieses schwache Glied ist oft der Rumpf, die Mitte des Körpers. Mit einer starken Körpermitte senken Sie das Risiko von Verletzungen und Rückenschmerzen.

Trainiert
Rumpf, Gesäß und Beine

Ausgangsposition
Auf dem Rücken liegend, das linke Bein angewinkelt und das rechte gerade nach oben gestreckt.

Ausführung
Rumpf und Gesäß mithilfe des linken Beins so weit wie möglich hochdrücken, ohne dass die Schultern den Boden verlassen. Dabei das rechte Bein gestreckt halten. In die Ausgangsposition zurückkehren, Bein wechseln und das Ganze wiederholen.

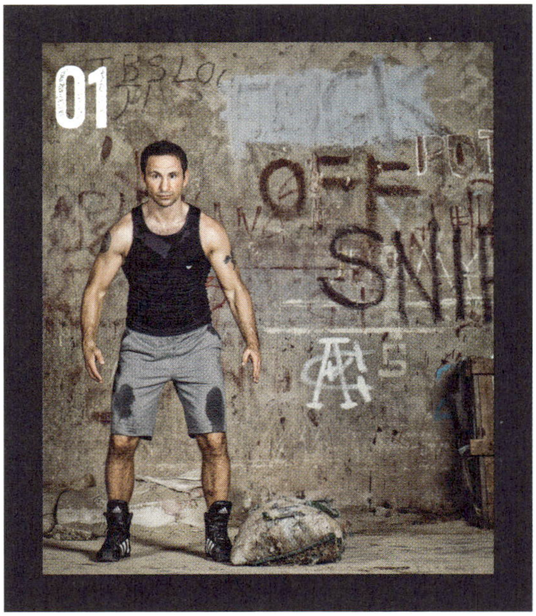

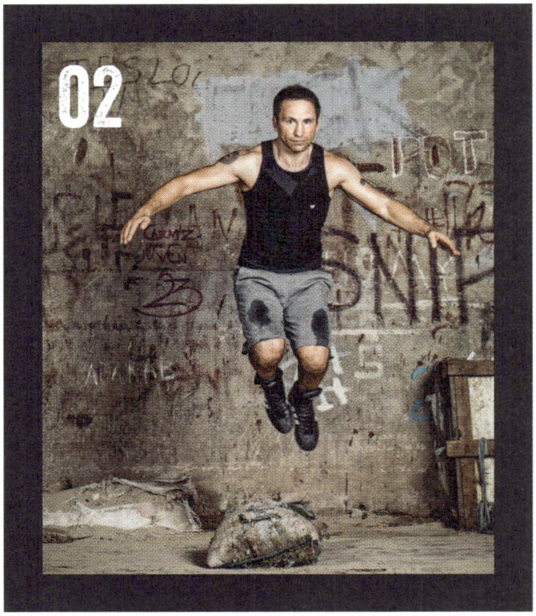

SEITSPRUNG

Im Fitnessstudio kennt man meist nur »hoch und runter« oder »vor und zurück«. Die Bewegungsmuster im Alltag sehen jedoch anders aus. Hier eine Übung, mit der Sie die Seitwärtsbewegung trainieren.

Trainiert
Beine und Gesäß

Ausgangsposition
Ein Kissen auf den Boden legen und sich schulterbreit mit den Beinen auseinander daneben stellen. Der linke Fuß steht neben dem Kissen.

Ausführung
Seitwärts über das Kissen springen. Mit den Beinen schulterbreit auseinander und dem rechten Fuß neben dem Kissen landen. Zurückspringen und das Ganze wiederholen.

03

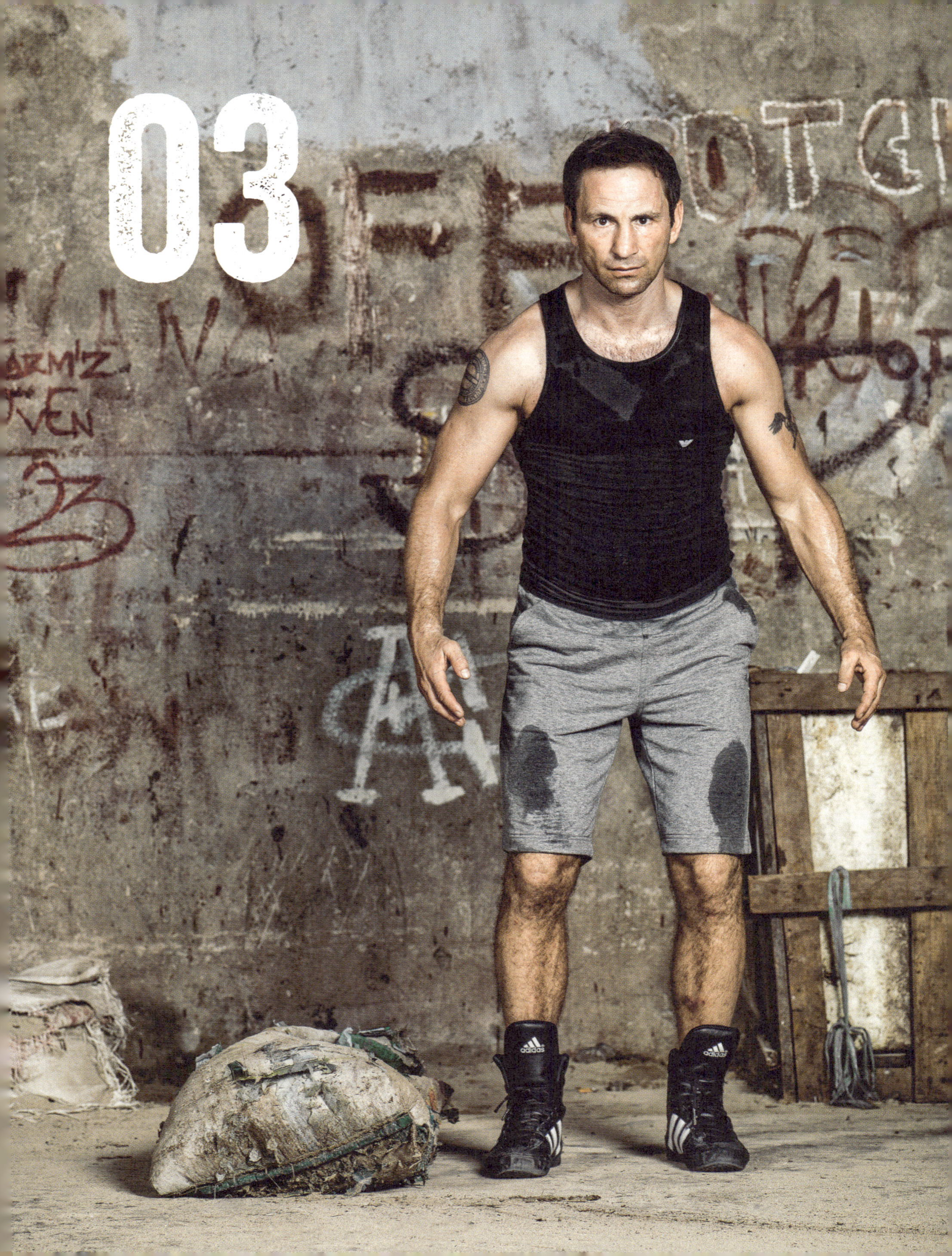

01

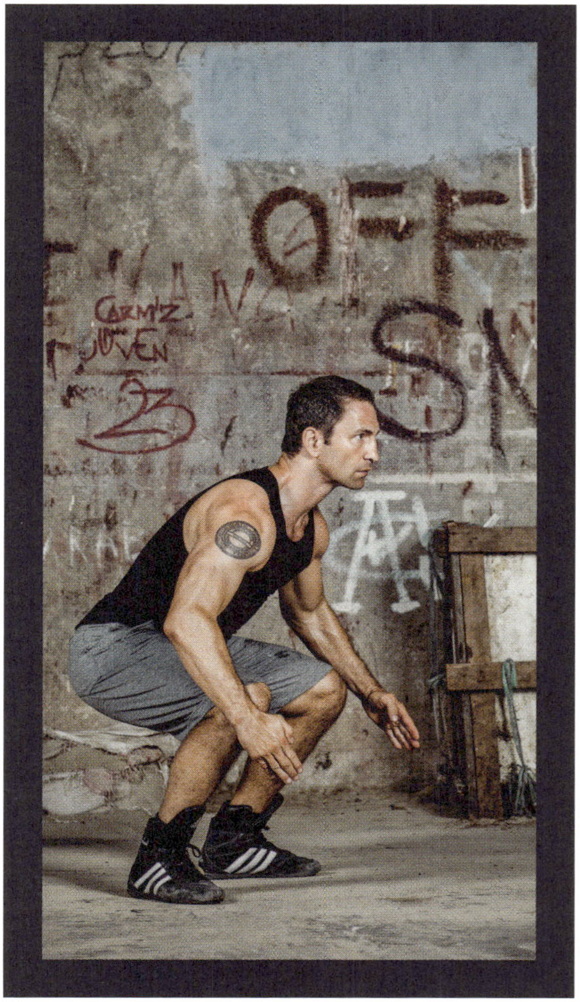

SPRUNG MIT ANFERSEN

Sorgen Sie für etwas Abwechslung bei Ihren Sprungübungen. Hier ein Sprung, mit dem Sie auch Ihre Koordination trainieren.

Trainiert
Explosivität

Ausgangsposition
Aufrecht stehend, die Beine schulterbreit auseinander.

Ausführung
Die Beine beugen und sich zum Sprung in die Höhe abstoßen. Gleichzeitig versuchen, mit den Füßen das Gesäß zu berühren.

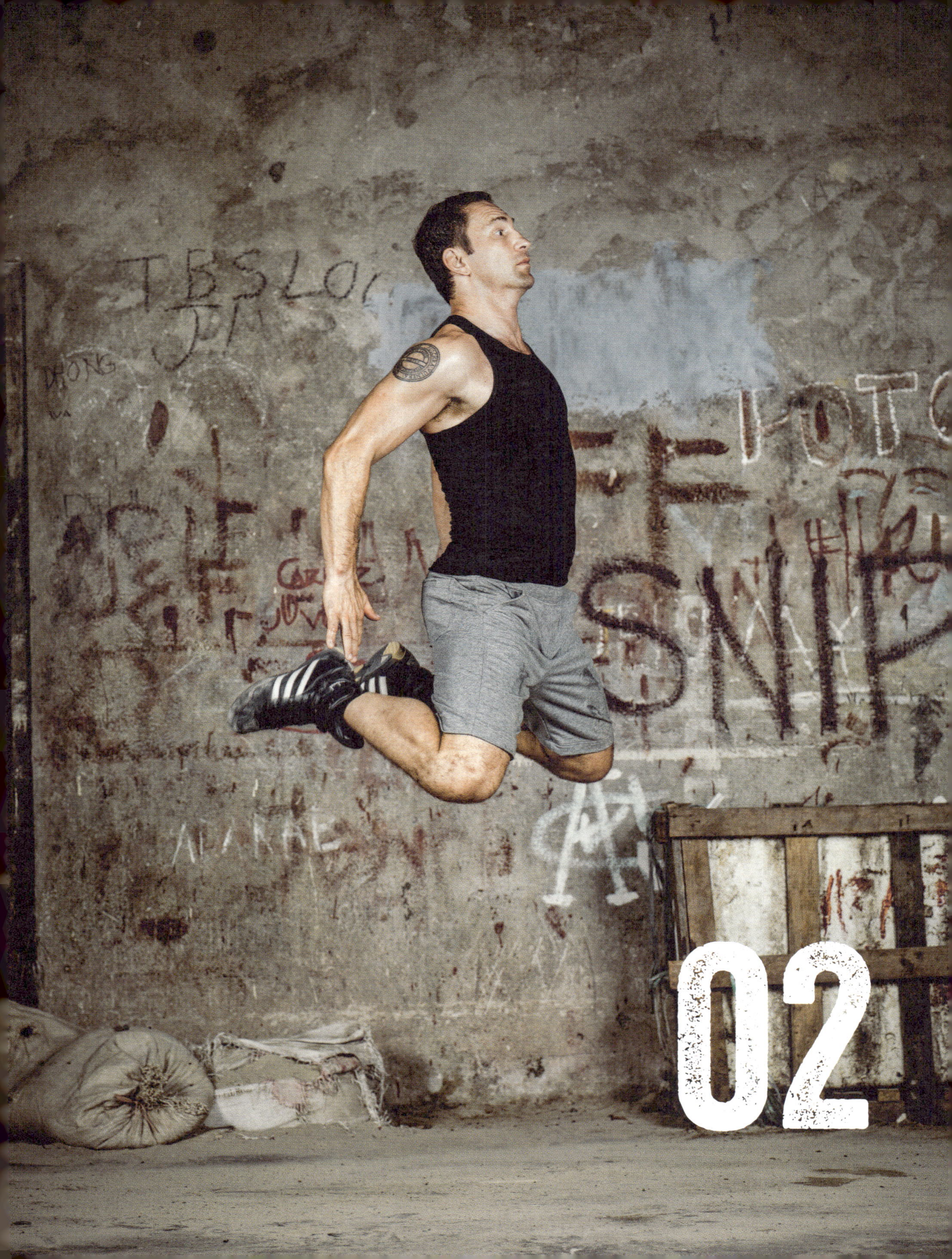

02

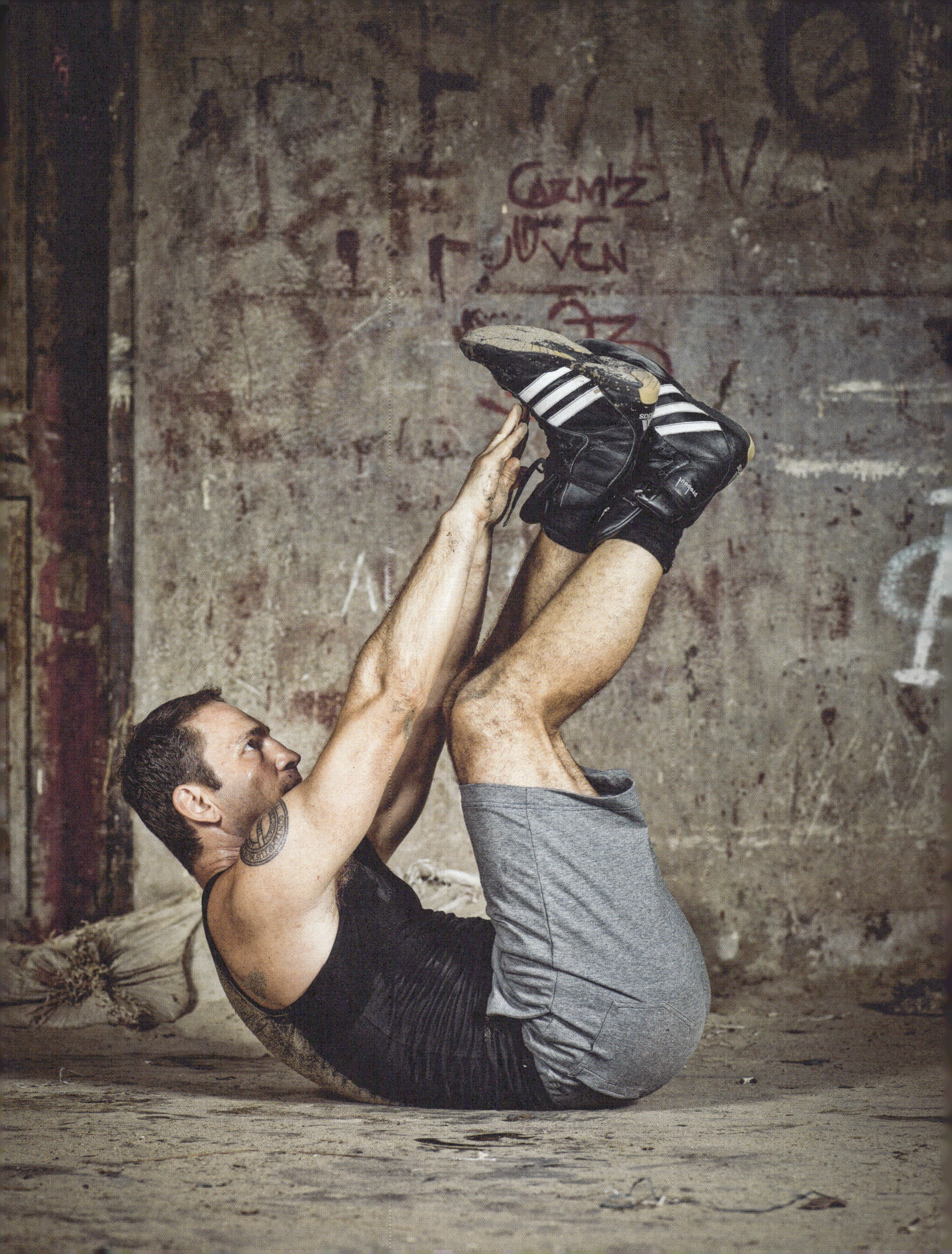

RUMPF

Ein starker Rumpf ist besonders wichtig, denn Bauch- und Rückenmuskeln werden bei fast allen Bewegungen eingesetzt. Mit einem starken Rumpf können Sie weiter werfen, besser Golf spielen und schwerere Einkaufstüten heben.

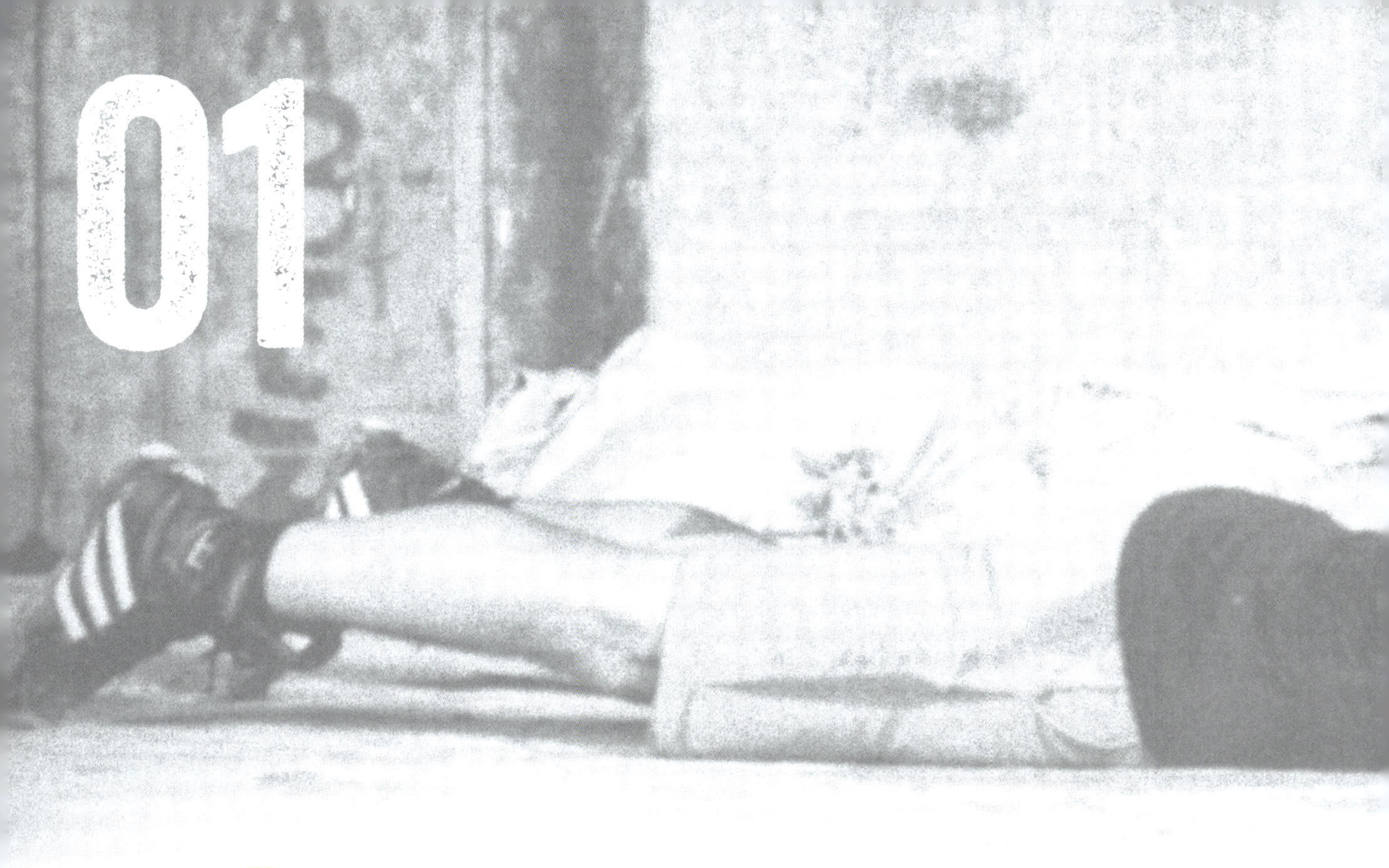

RÜCKENHEBER

Die bekannteste Rückenübung ohne Gewichte ist sicherlich der Superman. Aber manchmal will man diese Übung auch aufteilen, das heißt, einmal heben Sie nur den Oberkörper und das nächste Mal nur die Beine an.

Trainiert
Rücken

Ausgangsposition
In Bauchlage mit geraden Beinen und die Arme nach vorn gestreckt.

Ausführung
Arme und Brustkorb vom Boden abheben. Langsam wieder auf den Boden absenken. Das Ganze wiederholen.

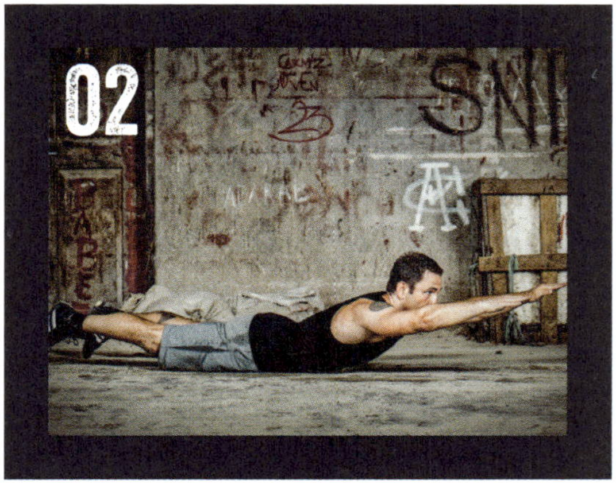

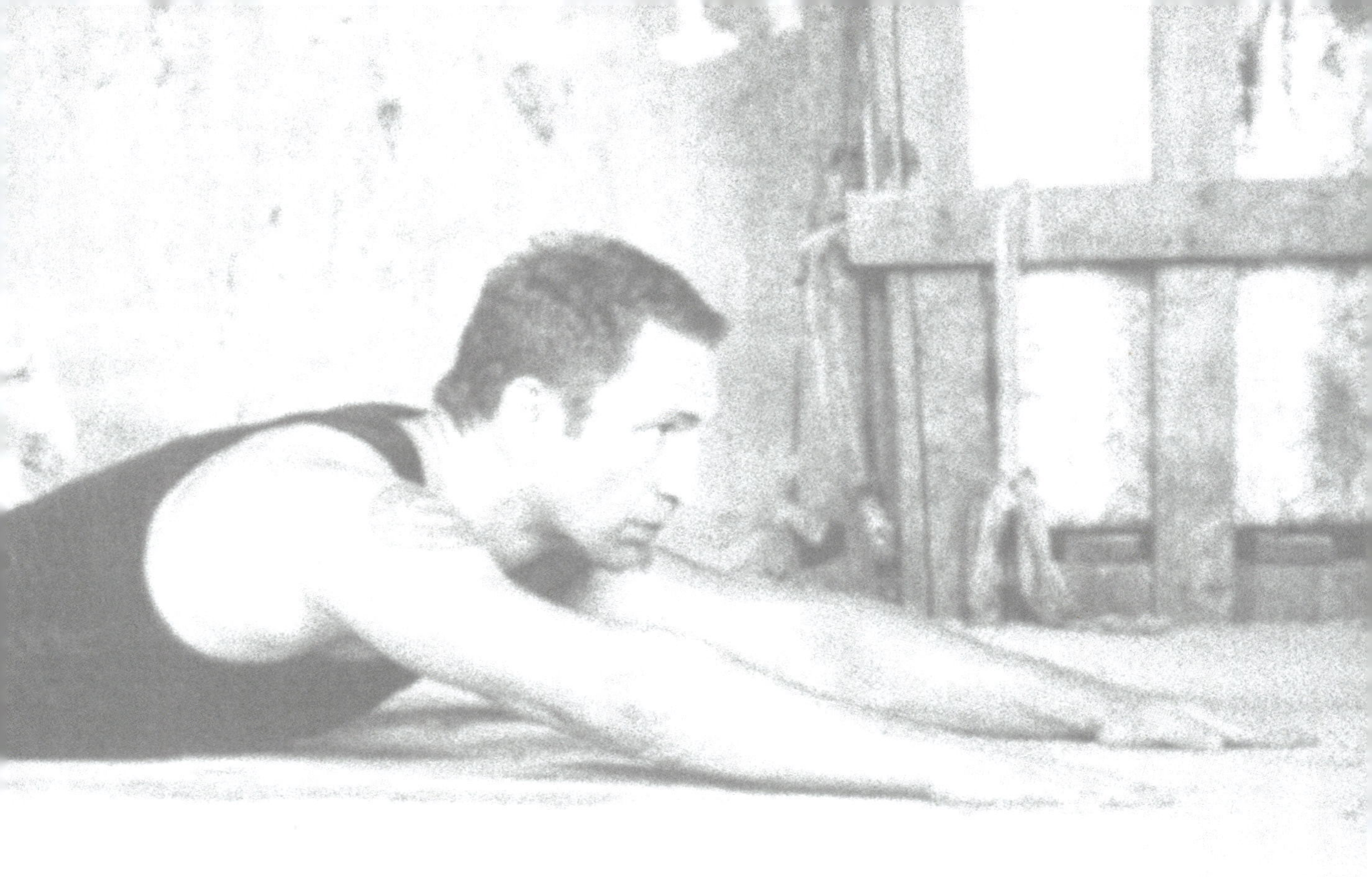

BEINHEBER

Diese Übung lässt sich perfekt mit dem Rückenheber kombinieren.

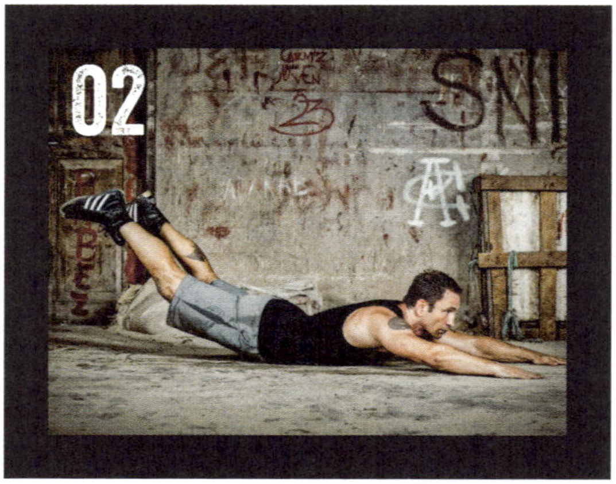

Trainiert
Rücken und Beine

Ausgangsposition
In Bauchlage mit geraden Beinen und die Arme nach vorn gestreckt.

Ausführung
Die Beine vom Boden abheben und langsam wieder auf den Boden absenken. Das Ganze wiederholen.

PENDEL

Die meisten Übungen werden nach oben und unten durchgeführt. Darum ist Abwechslung besonders wichtig. Probieren Sie diese Übung mit Seitwärtsbewegung.

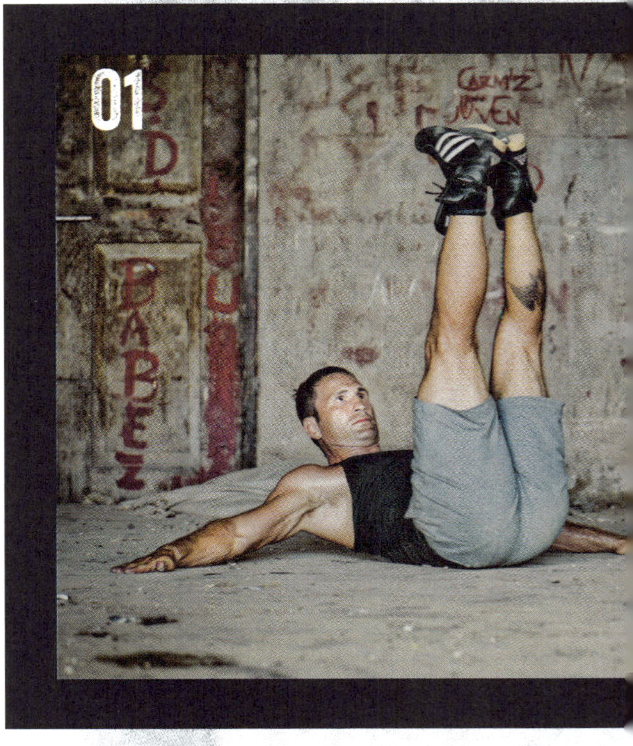

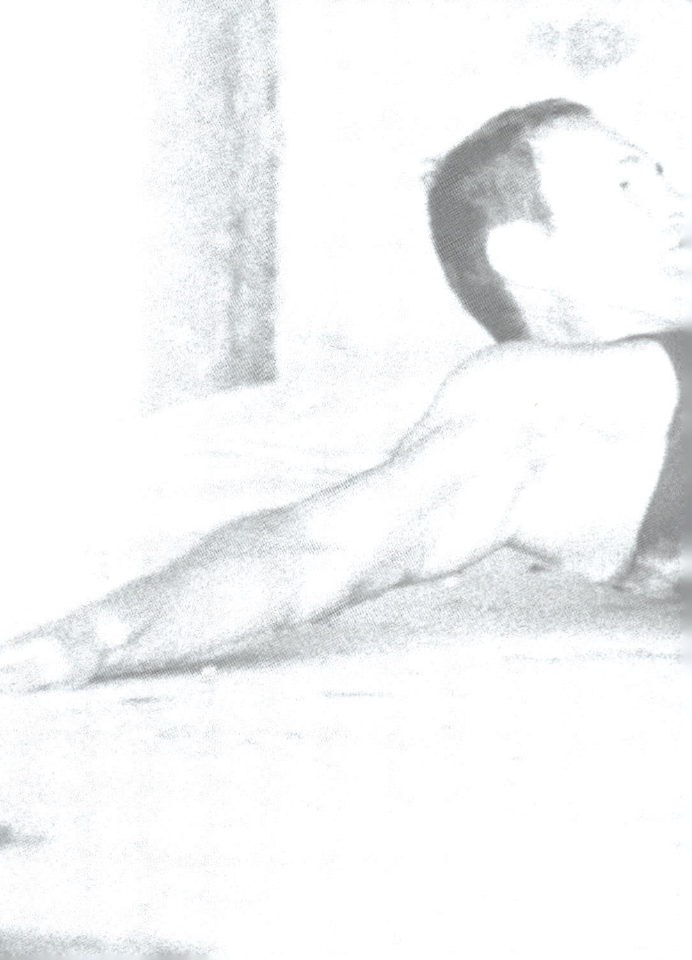

Trainiert
Rumpf, Taille und Beine

Ausgangsposition
Auf dem Rücken liegend, die Beine nach oben gestreckt, die Arme liegen seitlich ausgestreckt auf dem Boden.

Ausführung
Die Hüfte mit gestreckten Beinen zur einen Seite drehen. Wenn die Füße fast den Boden berühren, den Körper in die Ausgangsposition zurückdrehen. Dann mit den Beinen zur anderen Seite pendeln.

Tipp
Pressen Sie während der ganzen Zeit den Lendenrücken/die Hüfte auf den Boden.

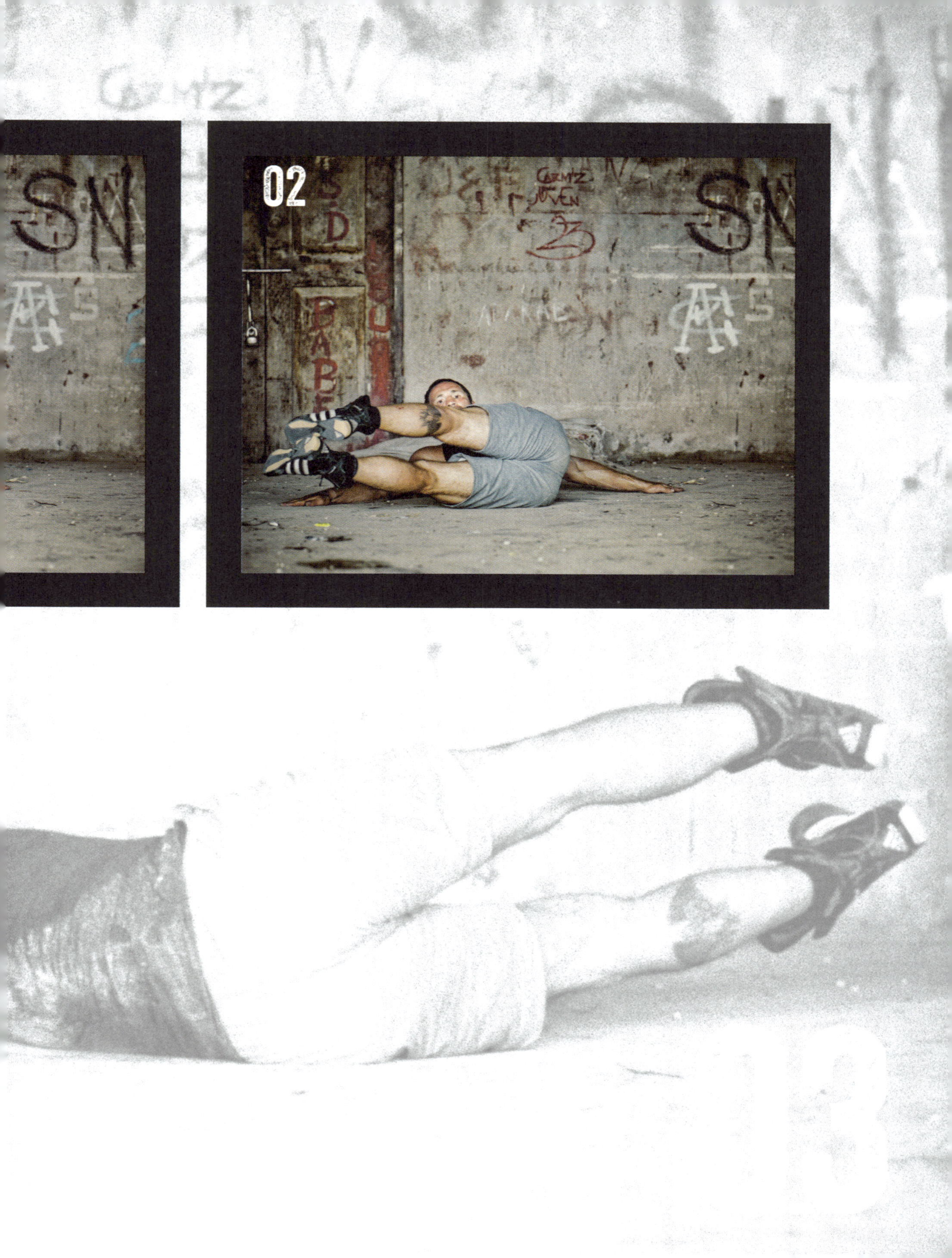

02

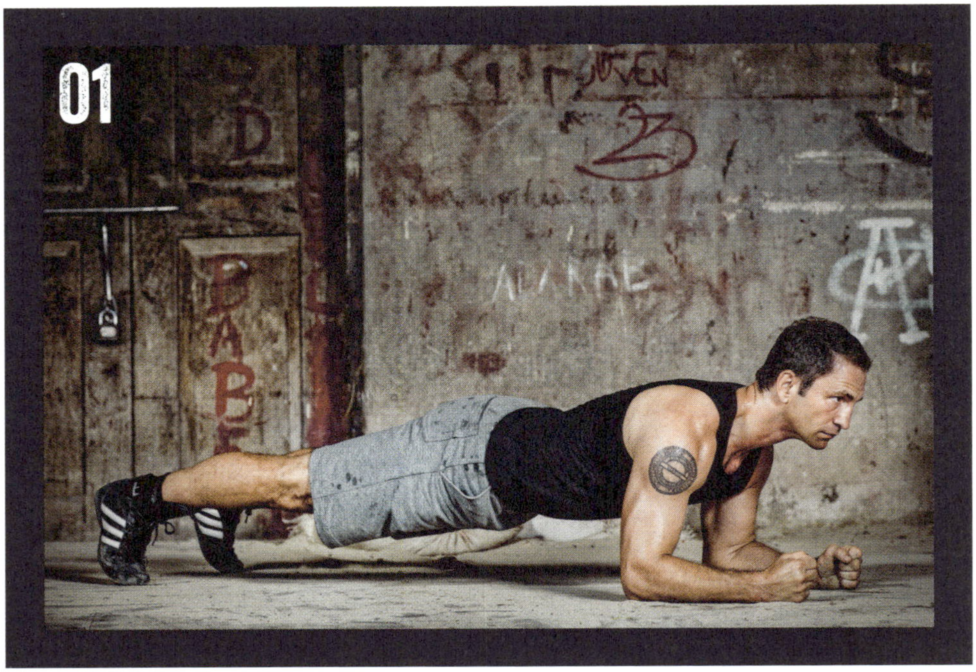

BRETT

Mit dieser Übung trainieren Sie nicht nur die Stabilität im Rumpf, sondern auch Ihre Fähigkeit, die Zähne zusammenzubeißen. Sie halten VIEL länger aus, als Sie denken! Also nicht aufgeben und daran denken, dass Schmerz nur Schwäche ist, die den Körper verlässt.

Trainiert
Rumpf

Ausgangsposition
Der Körper liegt auf den Unterarmen und den Zehenspitzen. Der Rücken ist gerade.

Ausführung
Bauchmuskeln anspannen und Position halten.

Leichtere Variante
Die Übung auf den Knien durchführen.

Tipp
Halten Sie den Rücken gerade und die Bauchmuskeln gespannt.

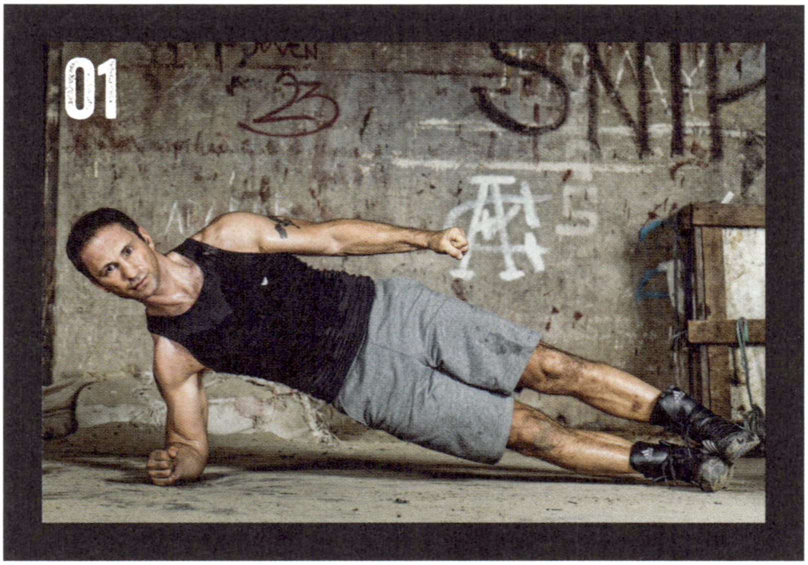

SEITENBRETT

Mit dieser Übung belasten Sie Ihren Rumpf in einem neuen Winkel. Ich kombiniere sie gern mit dem normalen Brett. Wenn man kein normales Brett mehr schafft, kann man direkt zum Seitenbrett wechseln und dann noch das Letzte aus seinem Rumpf rausholen. Inzwischen habe ich so eine Art Hassliebe zu dieser Übung entwickelt …

Trainiert
Rumpf

Ausgangsposition
Mit gestreckten Beinen auf der rechten Seite liegen. Den Körper mit dem rechten Unterarm abstützen.

Ausführung
Die Hüfte vom Boden heben, bis der Körper von den Füßen bis zu den Schultern eine gerade Linie bildet. Halten. Seite wechseln.

Leichtere Variante
Unterschenkel und Knie in einem Winkel von 90 Grad auf dem Boden ruhen lassen. Auf dem Unterarm abstützen und versuchen, eine gerade Linie von den Knien bis zu den Schultern zu bilden.

SEITENBRETT MIT HÜFTHEBER

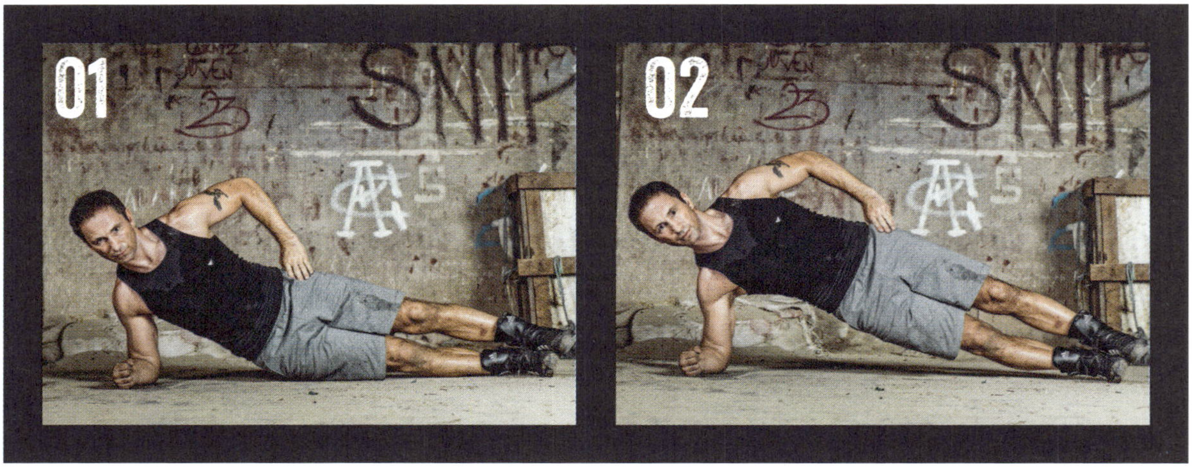

Trainiert
Rumpf

Ausgangsposition
Mit gestreckten Beinen auf der rechten Seite liegen. Den Oberkörper mit dem rechten Unterarm abstützen.

Ausführung
Die linke Hand auf die Hüfte stützen und die Hüfte vom Boden anheben, bis der Körper von den Füßen bis zu den Schultern eine gerade Linie bildet. Die Hüfte bis auf einige Zentimeter über dem Boden senken, dann wieder in die Ausgangsposition zurückdrücken. Das Ganze wiederholen.

SEITENBRETT MIT KNIE

Das Überraschungsei unter den Übungen – gleich drei Dinge auf einmal: Rumpfstabilität, Kraft und Beweglichkeit.

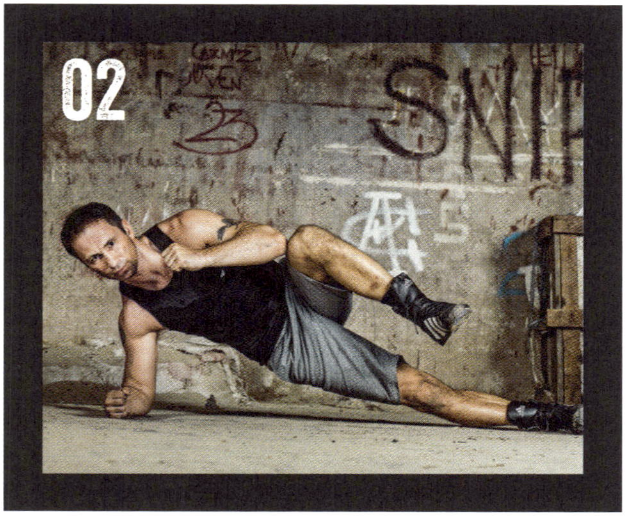

Trainiert
Rumpf

Ausgangsposition
Mit gestreckten Beinen auf der rechten Seite liegend, auf den rechten Unterarm gestützt. Den linken Arm ausstrecken. Der Körper bildet eine gerade Linie.

Ausführung
Das linke Bein an den Ellenbogen des gebeugten linken Arms führen und wieder in die Ausgangsposition zurückkehren. Das Ganze wiederholen. Seite wechseln.

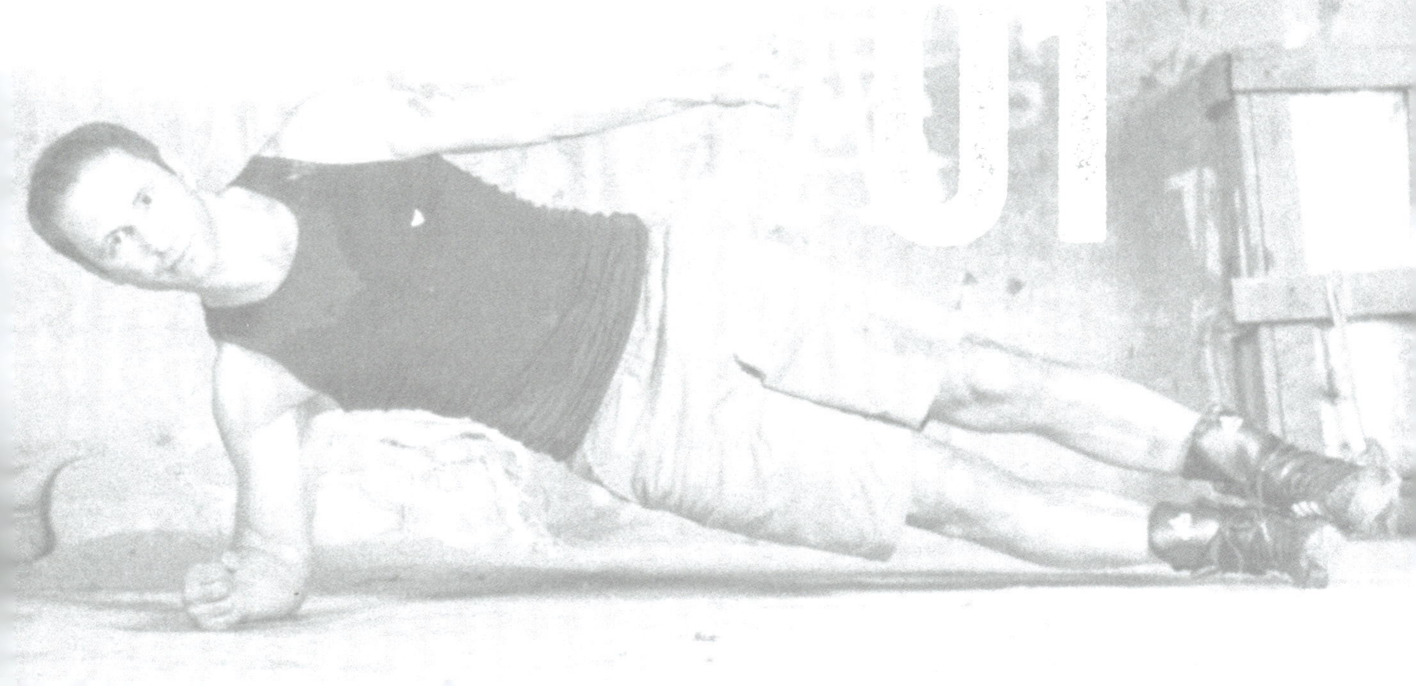

FAHRRAD

Fahrrad-Situps sind eine tolle Übung, die in die meisten Trainingseinheiten passt. Allerdings darf man nicht tricksen, dann wirkt sie nicht. Besonders anstrengend ist das Drehen des Oberkörpers, aber wie Sie ja inzwischen wissen, ist Anstrengung etwas Gutes.

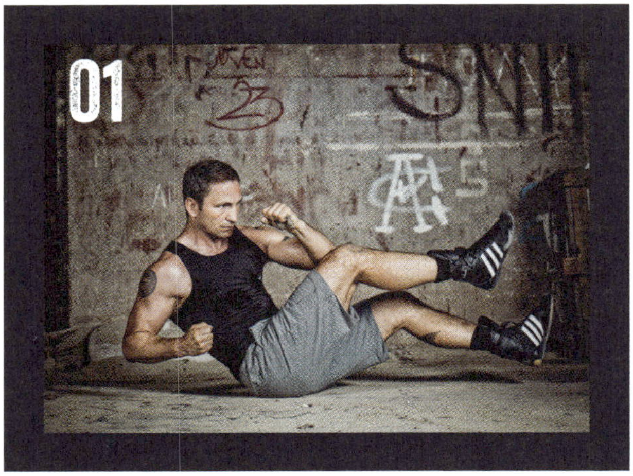

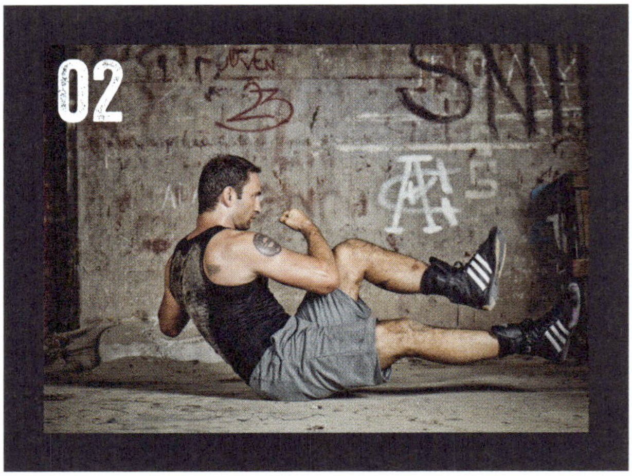

Trainiert
Den ganzen Oberkörper

Ausgangsposition
Rückenlage, die Beine gestreckt und die Füße knapp über dem Boden.

Ausführung
Den Oberkörper anheben und das rechte Bein beugen. Den linken Ellenbogen zum rechten Knie drehen, zurückdrehen, ohne die Beine auf dem Boden abzulegen. Mit der anderen Seite wiederholen.

Tipp
Den Oberkörper zum Knie hin drehen, nicht umgekehrt.

BECKEN-
HEBEN

Man sollte niemals die leichten Übungen unterschätzen. Alles hängt von der Anzahl der Wiederholungen ab. Wenn man sie oft genug hintereinander macht, werden alle Übungen anstrengend. Leichte Übungen lassen sich auch gut mit schwereren kombinieren.

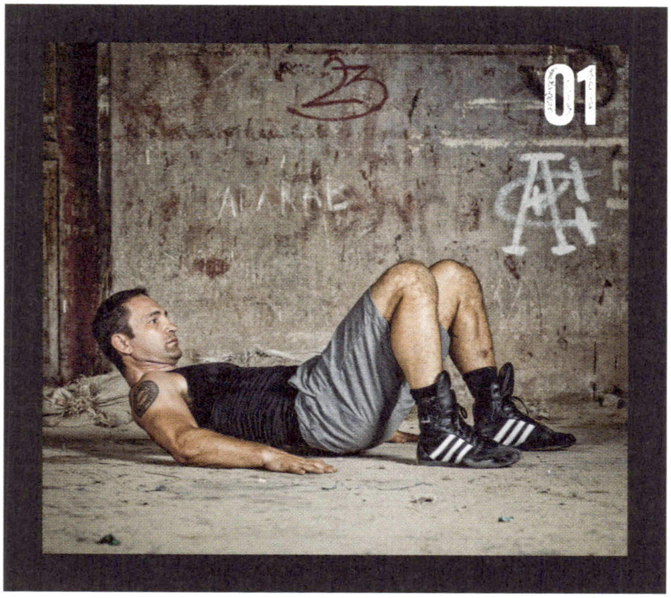

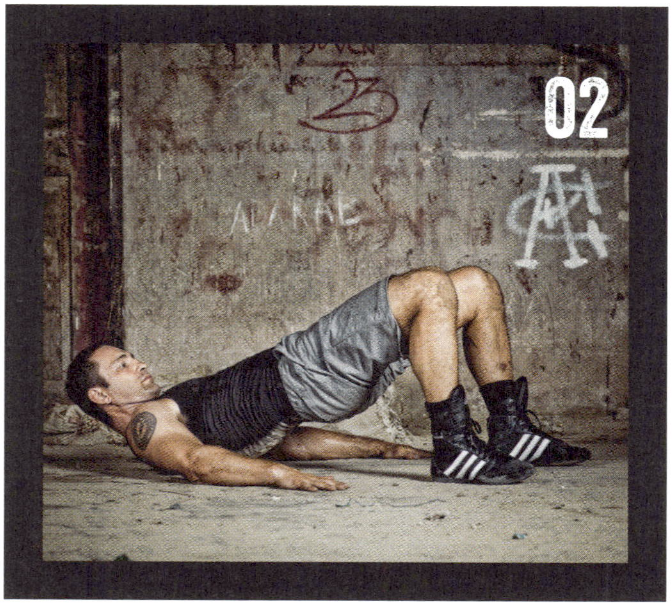

Trainiert
Rumpf

Ausgangsposition
Rückenlage, die Beine gebeugt, die Arme liegen seitlich am Körper.

Ausführung
Den Rumpf so weit wie möglich nach oben drücken und zurück in die Ausgangsposition.

Tipp
Führen Sie diese Übung ruhig und kontrolliert aus.

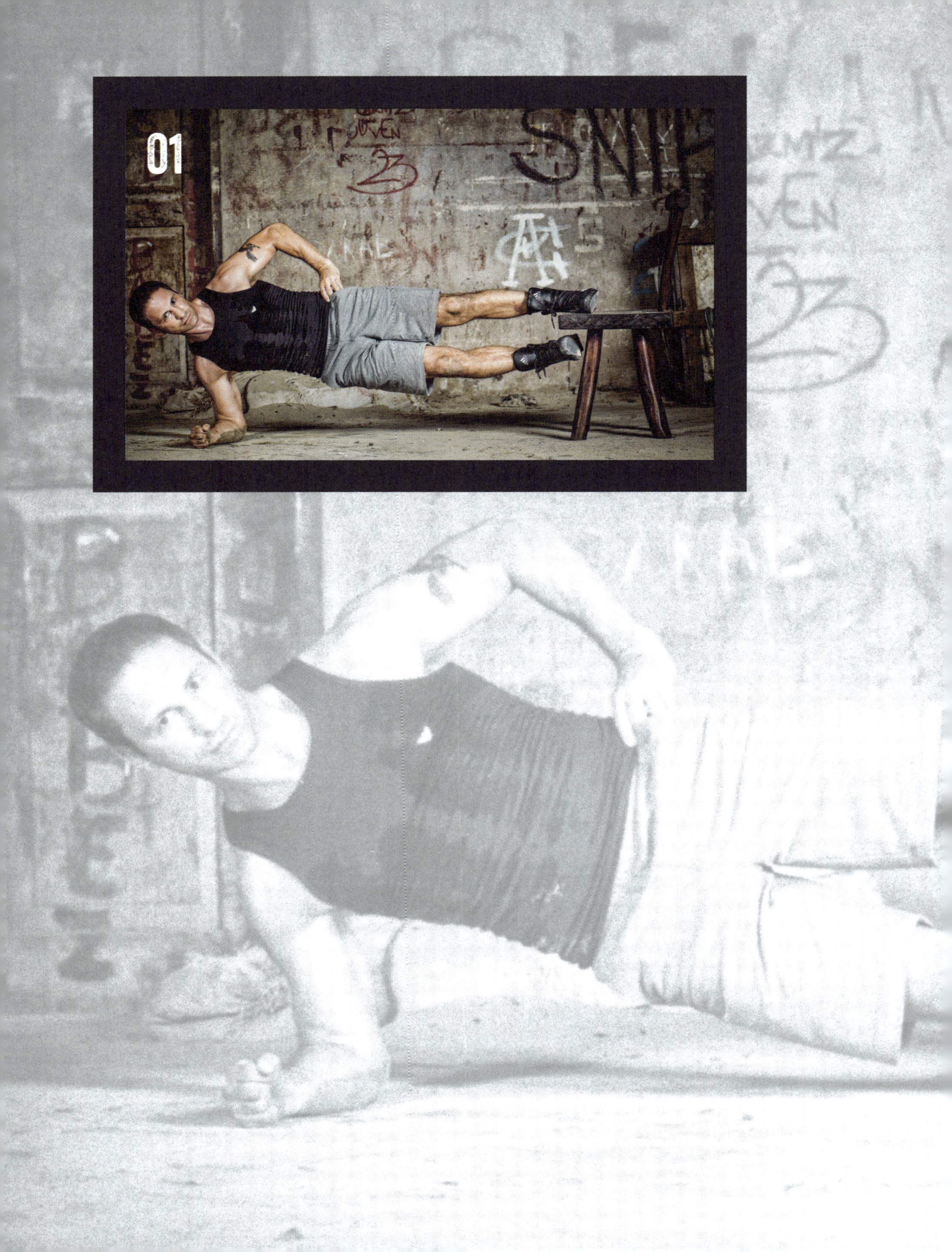
01

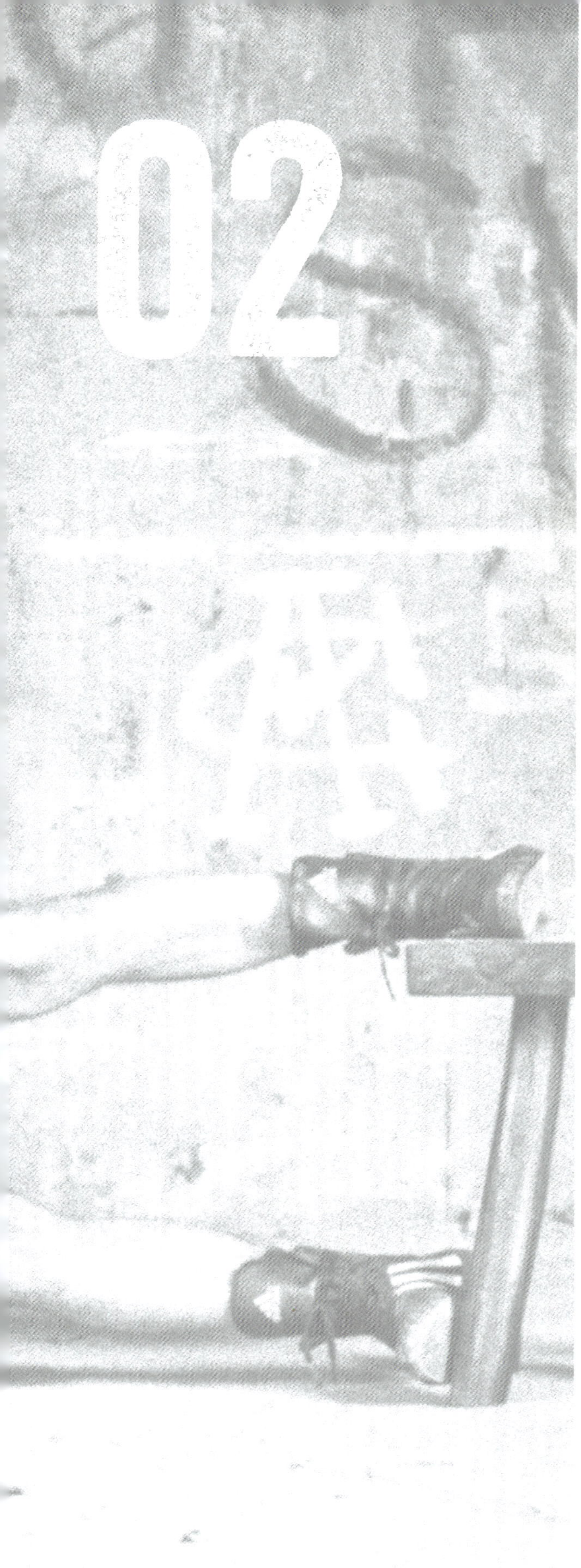

FÜSSE AUF DEM STUHL

Der Schlüssel zur Topform sind immer wieder neue Arten, den Körper herauszufordern. Hier kommt eine ungewöhnliche Übung, die Stabilität und Rumpfkraft trainiert.

Trainiert
Kraft und Stabilität im Rumpf

Ausgangsposition
Auf der rechten Seite liegend, mit dem rechten Unterarm auf dem Boden und dem linken Fuß auf einem Stuhl. Das rechte Bein verharrt unter der Stuhllehne.

Ausführung
Das rechte Bein so weit wie möglich senken, ohne den Boden zu berühren, dann in die Ausgangsposition zurückkehren. Die Seite wechseln und wiederholen.

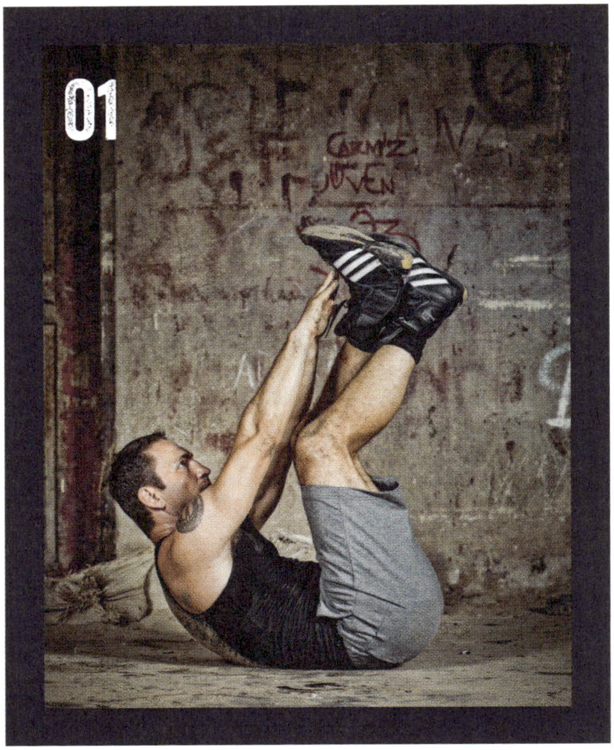

ZEHEN BERÜHREN

Eine gute Anfängerübung zur Stärkung der Bauchmuskeln. Damit jedoch nicht nur diese trainiert werden, sollten Sie schon bald zu Übungen übergehen, die verschiedene Muskelgruppen gleichzeitig trainieren.

Trainiert
Geraden Bauchmuskel

Ausgangsposition
In Rückenlage, Arme und Beine nach oben gestreckt.

Ausführung
Langsam Kopf und Schultern vom Boden anheben. Gleichzeitig die Hände so weit wie möglich nach oben strecken und versuchen, die Zehen zu berühren. In die Ausgangsposition zurückkehren. Wiederholen.

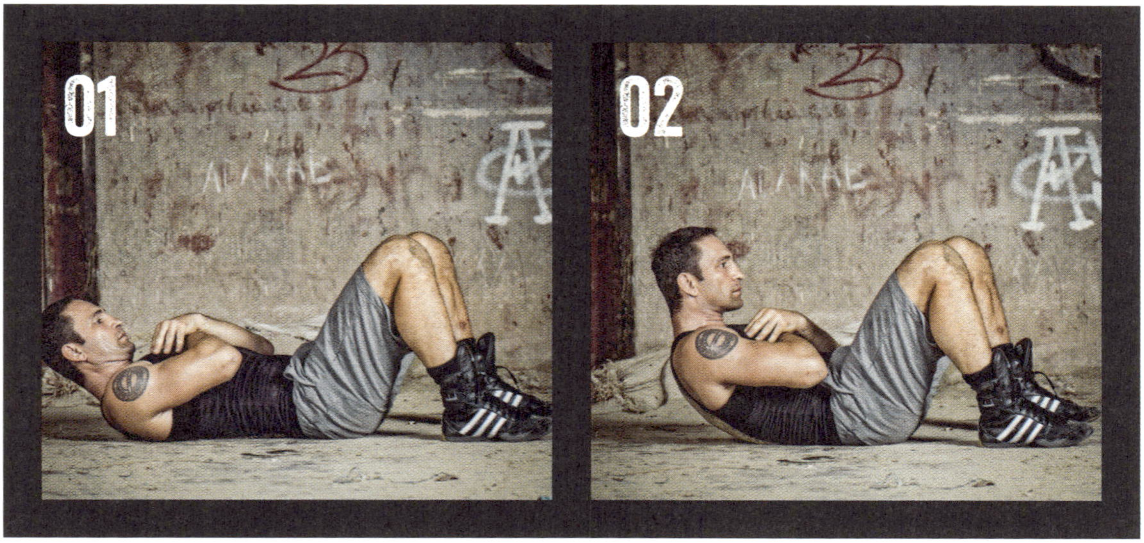

CRUNCH

Eigentlich mag ich keine Übungen für einzelne Muskelgruppen. Diese stärkt aber die Bauchmuskeln, was sie zu einer guten Anfängerübung macht.

Trainiert
Geraden Bauchmuskel

Ausgangsposition
In Rückenlage mit gebeugten Knien, die Arme über der Brust gekreuzt.

Ausführung
Den Oberkörper vom Boden anheben und in Richtung Becken drücken. Dann den Oberkörper wieder auf den Boden senken und alles wiederholen.

Tipp
Nichts überstürzen. Arbeiten Sie nur mit den Bauchmuskeln ohne Hilfe von Hüfte und Rücken. Die Lendenwirbelsäule auf den Boden drücken.

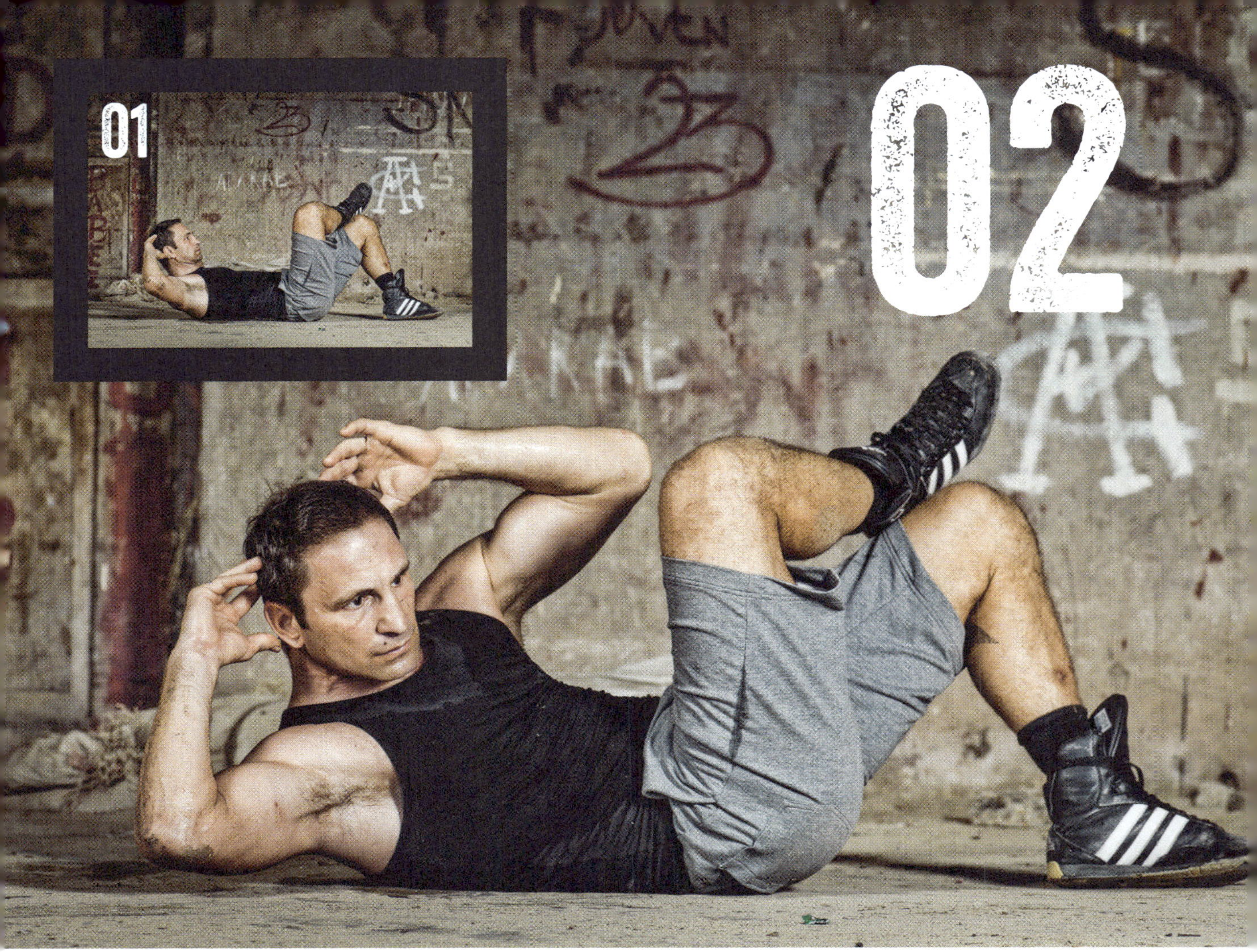

CRUNCH SEITLICH

Eine gute Übung zum Training der seitlichen (schrägen) Bauchmuskeln. Damit Ihre Entwicklung nicht stehen bleibt, sollten Sie sie nur so lange anwenden, bis Sie genügend Kraft aufgebaut haben.

Trainiert
Bauchmuskulatur

Ausgangsposition
In Rückenlage, der rechte Fuß liegt auf dem linken Bein oberhalb des Knies, die Hände hinter dem Kopf.

Ausführung
Nach oben rollen und versuchen, das rechte Knie mit dem linken Ellenbogen zu berühren. In die Ausgangsposition zurückkehren. Seite wechseln.

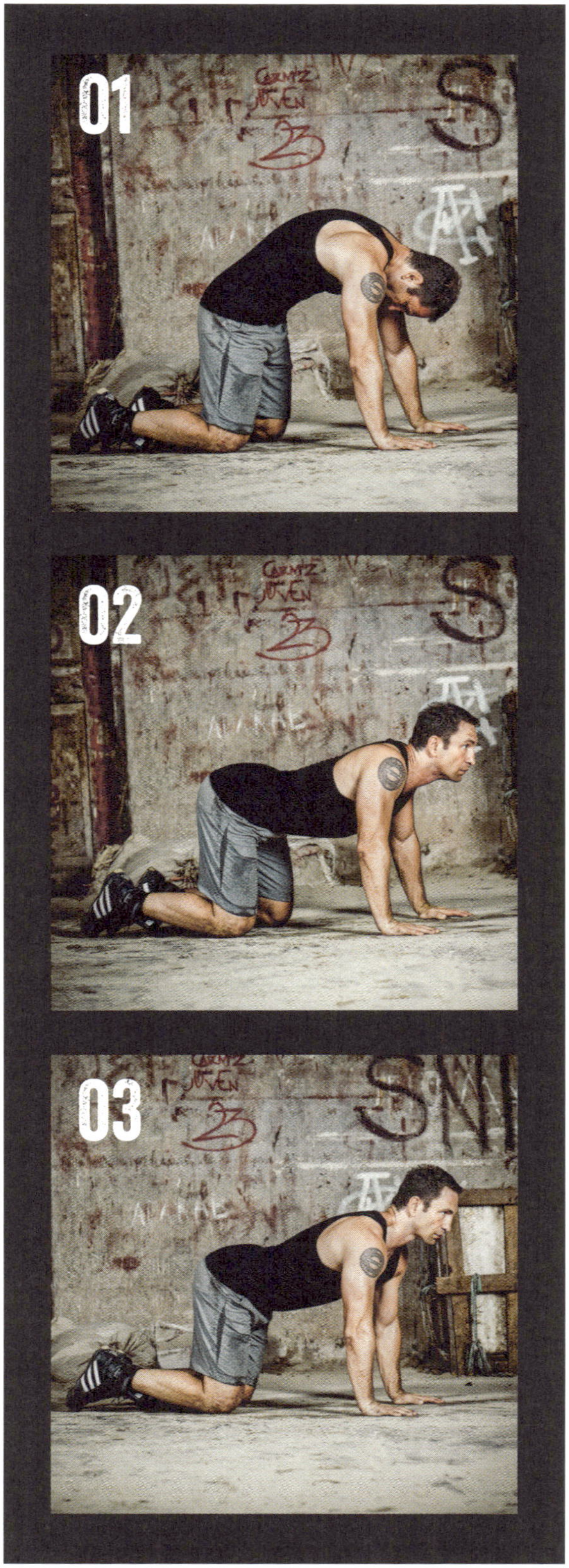

KATZE

Nicht die schwierigste Übung der Welt, aber wichtig. Sie trainiert Geschmeidigkeit und Beweglichkeit in Rücken und Rumpf.

Trainiert
Beweglichkeit im Rücken

Ausgangsposition
Auf allen vieren stehen.

Ausführung
Den Rücken so weit wie möglich zu einem Katzenbuckel nach oben schieben, dann ein Hohlkreuz machen. Wiederholen.

KLAPPMESSER

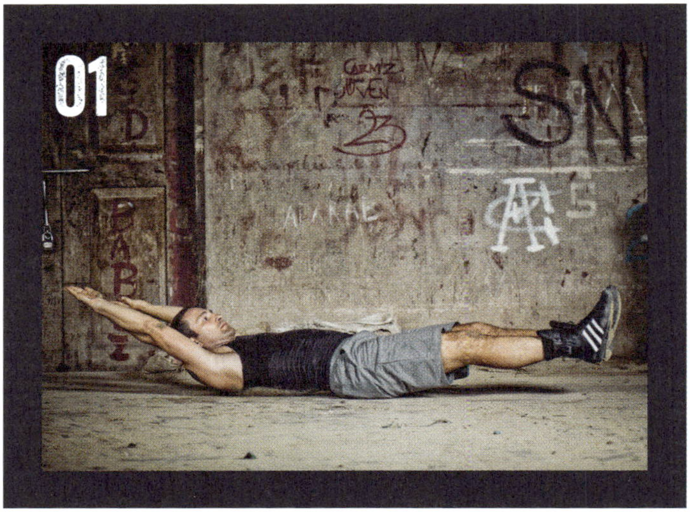

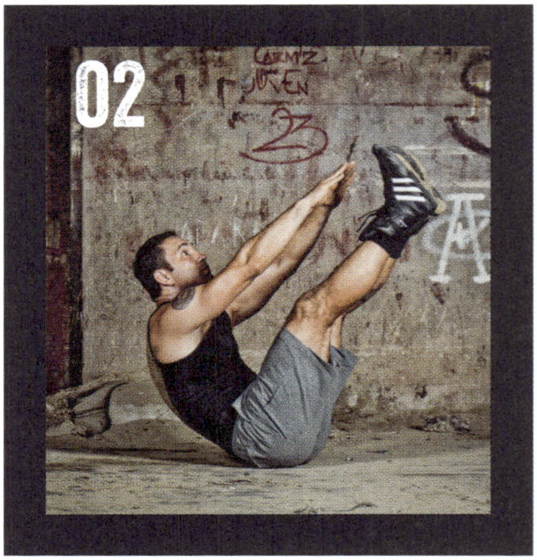

Eine der besten Übungen der Welt für die Bauchmuskeln. Sie fordern Ihren Körper auf verschiedene Art und Weise heraus. Für diese Übung brauchen Sie Kraft, Flexibilität und Explosivität im Rumpf. Wenn Sie das nicht haben, bekommen Sie es durch das Klappmesser.

Trainiert
Geraden Bauchmuskel und Hüftbeuger

Ausgangsposition
In Rückenlage, die gestreckten Beine knapp über dem Boden, die Hände über dem Kopf gestreckt.

Ausführung
Arme und Beine mit einem kräftigen Ruck nach oben führen, die Zehen mit den Fingern berühren. In die Ausgangsposition zurückkehren. Wiederholen.

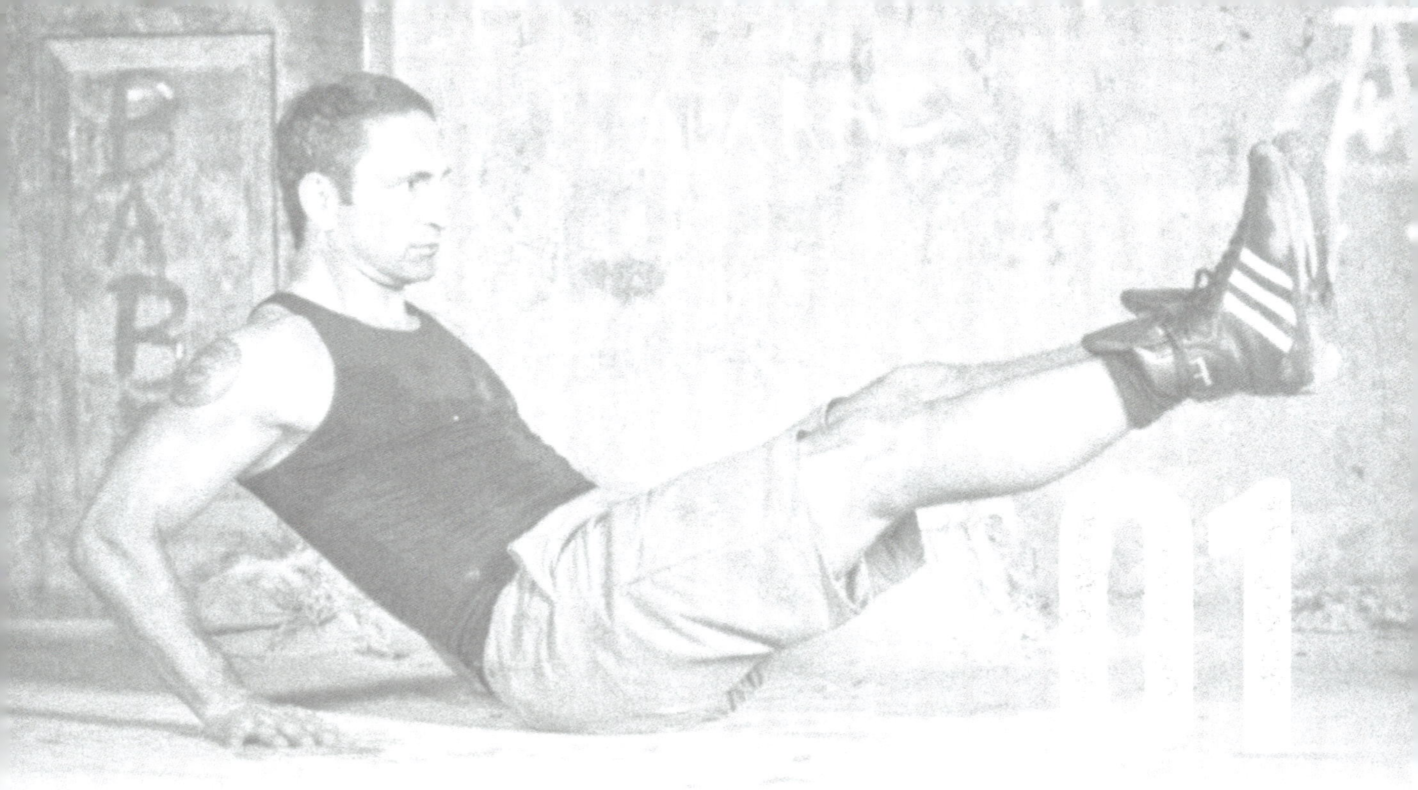

KLAPP-MESSER (LEICHT)

Eine richtig gute Übung für das Rumpftraining, zum Aufbau von Gleichgewicht, Koordination und Kraft im Rumpfbereich.

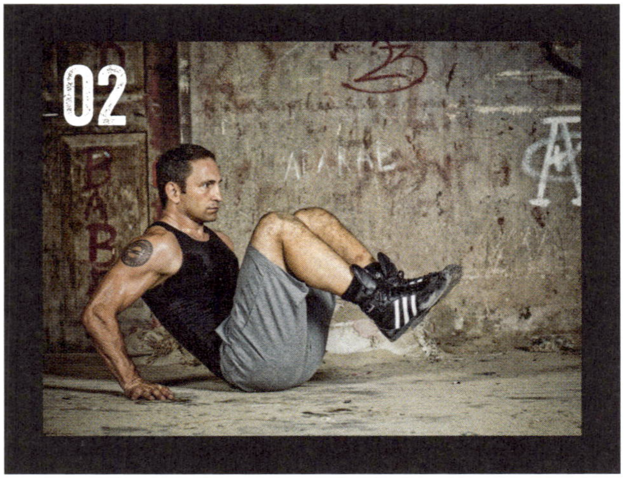

Trainiert
Rumpfmuskulatur und Hüftbeuger

Ausgangsposition
Hoch oben auf dem Gesäß sitzend, die Arme auf dem Boden abgestützt, die Beine in der Luft nach vorn gestreckt.

Ausführung
Den Oberkörper nach vorn schieben und gleichzeitig die Beine an die Brust ziehen. In die Ausgangsposition zurückkehren. Wiederholen.

ELLENBOGEN AUF DEM BODEN

01

Eine tolle, milchsäureträchtige Übung für die Bauchmuskeln, die Beweglichkeit, Kraft und Ausdauer trainiert. Richtig hart und deshalb natürlich richtig gut.

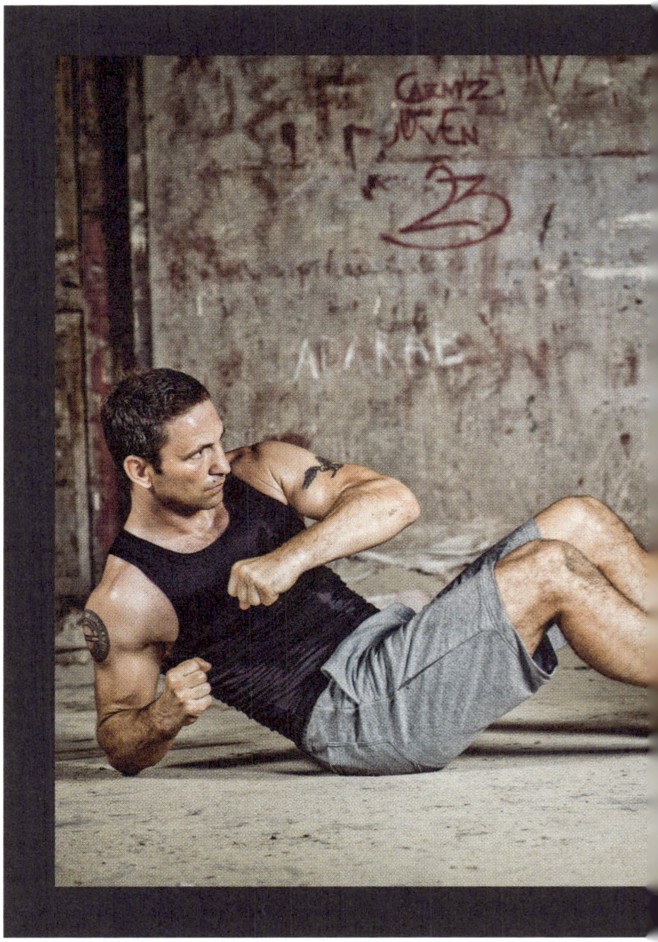

Trainiert
Rumpf

Ausgangsposition
Auf dem Boden sitzend, mit gebeugten Beinen, die Füße unter einem Sofa (oder von einer weiteren Person festhalten lassen).

Ausführung
Den Rücken auf den Boden absenken und gleichzeitig den Körper nach links drehen, bis der Ellenbogen hinter dem Körper den Boden berührt. In die Ausgangsposition zurückkehren und das Ganze mit der anderen Seite wiederholen.

Tipp
Denken Sie daran, den ganzen Oberkörper zu drehen und nicht nur den Arm.

02

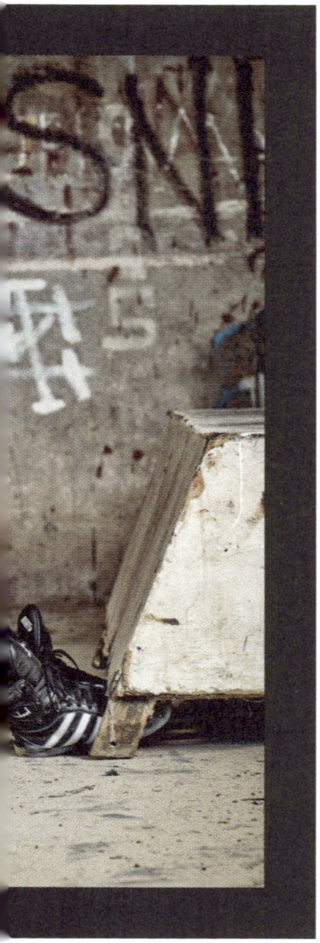

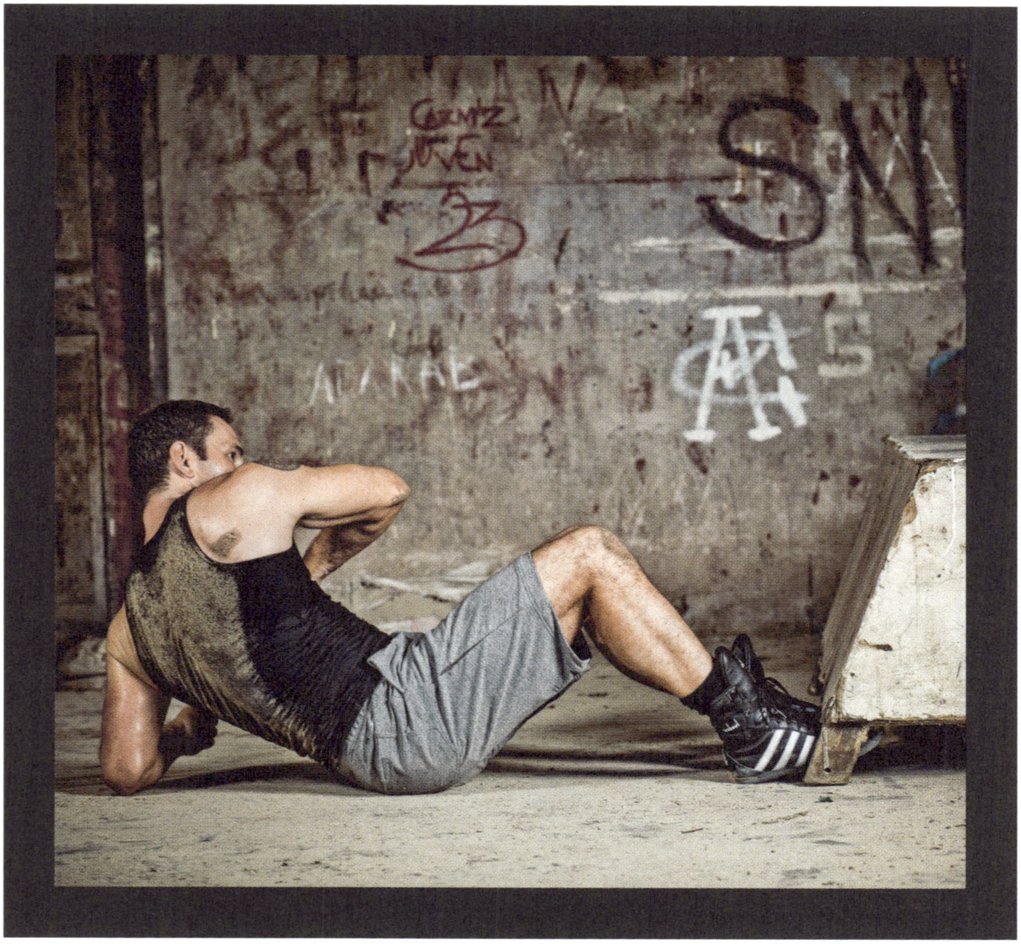

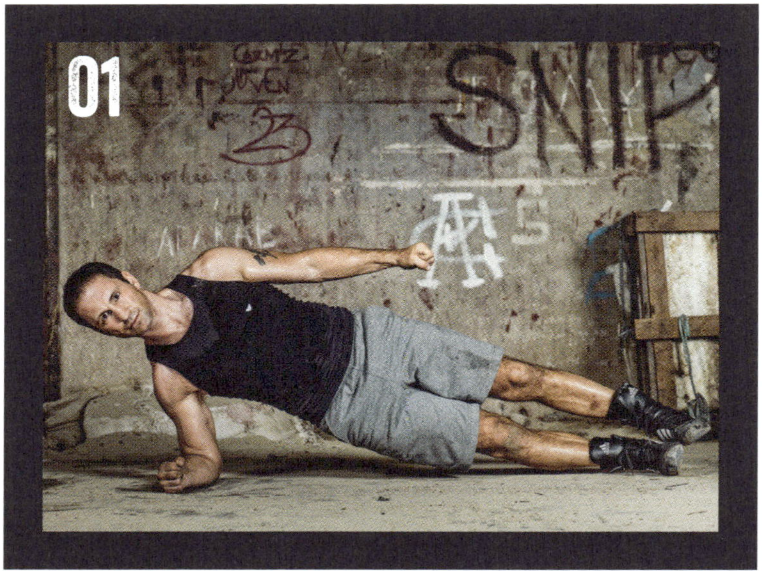

LIEGENDER HAMPELMANN

Eine gute Übung, bei der Sie Stabilität aufbauen, indem Sie Ihren Körper statisch gerade halten und gleichzeitig durch das Heben des Beines Kraft und Beweglichkeit trainieren.

Trainiert
Stabilität und Kraft in Rumpf und Bein

Ausgangsposition
Wie beim Seitenbrett, mit der linken Seite nach unten

Ausführung
Das linke Bein gerade und so weit wie möglich nach oben heben und kontrolliert wieder in die Ausgangsposition senken. Das Ganze wiederholen.

Tipp
Den Körper in einer geraden Linie und den Rumpf gespannt halten.

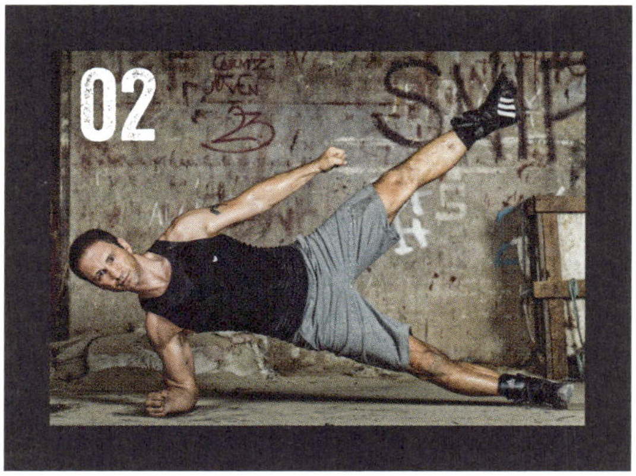

Schwerere Variante
Vor der Rückkehr in die Ausgangsposition das Knie zunächst in Richtung des Ellenbogens führen.

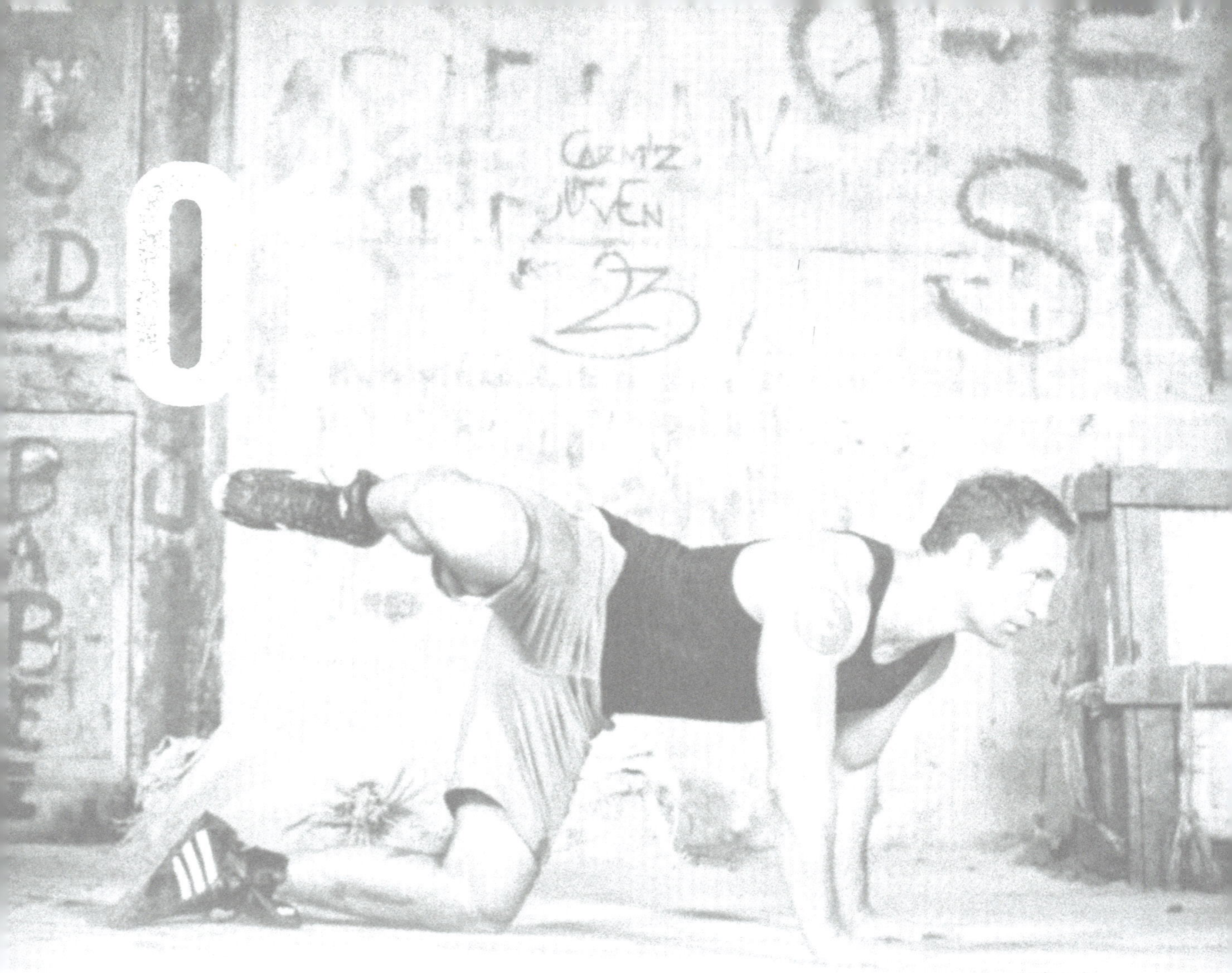

BEINCHEN HEBEN

Eine gute Anfängerübung, die nicht allzu kompliziert ist, mit der Sie aber trotzdem im richtigen Tempo Ihren Puls nach oben treiben können.

Trainiert
Rumpf

Ausgangsposition
Auf allen vieren stehen.

Ausführung
Das eine Bein mit gebeugtem Knie zur Seite führen. In die Ausgangsposition zurückkehren und das Gleiche mit der anderen Seite wiederholen.

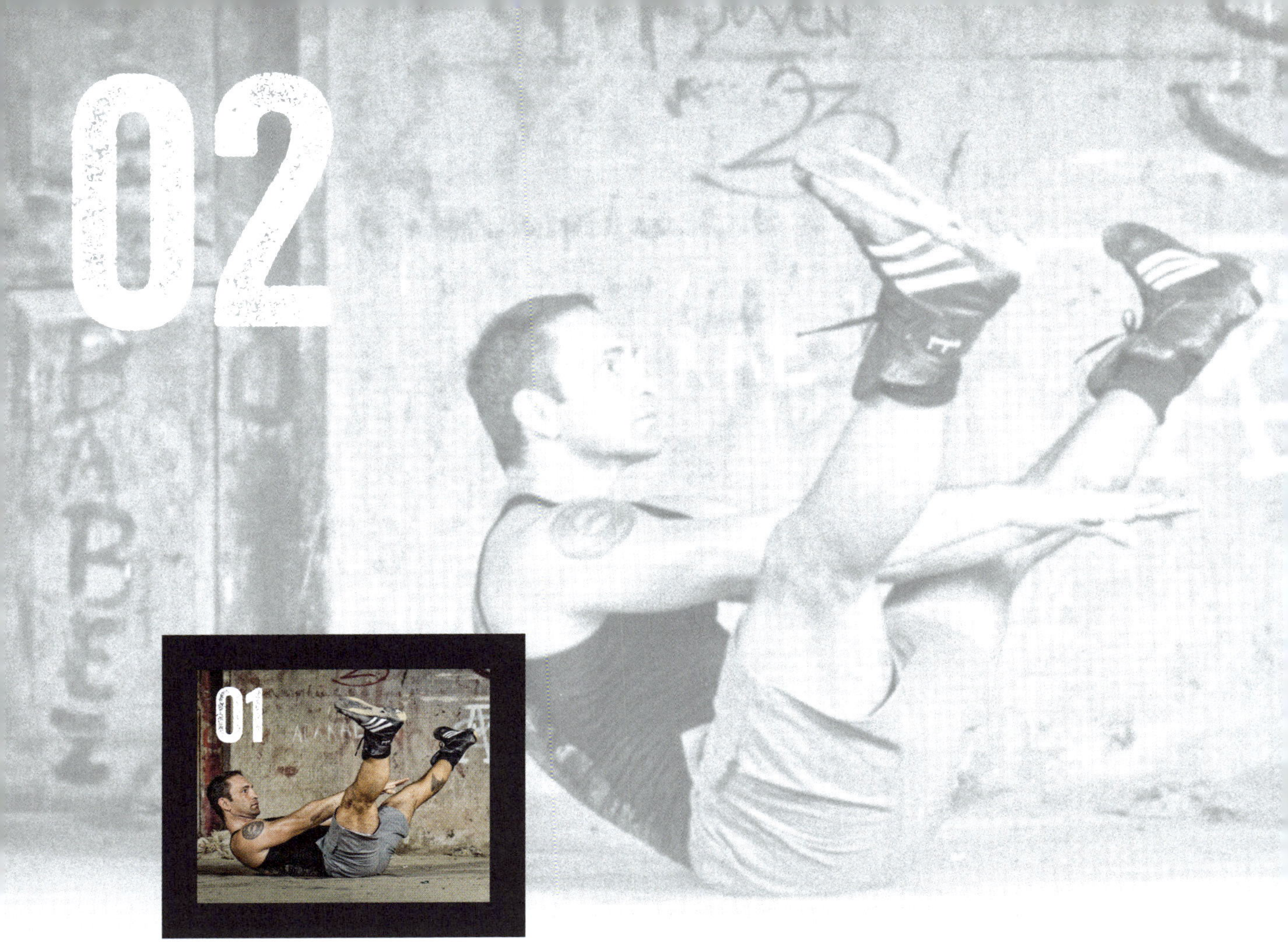

STERN

Eine Übung, die etwas Abwechslung in das Training bringt.

Trainiert
Rumpf

Ausgangsposition
Auf dem Rücken liegend, die Arme gerade nach vorn gestreckt und die Beine so breit wie möglich gespreizt über dem Boden halten.

Ausführung
Den Oberkörper anheben und die Arme so weit wie möglich nach vorn zwischen die Beine strecken.

Tipp
Versuchen Sie so hoch und so weit nach vorn wie möglich zu kommen.

KNIEHEBEN STEHEND

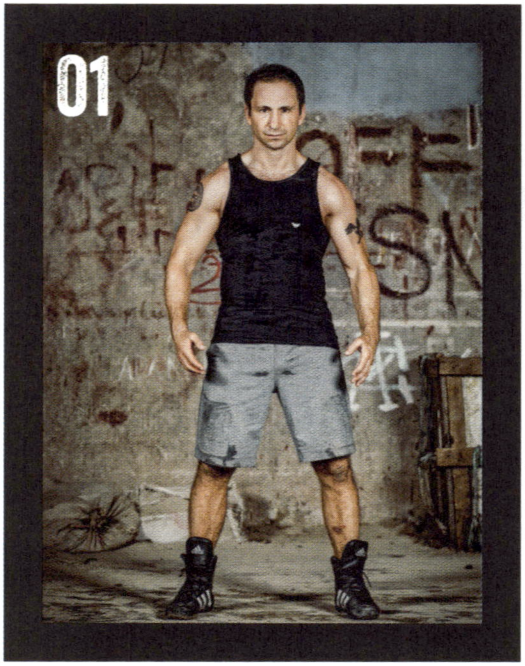

Fast alle Bauchübungen werden im Liegen durchgeführt. Darum sind Übungen, die etwas Abwechslung bringen, besonders wertvoll.

Trainiert
Rumpf und (leicht) die Beine

Ausgangsposition
Aufrecht stehend, die Füße schulterbreit auseinander.

Ausführung
Das linke Bein heben und dabei gleichzeitig das Knie mit dem rechten Ellbogen berühren. Mit der anderen Seite wiederholen.

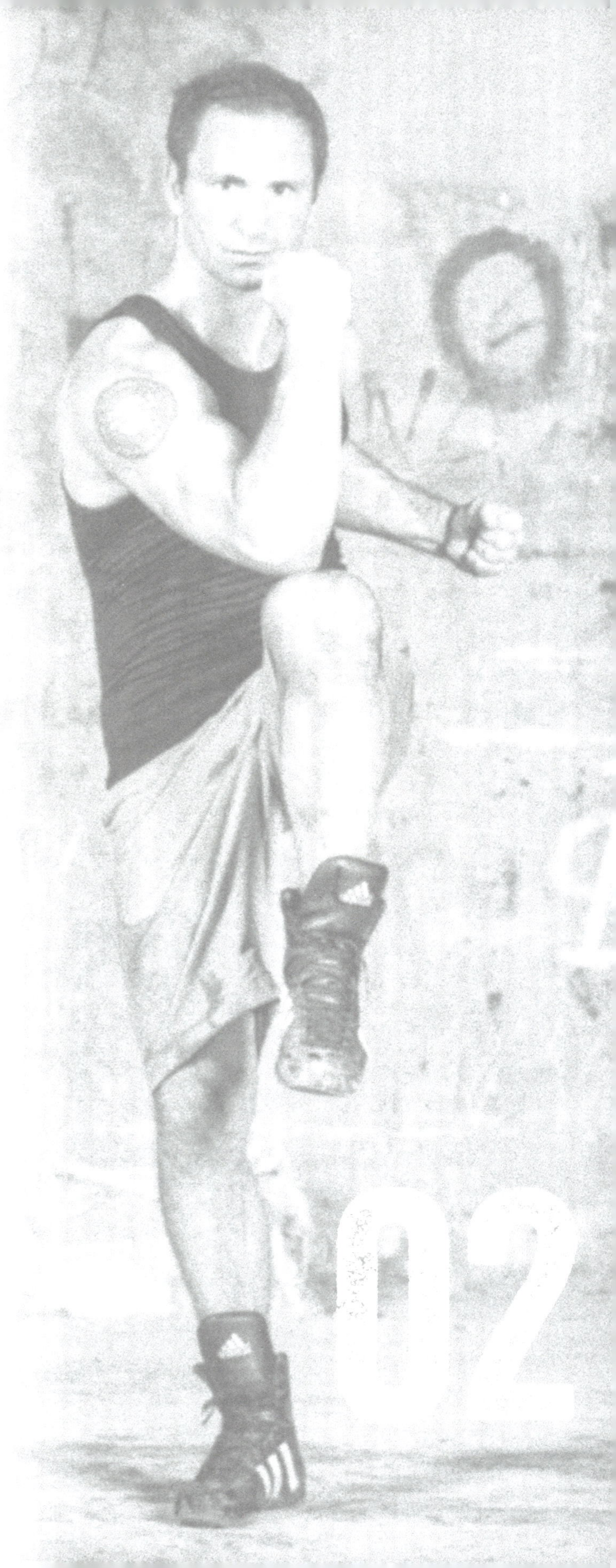

SPULE

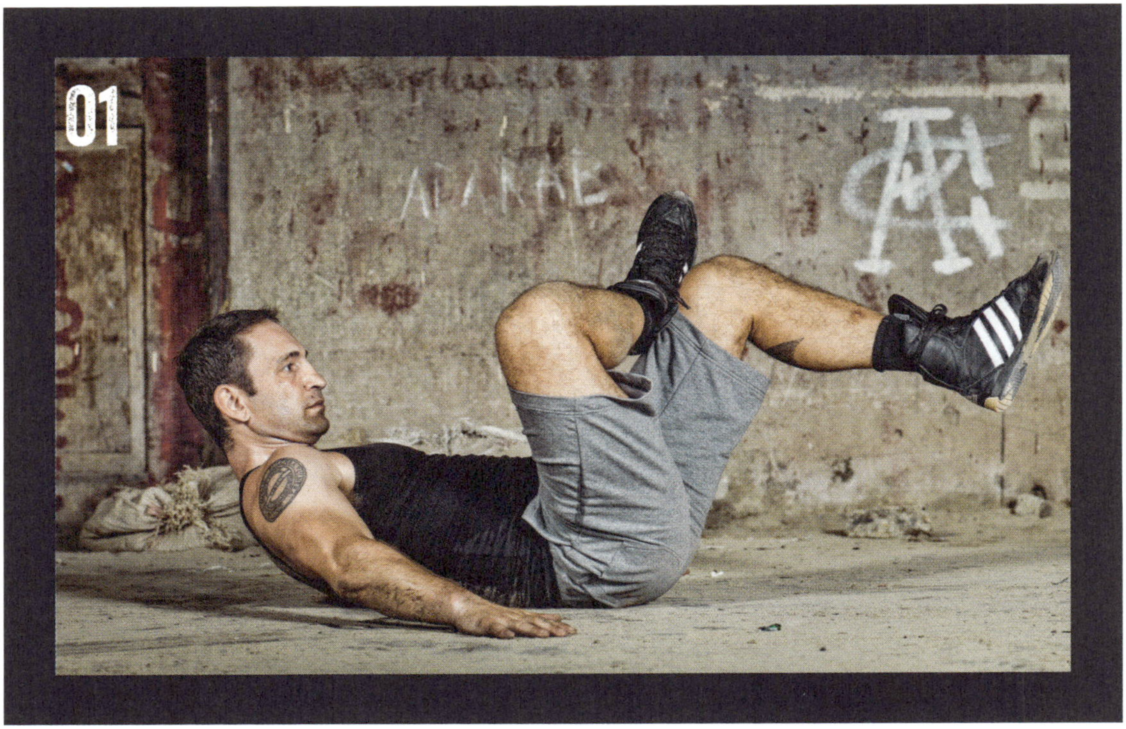

Abwechslung, Abwechslung und nochmals Abwechslung! Wenn Sie Ihren Rumpf immer nur mit denselben Übungen traktieren, passiert zum Schluss gar nichts mehr. Hier kommt eine etwas ungewöhnliche Übung, die nicht besonders schwierig aussieht, aber anstrengender ist, als man denkt.

Trainiert
Rumpf

Ausgangsposition
Auf dem Rücken liegend, der rechte Fuß berührt das linke Knie, die Arme liegen seitwärts ausgestreckt auf dem Boden.

Ausführung
Das Bein mithilfe der Bauchmuskeln und ein klein wenig der Armmuskeln zum Gesicht hin »rollen«.

Tipp
Setzen Sie so viel wie möglich Ihre Bauchmuskeln ein. Helfen Sie hingegen zu sehr mit den Armen nach, wird sie schnell sinnlos. Also nicht schummeln!

02

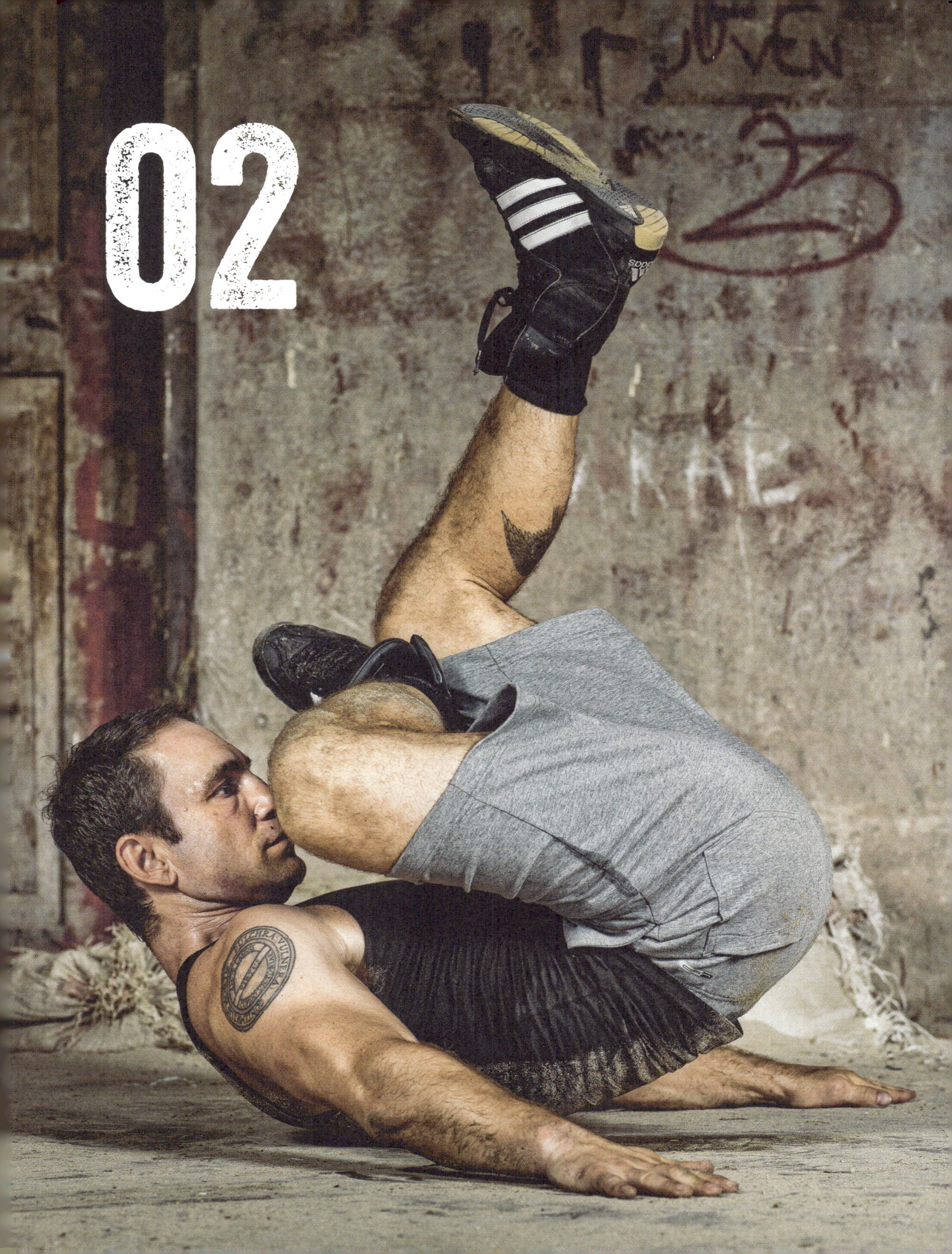

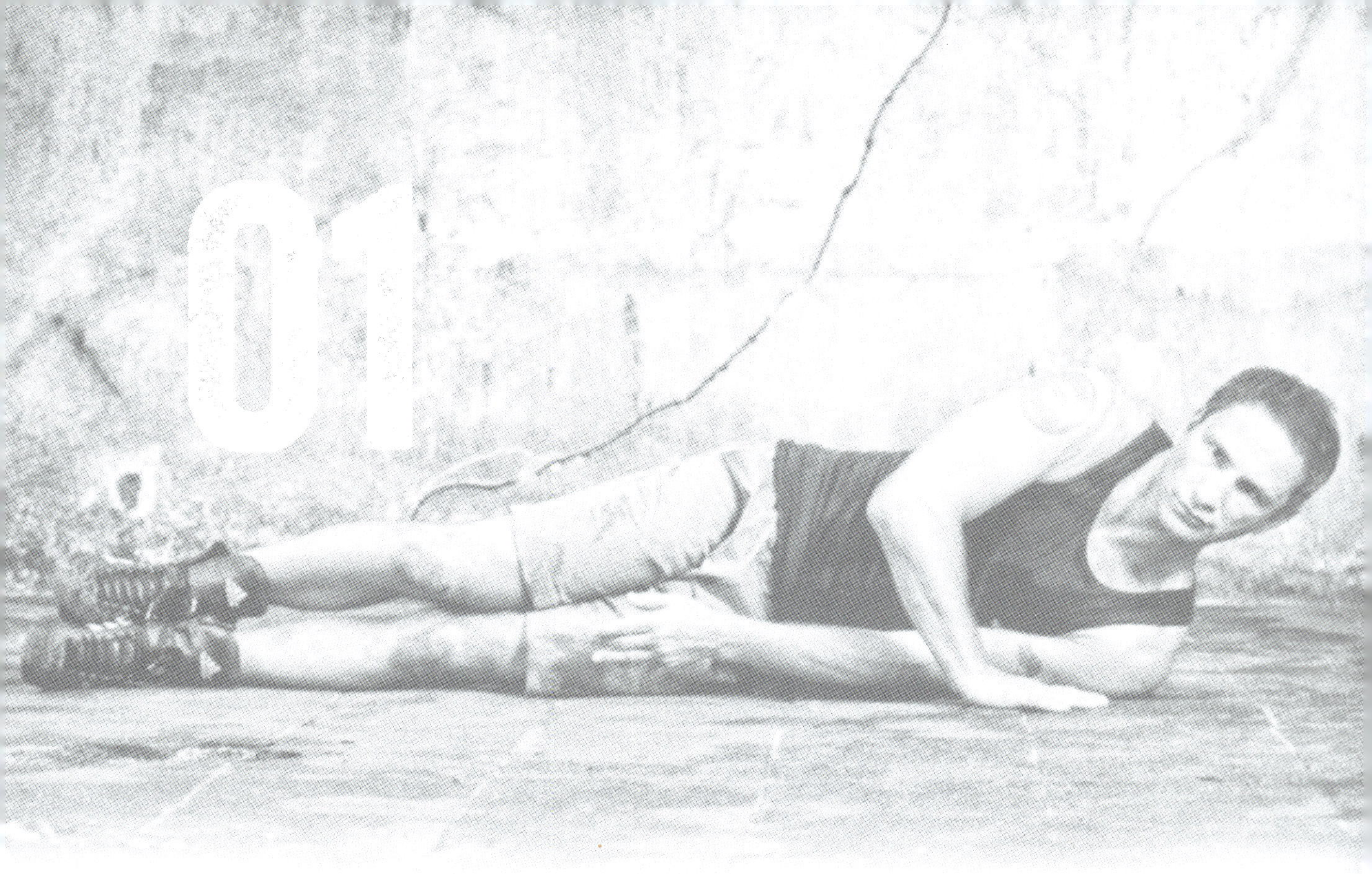

SEITENHEBER

Ständig neue Positionen zu finden, um den Körper immer wieder herauszufordern, ist der Schlüssel für eine Topform.

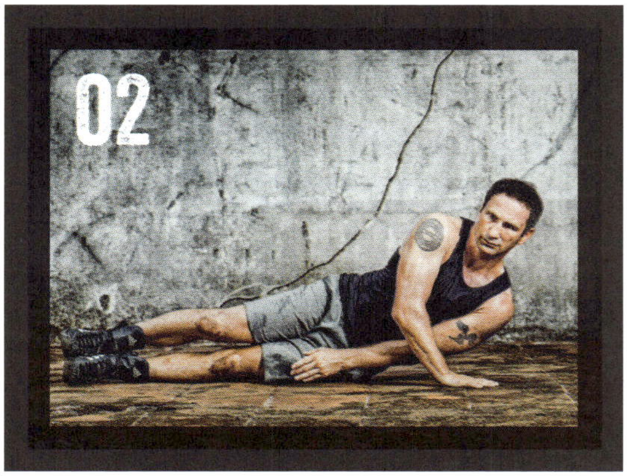

Trainiert
Rumpf

Ausgangsposition
Auf der linken Schulter liegend, den linken Arm gestreckt, die rechte Hand zum Abstützen auf dem Boden.

Ausführung
Den Oberkörper nach oben drücken, wieder in die Ausgangsposition zurückkehren. Wiederholen.

ZICKZACK AUF DEM RÜCKEN

Eine gute Übung für Stabilität und Ausdauer, die aber auch den Willen trainiert. Wenn Sie wirklich etwas von dieser Übung haben wollen, dann müssen Sie nämlich die Zähne zusammenbeißen und sich weiter vorantreiben.

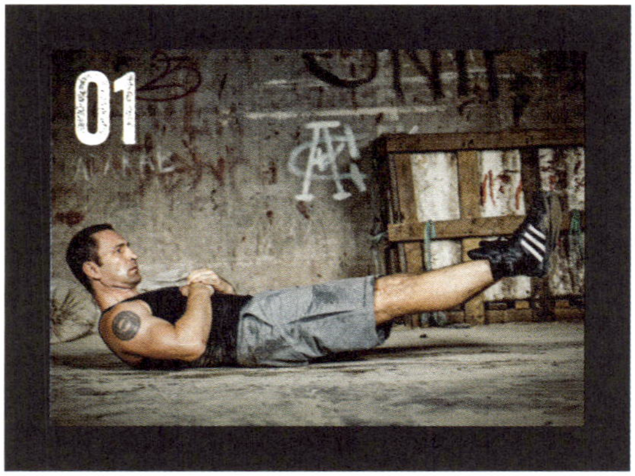

Trainiert
Stabilität, Kraft und Ausdauer

Ausgangsposition
Auf dem Rücken liegend, die Hände auf der Brust gefaltet, die Beine gestreckt und die Füße etwa 10 Zentimeter über dem Boden.

Ausführung
Auf dem Rücken liegen bleiben und die Beine in der Luft abwechselnd übereinanderkreuzen.

Tipp
Die Beine gestreckt halten!

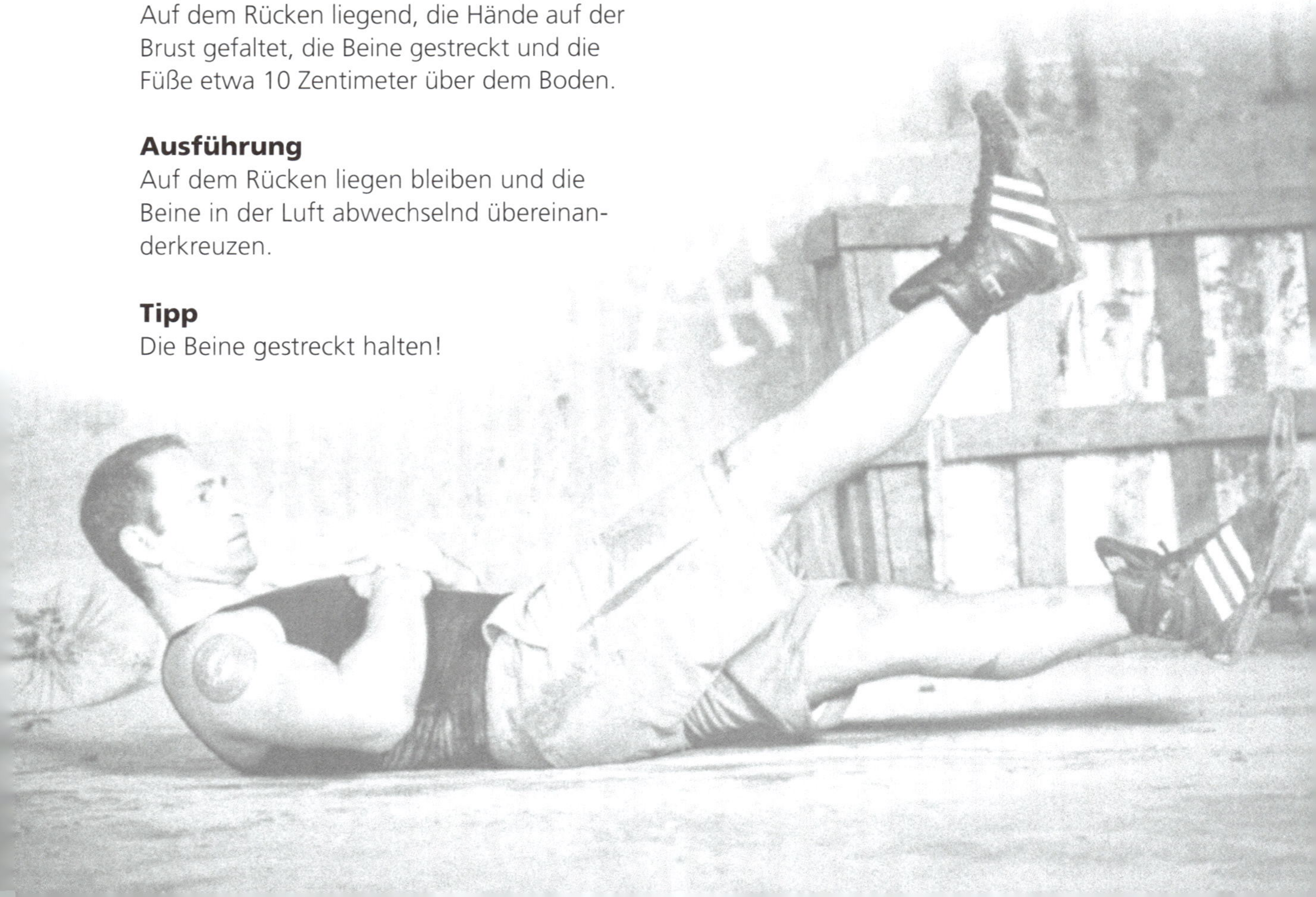

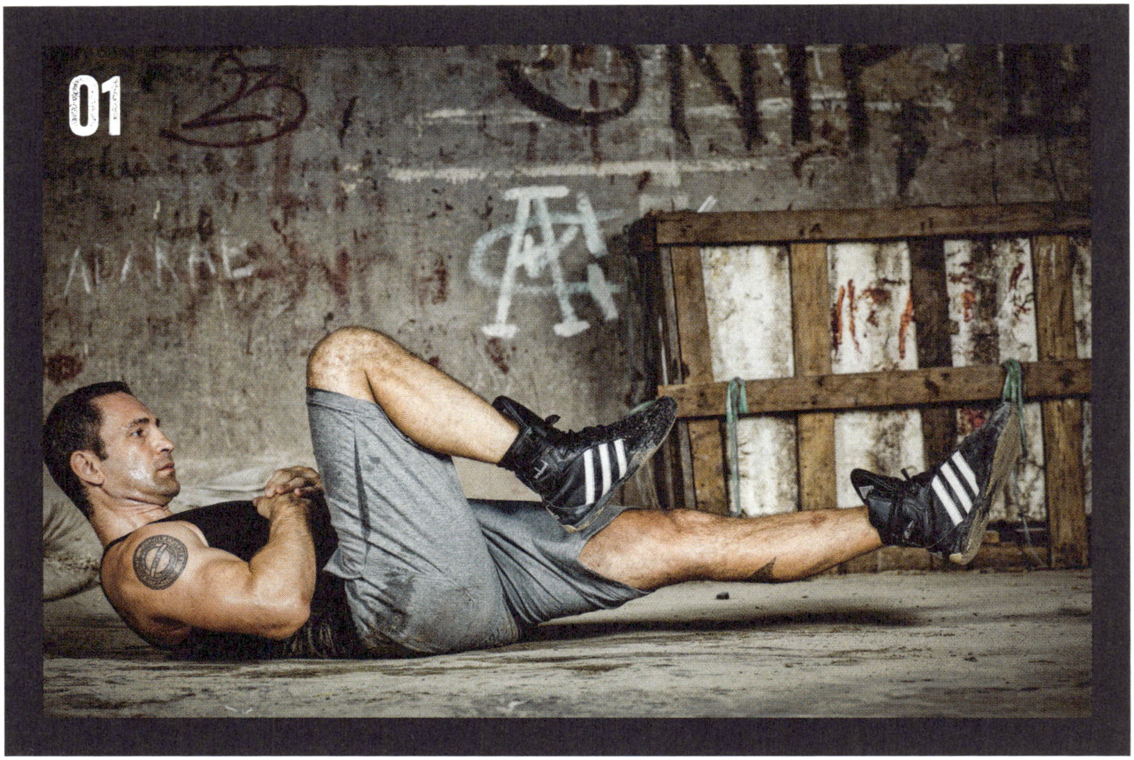

RADFAHREN AUF DEM RÜCKEN

Eine gute Übung für die Koordination. Funktioniert am besten in Kombination mit der Übung *Zickzack auf dem Rücken*. Wechseln Sie für einen maximalen Effekt zwischen beiden Übungen.

Trainiert
Stabilität, Kraft, Koordination und Ausdauer im Rumpf

Ausgangsposition
Auf dem Rücken liegend, die Hände auf der Brust gefaltet, die Beine gestreckt und die Füße etwa 10 Zentimeter über dem Boden.

Ausführung
Auf dem Rücken liegen bleiben und durch wechselseitiges Anziehen der Knie in der Luft »Rad fahren«.

GESTRECKTE BEINE

Diese Übung sieht auf den ersten Blick vielleicht gar nicht so anstrengend aus und ist es am Anfang auch nicht. Nach einer Weile müssen Sie dann aber schon die Zähne zusammenbeißen und durchhalten, und zum Schluss werden Sie um Gnade winseln.

Trainiert
Stabilität, Kraft und Ausdauer

Ausgangsposition
Auf dem Rücken liegend, die Hände auf der Brust gefaltet, die Beine gestreckt und die Füße etwa 10 Zentimeter über dem Boden.

Ausführung
Liegen bleiben!

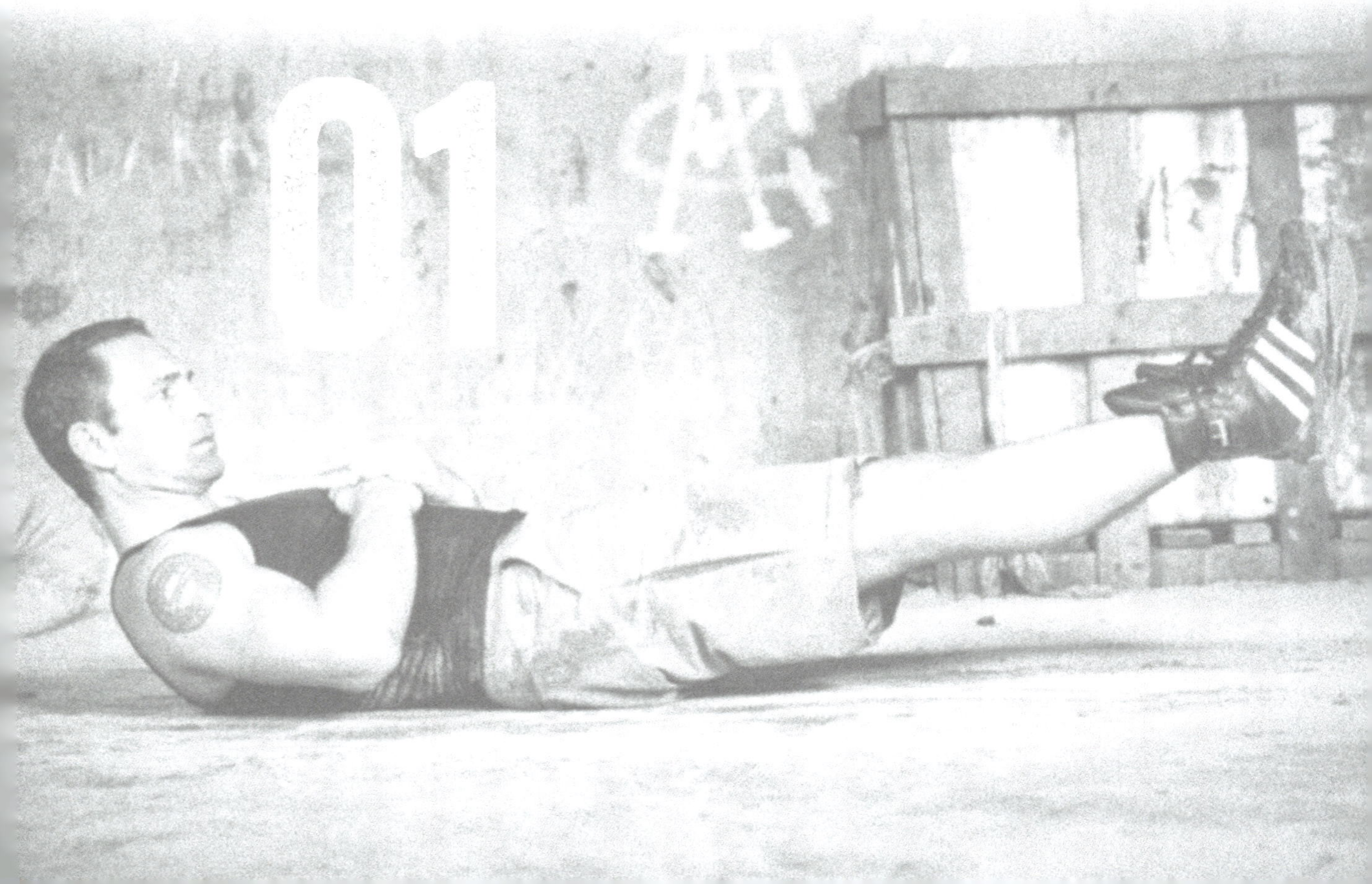

BERGSTEIGER

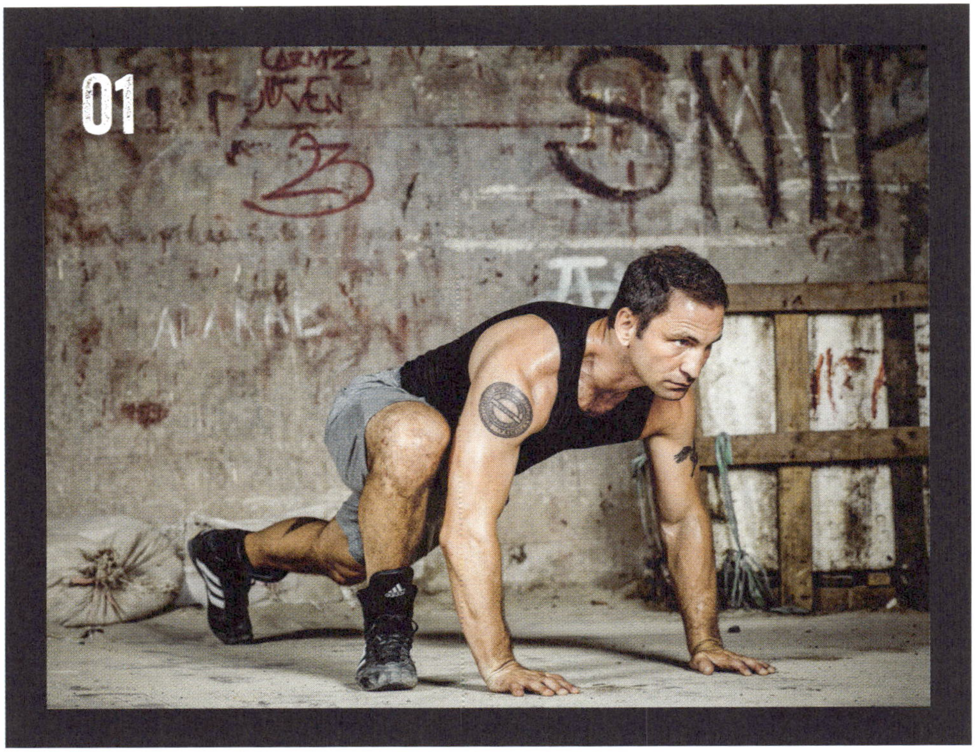

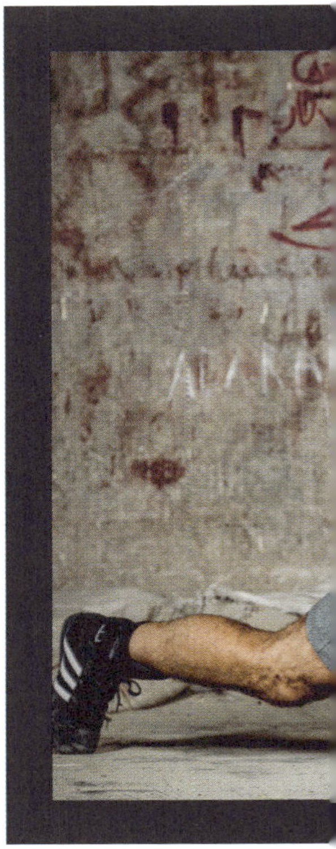

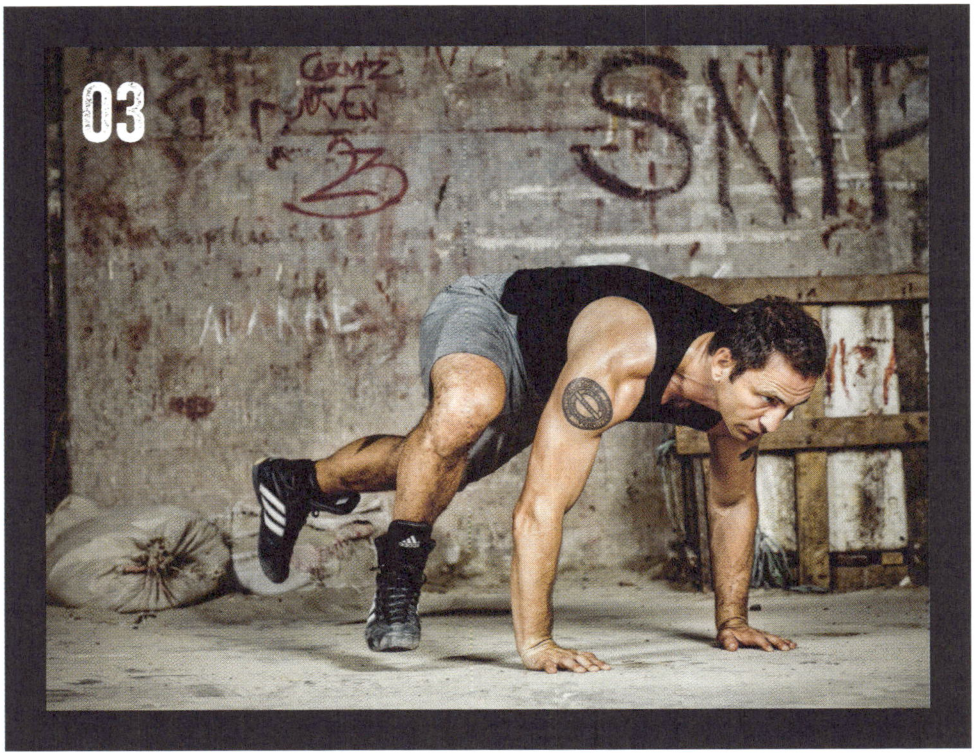

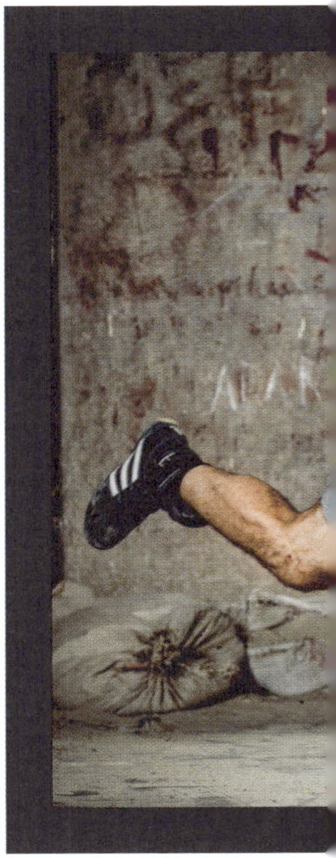

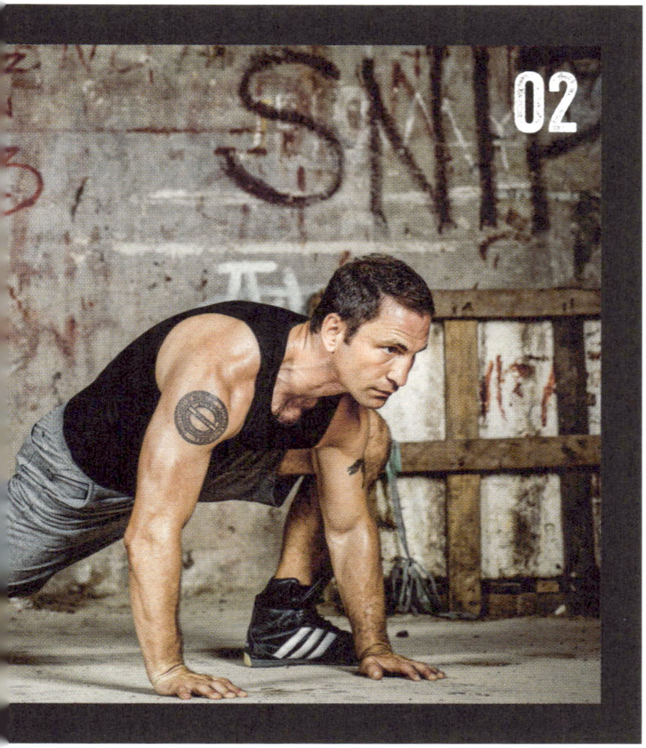

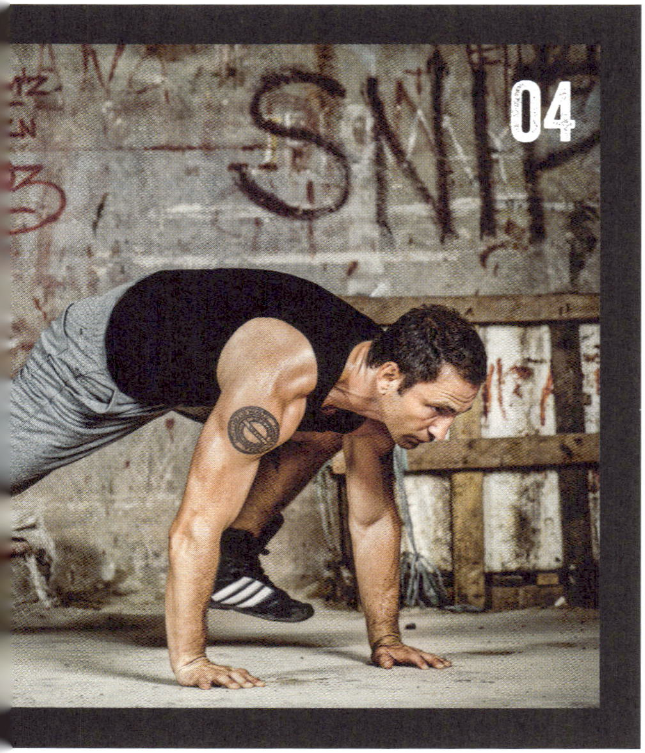

Eine höllisch anstrengende Übung, die Beine und Rumpf super trainiert. Außerdem eine tolle Koordinationsübung.

Trainiert
Rumpf und Beine

Ausgangsposition
Liegestützposition, die Hände schulterbreit nebeneinander

Ausführung
Mit dem rechten Bein nach vorn springen, sodass der Fuß außerhalb des rechten Arms landet. Mit dem anderen Bein wiederholen und dann immer abwechselnd fortsetzen.

Tipp
Keine Schwäche zeigen. Das Tempo halten und nicht tricksen.

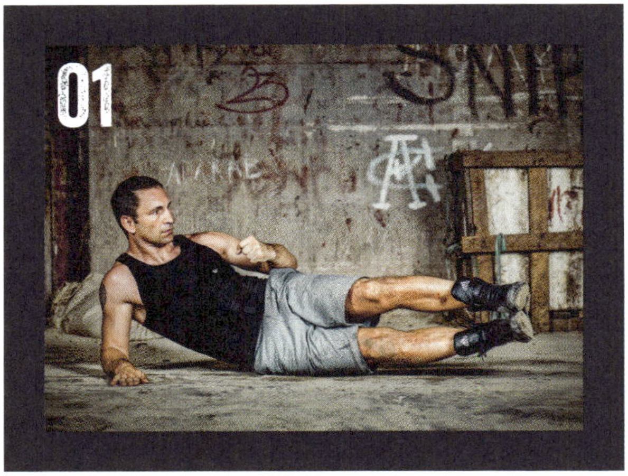

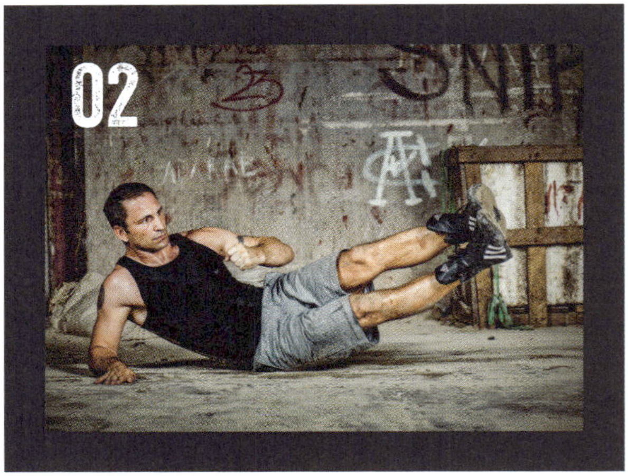

SEITEN-V

Um in Topform zu kommen, muss man immer wieder neue Möglichkeiten finden, seinen Körper herauszufordern. Hier ist eine Übung, die nicht so weit verbreitet ist und die Ihre Bauchmuskulatur in einem recht ungewöhnlichen Winkel trainiert.

Trainiert
Bauchmuskeln und Gleichgewicht

Ausgangsposition
Mit der rechten Hüfte und dem rechten Unterarm auf dem Boden liegend.

Ausführung
Oberkörper und Beine so hoch wie möglich seitlich anheben. In die Ausgangsposition zurückkehren, ohne die Beine auf den Boden zu legen.

Tipp
Der Körper liegt nicht ganz auf der Seite, sondern der Bauch zeigt etwas nach oben.

01

FERSEN BERÜHREN

Eine gute Bauchmuskelübung für eine auspowernde Trainingseinheit.

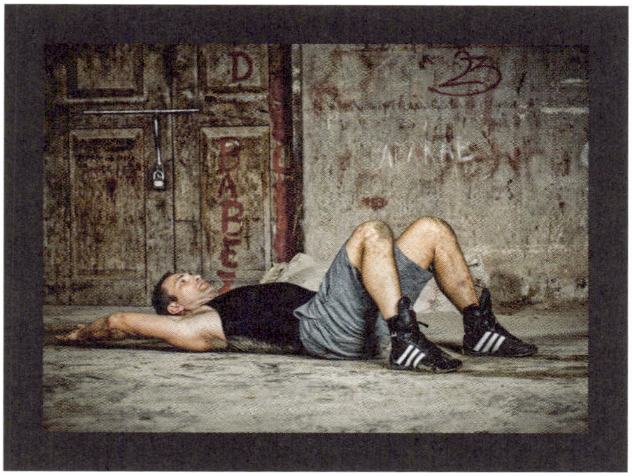

Trainiert
Ausdauer und Milchsäuretoleranz der Bauchmuskulatur

Ausgangsposition
Auf dem Rücken liegend, die Beine angewinkelt und die Arme gerade über den Kopf gestreckt.

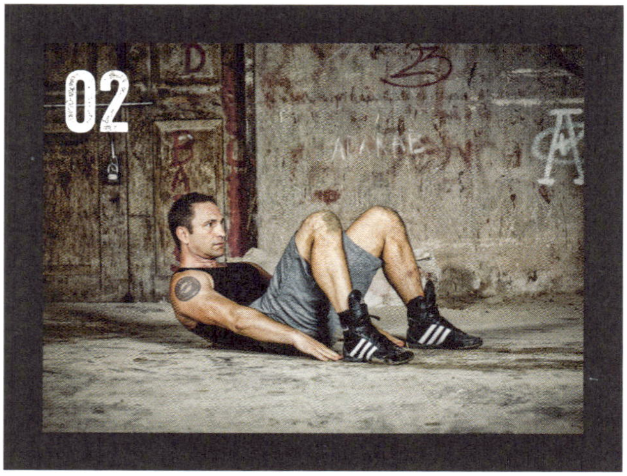

Ausführung
Den Oberkörper aufrichten und die Fersen mit den Händen berühren. In die Ausgangsposition zurückkehren.

Tipp
Hohes Tempo halten, um einen maximalen Effekt zu erzielen.

01

BOXER

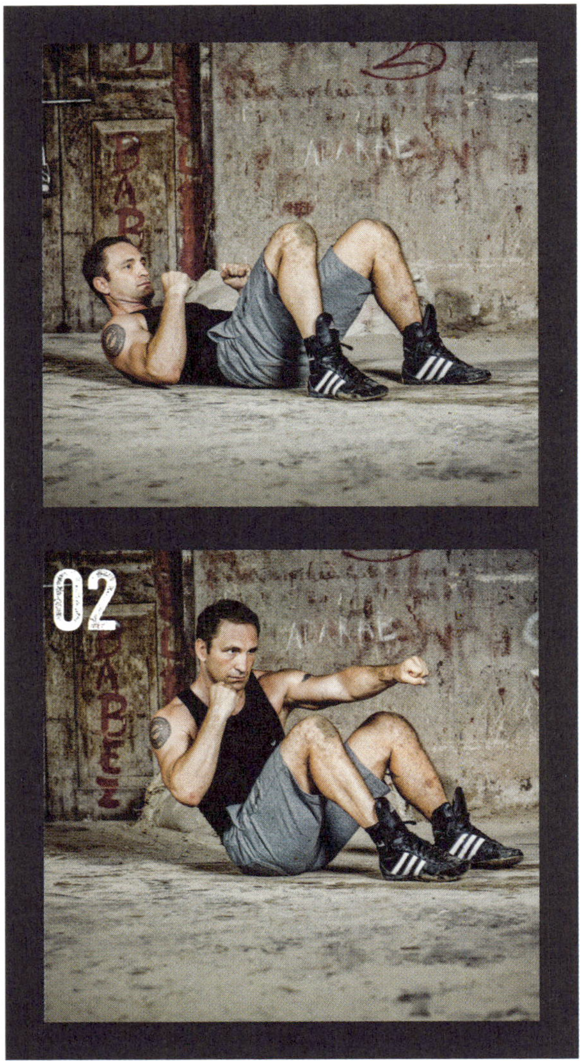

Situps mit einem Extra. Ihre Beweglichkeit im Rumpf wird größer, was diese Übung besser macht als gewöhnliche Situps.

Trainiert
Bauchmuskeln

Ausgangsposition
Mit angewinkelten Beinen auf dem Boden sitzend, die Arme in Boxhaltung.

Ausführung
Zurücklehnen, bis sich der Oberkörper einige Zentimeter über dem Boden befindet. Mithilfe der Bauchmuskeln wieder nach oben kommen und auf halbem Weg nach oben mit dem linken Arm nach rechts in die Luft schlagen. Dabei gleichzeitig den Oberkörper in dieselbe Richtung drehen. In die Ausgangsposition zurückkehren. Beim nächsten Mal mit dem rechten Arm schlagen. Wiederholen.

Tipp
Tief in die Bewegung hineingehen, in der unteren Position ganz nahe über dem Boden bleiben. Nicht schummeln!

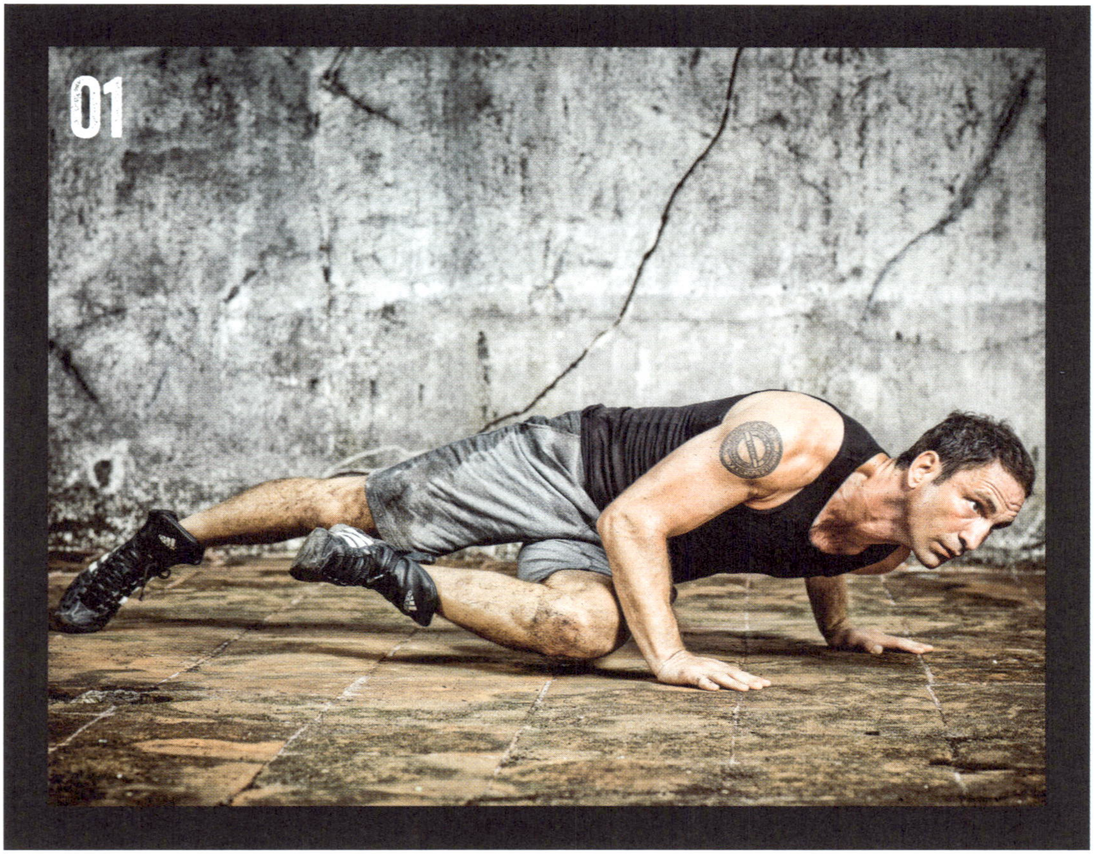

SCHRAUBE

Alle Übungen mit verschiedenen Drehmomenten sind einfach genial.

Trainiert
Kraft und Beweglichkeit im Rumpf

Ausgangsposition
Liegestützposition

Ausführung
Den Körper bis knapp über den Boden absenken, dann das linke Knie zum rechten Ellenbogen ziehen. In die Ausgangsposition zurückkehren. Mit der entgegengesetzten Seite wiederholen.

SPIDERMAN-BRETT

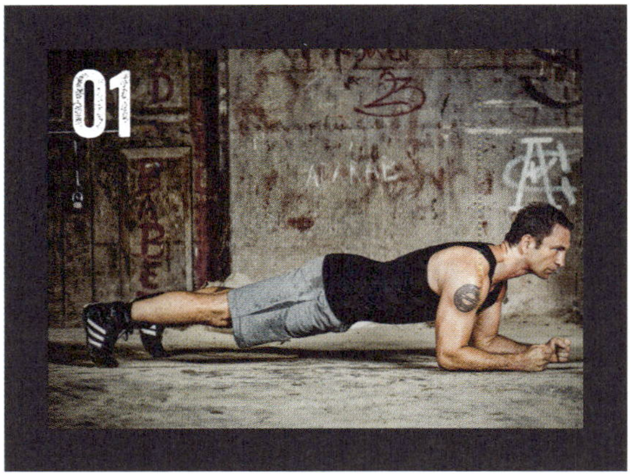

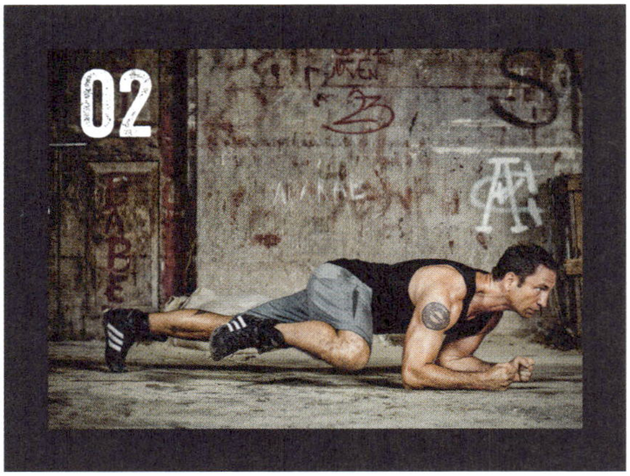

Eine echt anstrengende Übung, bei der die Milchsäure nur so in Rumpf und Beine schießt. Eine hervorragende Übung, wie wir schon gelernt haben.

Trainiert
Rumpf, Beine, Muskelkoordination, dazu Anregung der Fettverbrennung.

Ausgangsposition
Brett-Position. Schwerpunkt auf Ellenbogen und Zehen.

Ausführung
Das rechte Knie zum rechten Ellenbogen ziehen. Möglichst den Ellenbogen mit dem Knie berühren oder wenigstens so weit, wie es geht. In die Ausgangsposition zurückkehren und die Bewegung mit der anderen Seite wiederholen.

Tipp
Ein hohes Tempo halten!

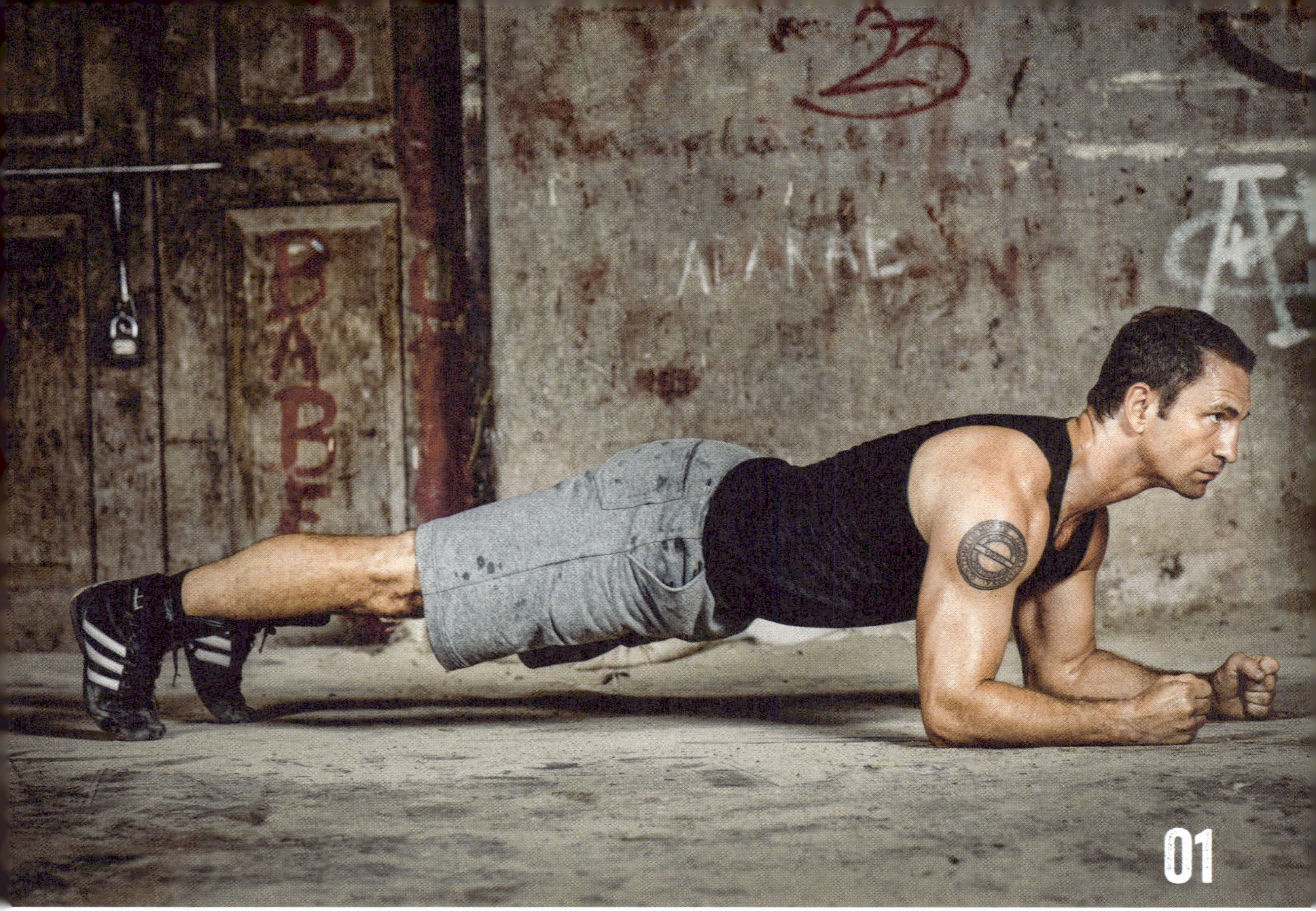

BEIN HOCH

Legen Sie die Latte noch höher und variieren Sie die Brettübung.

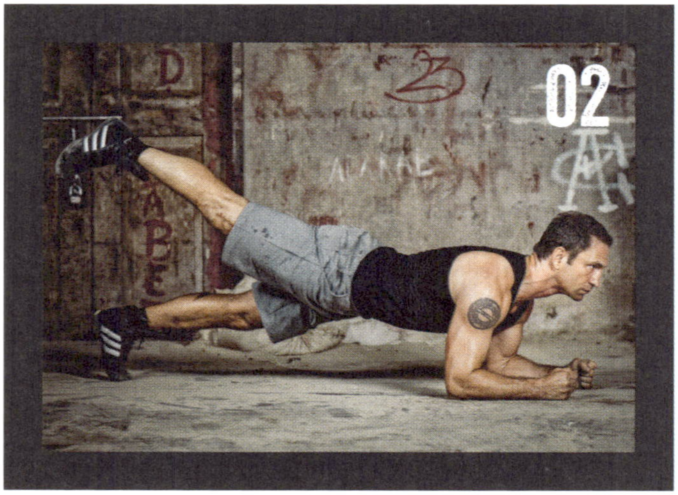

Trainiert
Rumpf und Beine

Ausgangsposition
Brett-Position

Ausführung
Das rechte Bein gestreckt anheben und halten. In die Ausgangsposition zurückkehren und mit dem linken Bein wiederholen.

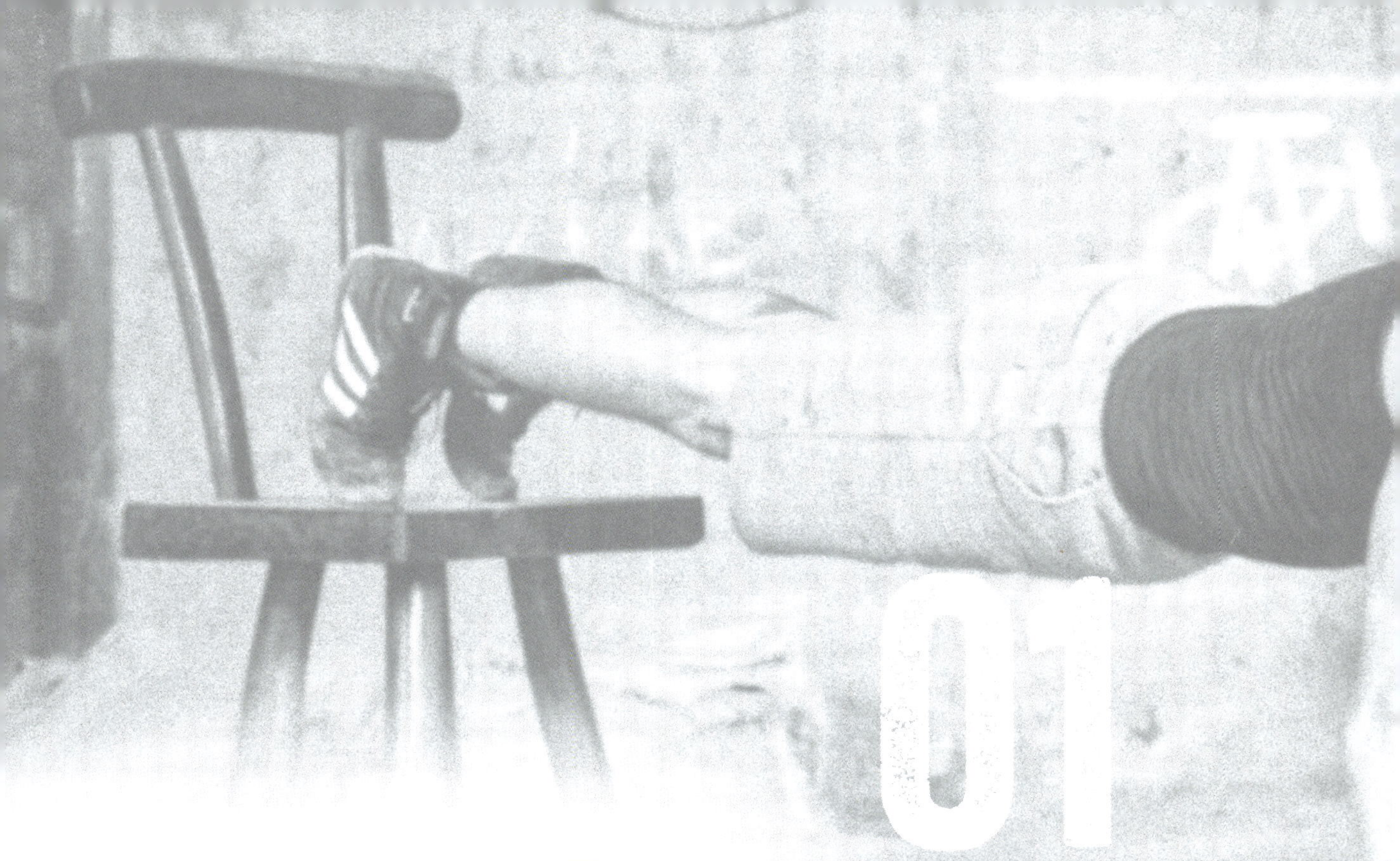

BRETT AUF STUHL MIT KNIE

Diese Übung wirkt bereits auf dem Boden anstrengend, aber mithilfe eines Stuhls wird sie richtig hart. Mit anderen Worten: eine fantastische Übung.

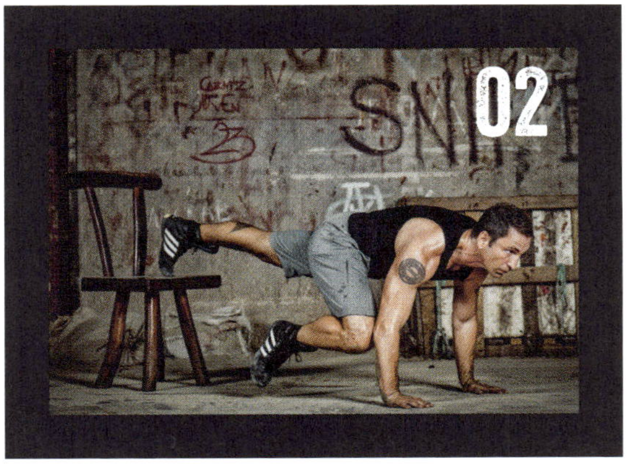

Trainiert
Beweglichkeit, Kraft und Ausdauer im Rumpf

Ausgangsposition
Mit den Zehen auf einem Stuhlsitz »hängend«, die Arme gestreckt, die Hände auf dem Boden.

Ausführung
Das rechte Knie an den rechten Ellenbogen ziehen. Mit der anderen Seite wiederholen.

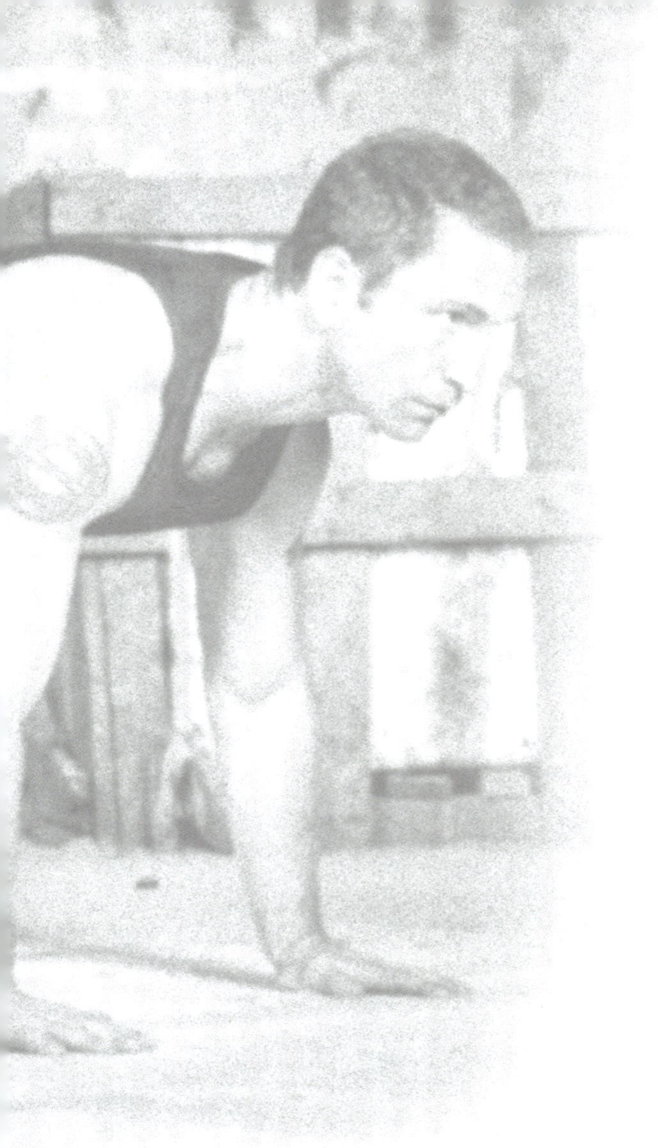

BRETT AUF STUHL MIT SCHRAUBE

In diesem Buch gibt es viele gute Übungen (auch wenn ich das selbst sage). Auch das hier ist eine super Übung, die Ihnen Kraft, Beweglichkeit und Ausdauer gibt. Wenn Sie diese Übung schaffen, MÜSSEN Sie sie möglichst oft in Ihre Trainingseinheiten aufnehmen.

Trainiert
Beweglichkeit, Kraft und Ausdauer im Rumpf

Ausgangsposition
Mit den Zehen auf einem Stuhlsitz »hängend«, die Arme gestreckt, die Hände auf dem Boden.

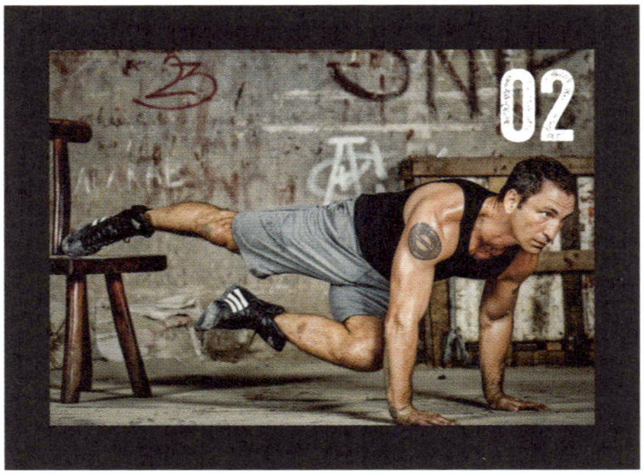

Ausführung
Das linke Knie an den rechten Ellenbogen ziehen. Mit der anderen Seite wiederholen.

Tipp
Wenn Sie noch nicht ausreichend beweglich sind, drehen Sie sich, so weit Sie können, ehe Sie in die Ausgangsposition zurückkehren.

01

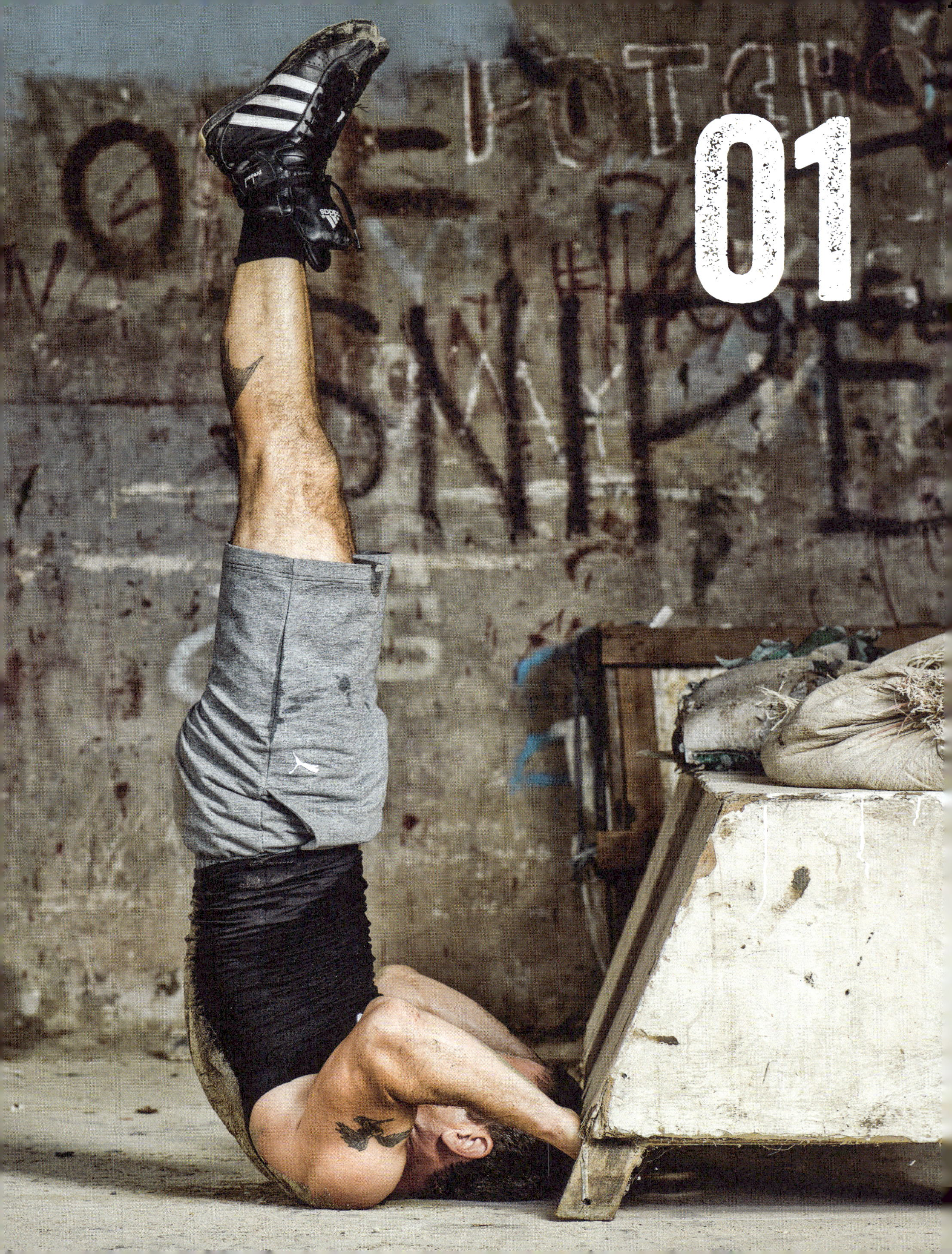

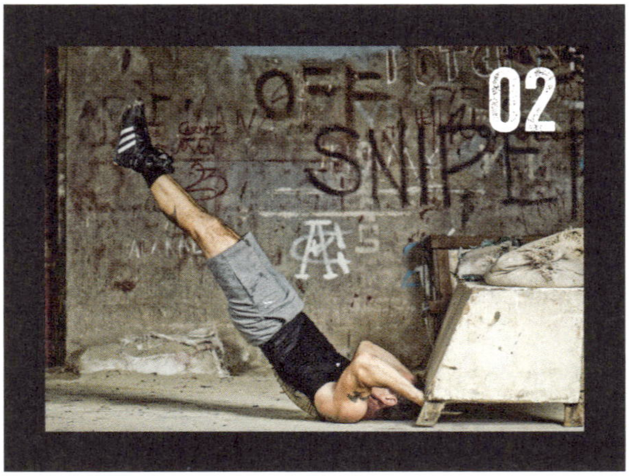

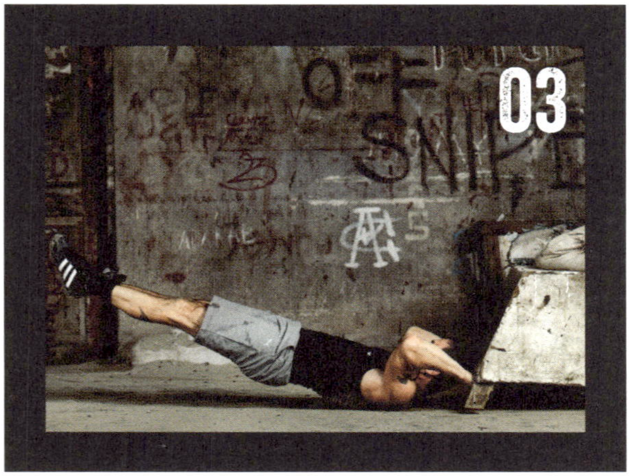

ROCKY

Wenn Sie diese Übung schaffen, haben Sie so viel Kraft im Rumpf wie ein echter Champion.

Trainiert

Rumpf und die unteren Teile der Bauchmuskulatur

Ausgangsposition

Auf dem Rücken vor einem Sofa liegend, bei gebeugten Armen greifen die Hände über die Schultern hinweg an die Unterkante des Sofas.

Ausführung

Den Körper ähnlich wie bei einer »Kerze« in die Senkrechte bringen und gerade halten. Wenn Ihre Füße oben sind, langsam wieder in die Ausgangsposition zurückkehren, aber ohne den Boden zu berühren. Die Übung wiederholen.

Tipp

Halten Sie den Körper während der gesamten Übung gerade. Wählen Sie ein schweres Gegengewicht, das nicht umkippt oder verrutscht.

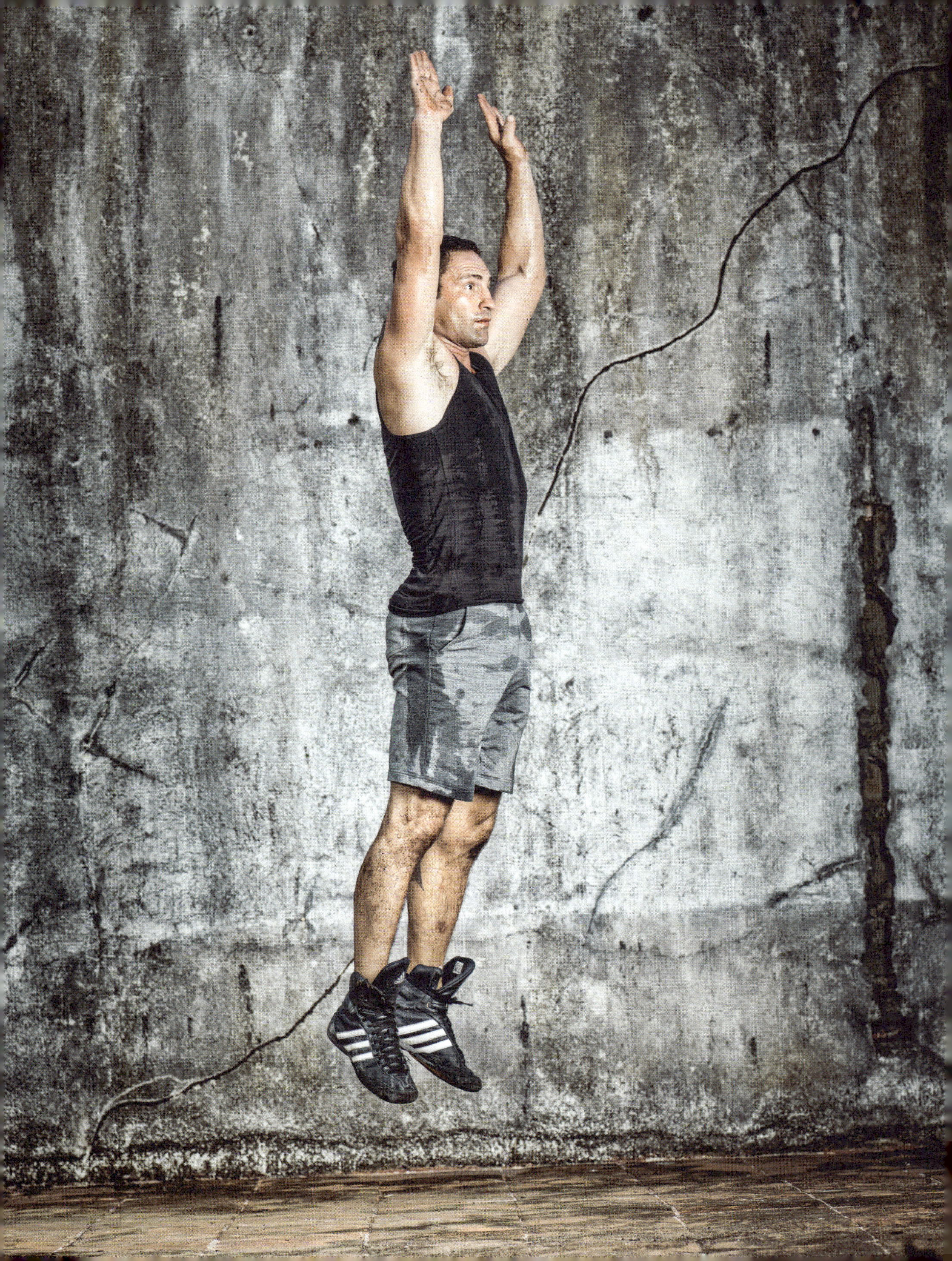

GANZER KÖRPER

Dieses Kapitel enthält einige meiner Lieblingsübungen. Übungen, bei denen man beinahe den gesamten Körper einsetzt, sind hervorragend geeignet, um in Topform zu kommen. Versuchen Sie also, regelmäßig Übungen aus diesem Teil des Buches in Ihre Trainingseinheiten einzubeziehen.

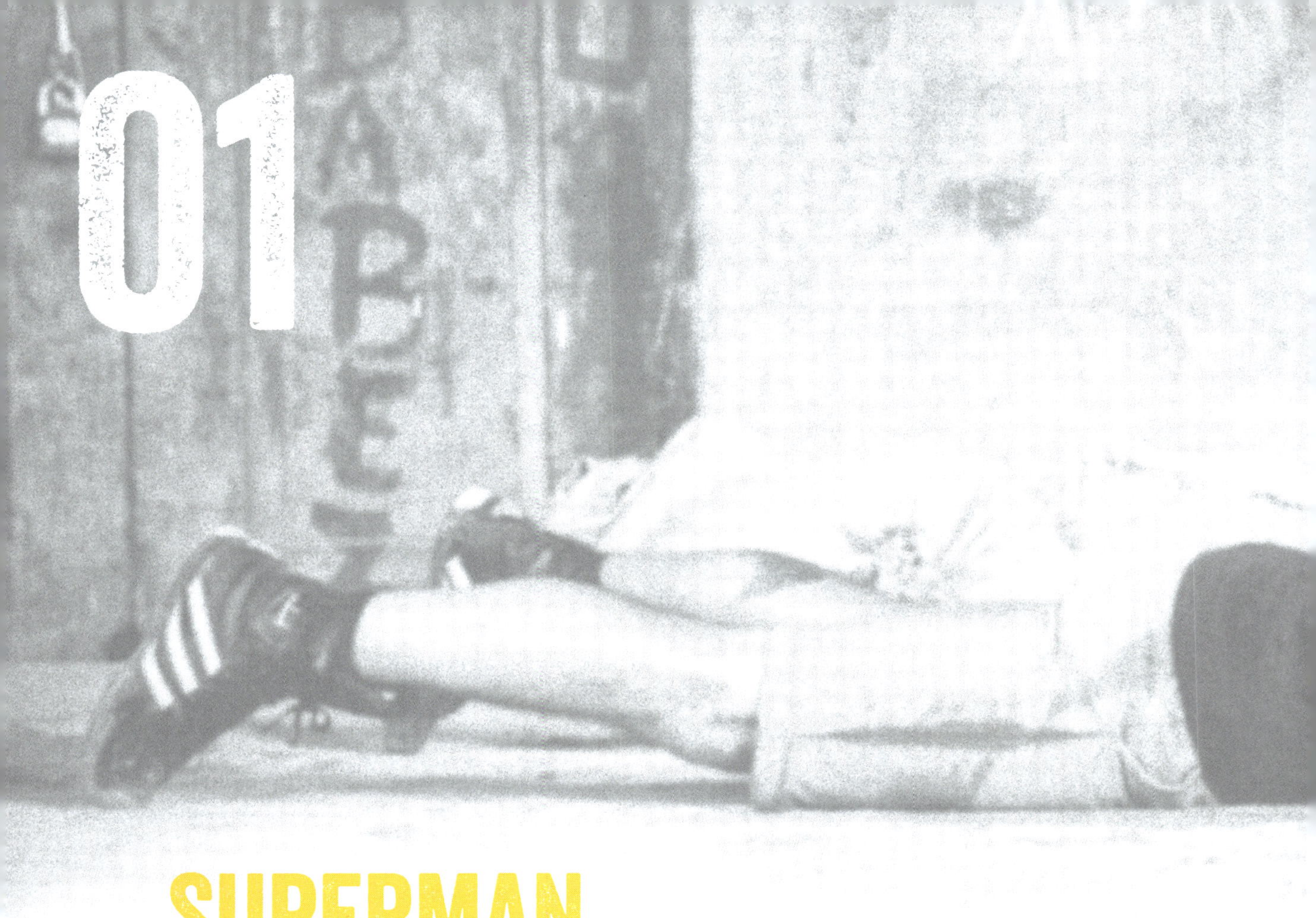

SUPERMAN

Sieht lächerlich einfach aus, bringt Sie aber garantiert ins Schwitzen.

Trainiert
Rücken

Ausgangsposition
Bauchlage, die Hände nach vorne gestreckt.

Ausführung
Hände und Füße anheben, bis nur noch die Hüften auf dem Boden liegen. Wieder absenken. Das Ganze wiederholen.

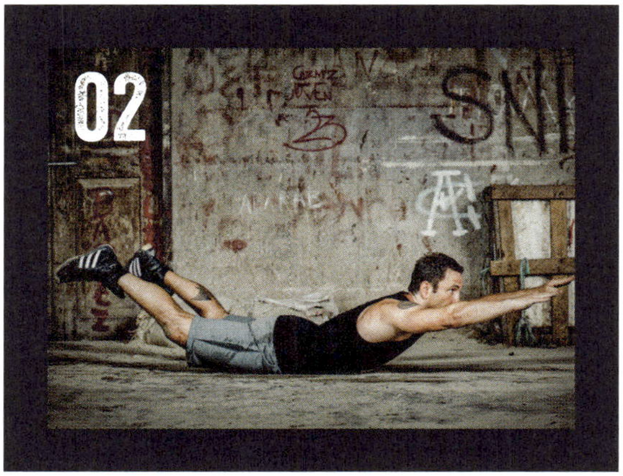

Tipp
Solange wie möglich durchhalten!

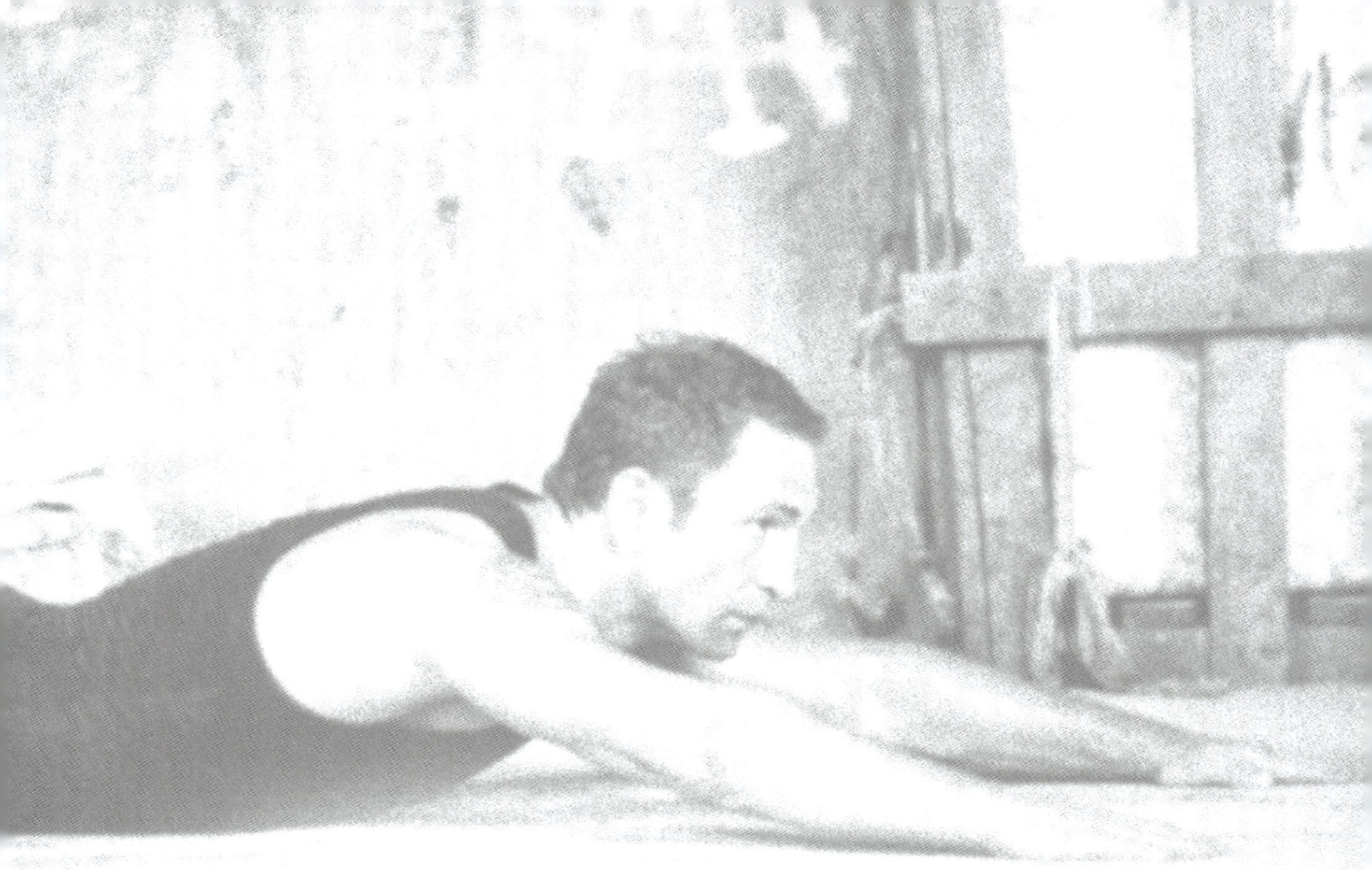

BRUSTSCHWIMMER

Keine Killerübung, aber prima für Anfänger. Wer schon in guter Form ist, kann sie als etwas leichtere Übung zwischen zwei schwere Übungen einschieben.

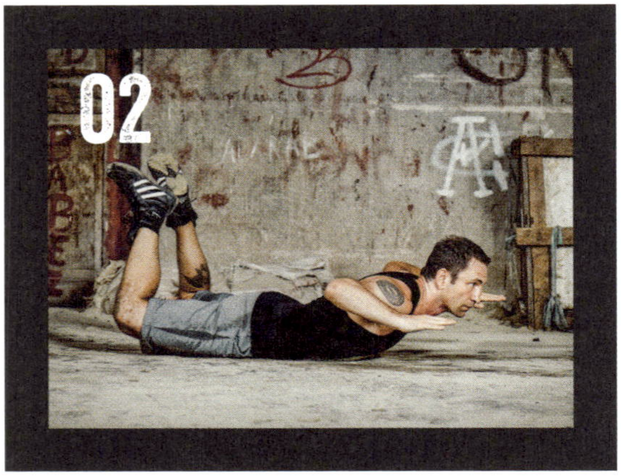

Trainiert

Den ganzen Körper

Ausgangsposition

Bauchlage, die Arme leicht gebeugt neben dem Kopf.

Ausführung

Arme und Beine etwas über dem Boden halten und Schwimmbewegungen ausführen.

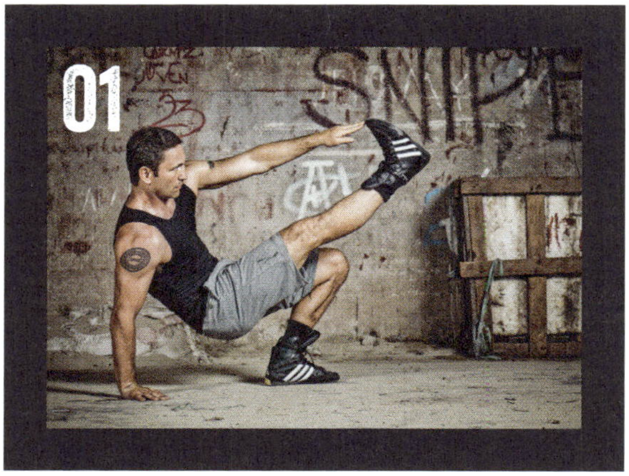

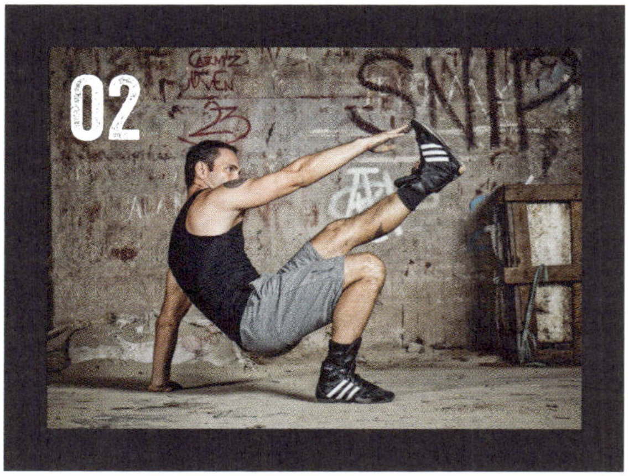

HAMPELN MIT ALLEN VIEREN

Ich mag Übungen, die den ganzen Körper beanspruchen und bei denen die Muskeln und Nervenbahnen des Körpers zusammenarbeiten müssen.

Trainiert
Den ganzen Körper

Ausgangsposition
Rückwärts auf allen vieren mit leicht gebeugten Armen und Beinen. Die Hände zeigen in Richtung Gesäß.

Ausführung
Linke Hand und rechten Fuß zusammenführen und wieder in die Ausgangsposition zurückkehren. Mit der anderen Seite wiederholen.

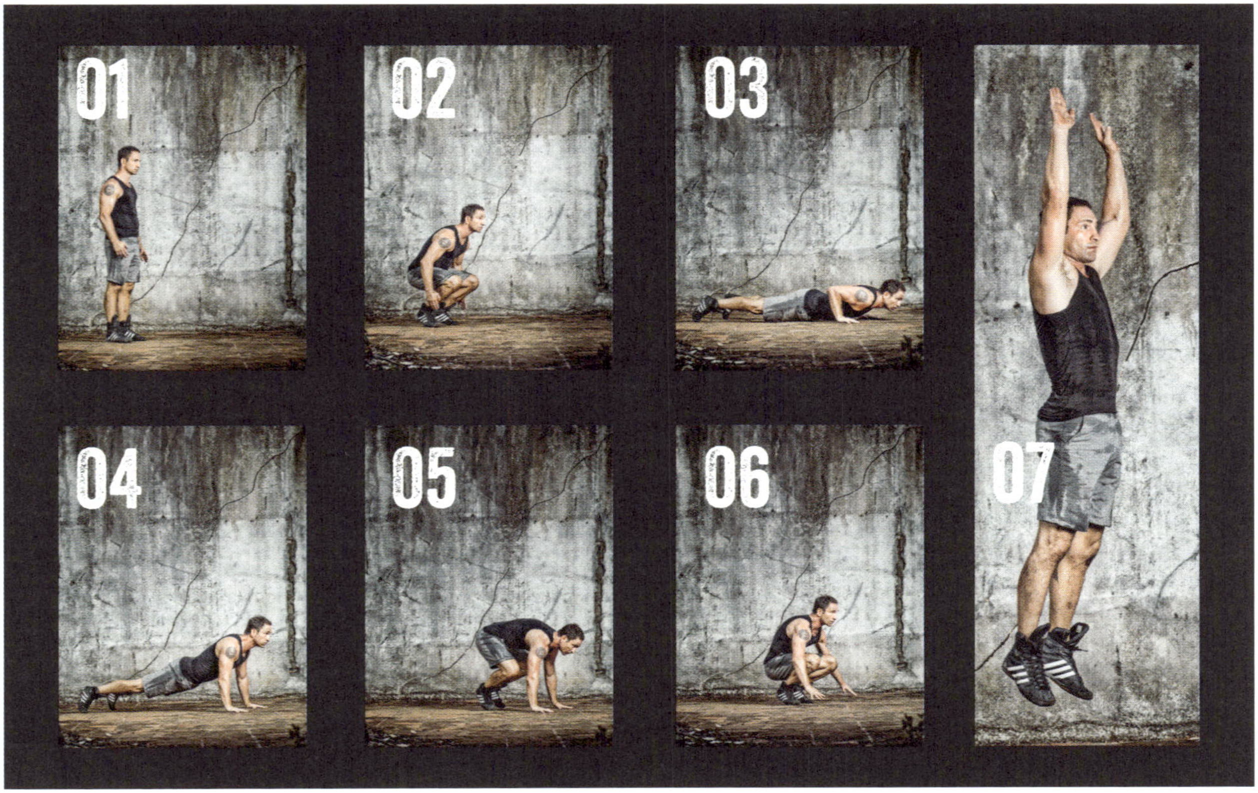

BURPEE

Der King aller Übungen! Es gibt wohl kaum etwas Besseres, denn hier ist der gesamte Körper im Einsatz. Egal wie ausgepowert Sie sind, durch einen Burpee können Sie sich immer noch schleppen.

Trainiert
Explosivität im ganzen Körper

Ausgangsposition
Aufrecht stehend, die Füße etwas weiter als hüftbreit auseinander

Ausführung
In die Hocke gehen, nach vorne in die Liegestützposition fallen. Einen Liegestütz machen, sich abdrücken, Beine unter dem Körper anziehen, bis man in der Hocke ist, in die Ausgangsposition zurückkehren und in die Luft springen. Das Ganze wiederholen.

GEFANGENER

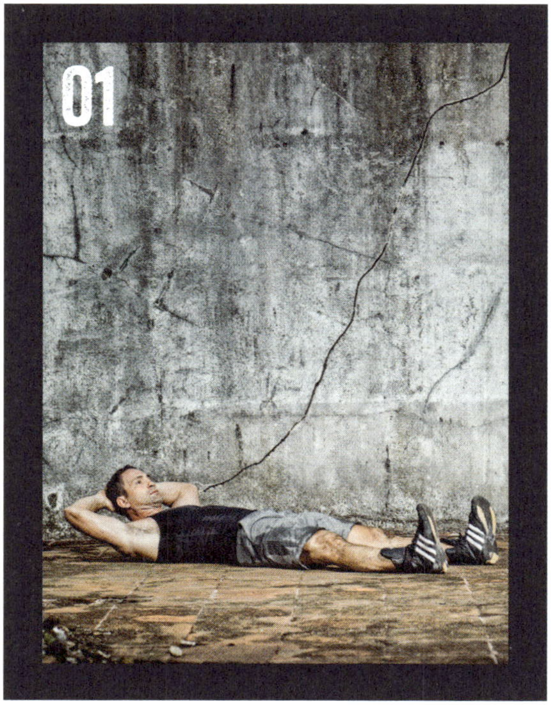

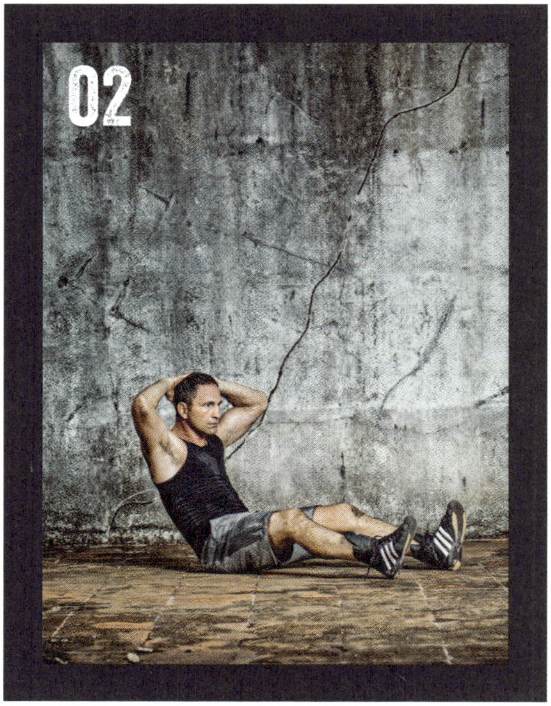

Das Zusammenspiel der Muskeln im Körper ist ein extrem wichtiger Teil der Topform. Hier eine Übung, bei der Ihr ganzer Körper arbeitet.

Trainiert
Gleichgewicht, Kraft und Koordination im ganzen Körper

Ausgangsposition
Rückenlage, die Hände unter dem Nacken

Ausführung
Den Oberkörper in einer Bewegung hochheben. Das eine Bein bleibt ausgestreckt auf dem Boden, das andere steht gebeugt vor dem Körper. Aus dieser Position heraus aufstehen. In die Ausgangsposition zurückkehren.

Tipp
Wenn die Übung so anstrengend wie möglich sein soll, nehmen Sie keinen Schwung, sondern strengen Sie die Bauchmuskeln an, um aus der Rückenlage zu kommen. Wenn Sie noch nicht genug Kraft haben, können Sie die Hände vom Kopf nehmen.

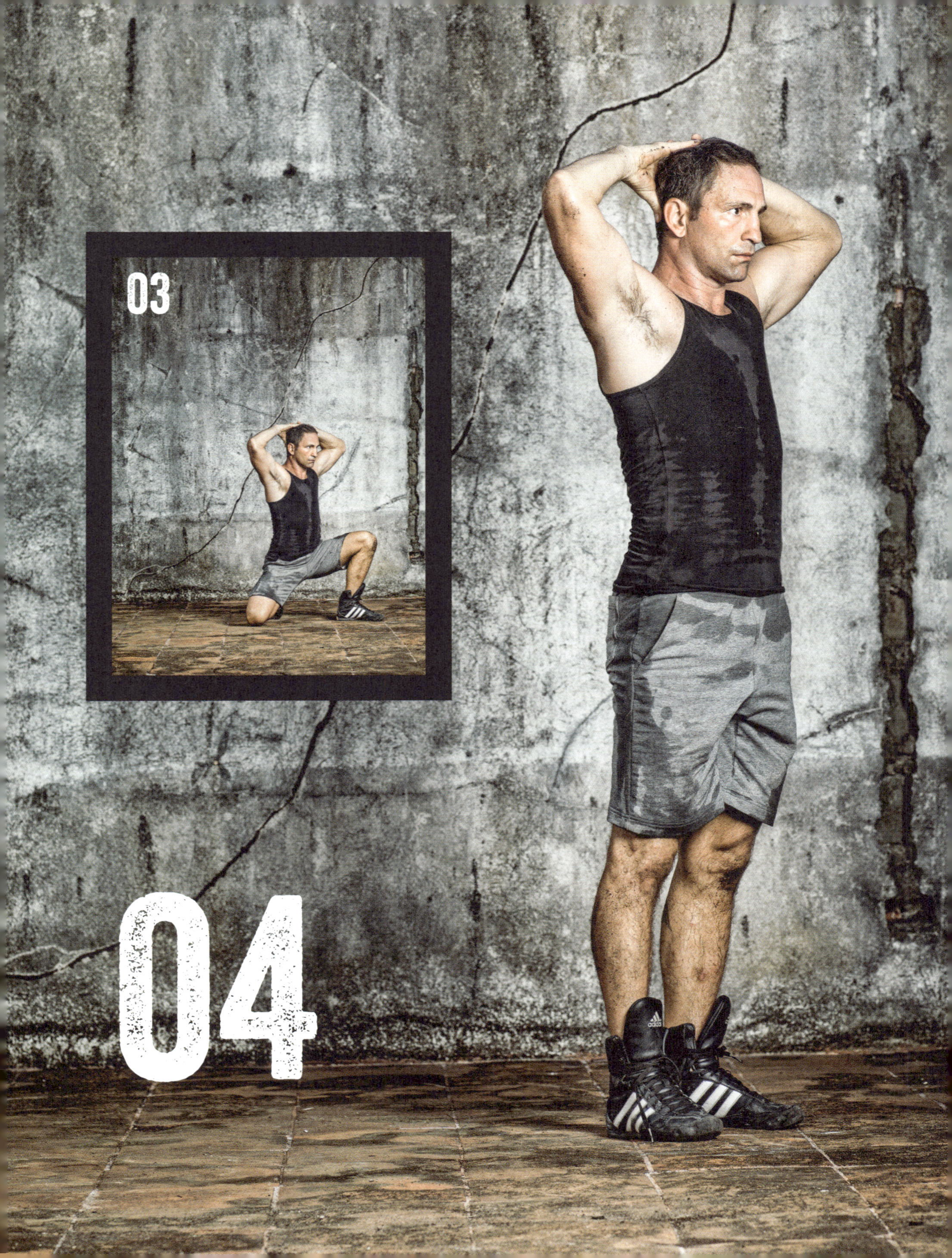
03
04

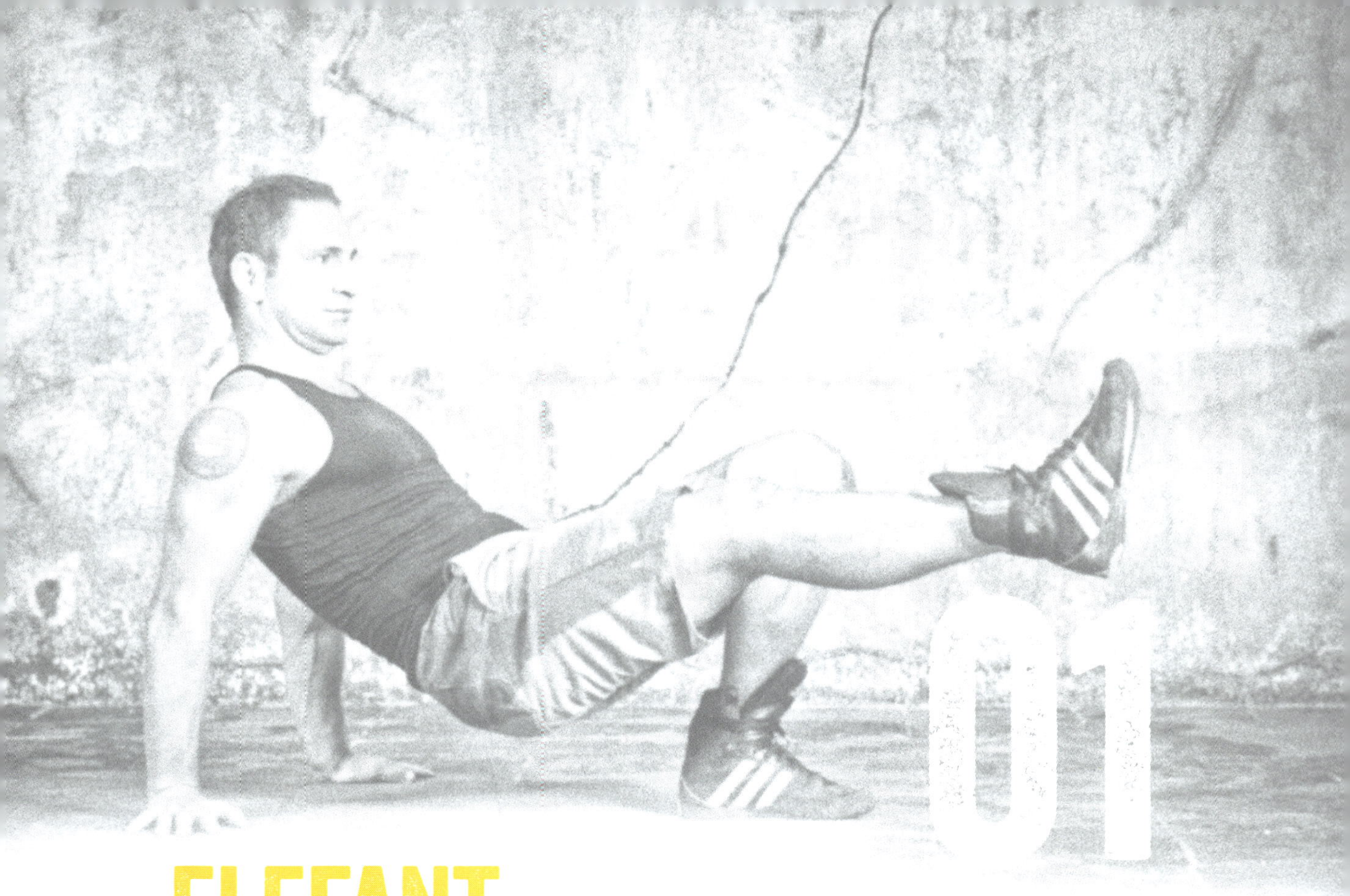

ELEFANT

Hierbei muss man viele Muskeln gleichzeitig mobilisieren, und zwar in einer explosiven Bewegung, die der Körper garantiert nicht kennt. Bringt Sie genial in Form.

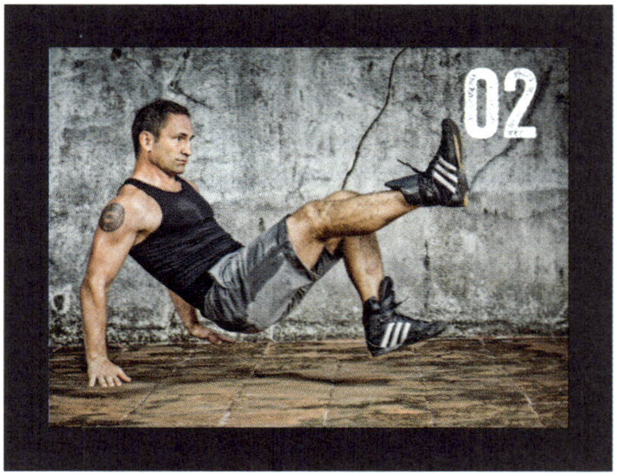

Trainiert
Den ganzen Körper

Ausgangsposition
Auf allen vieren, das Gesicht schaut nach vorn. Das linke Bein hochheben und so gut gestreckt wie möglich halten.

Ausführung
Mit viel Schwung nach vorn springen, das rechte Bein dabei vorwärts strecken.

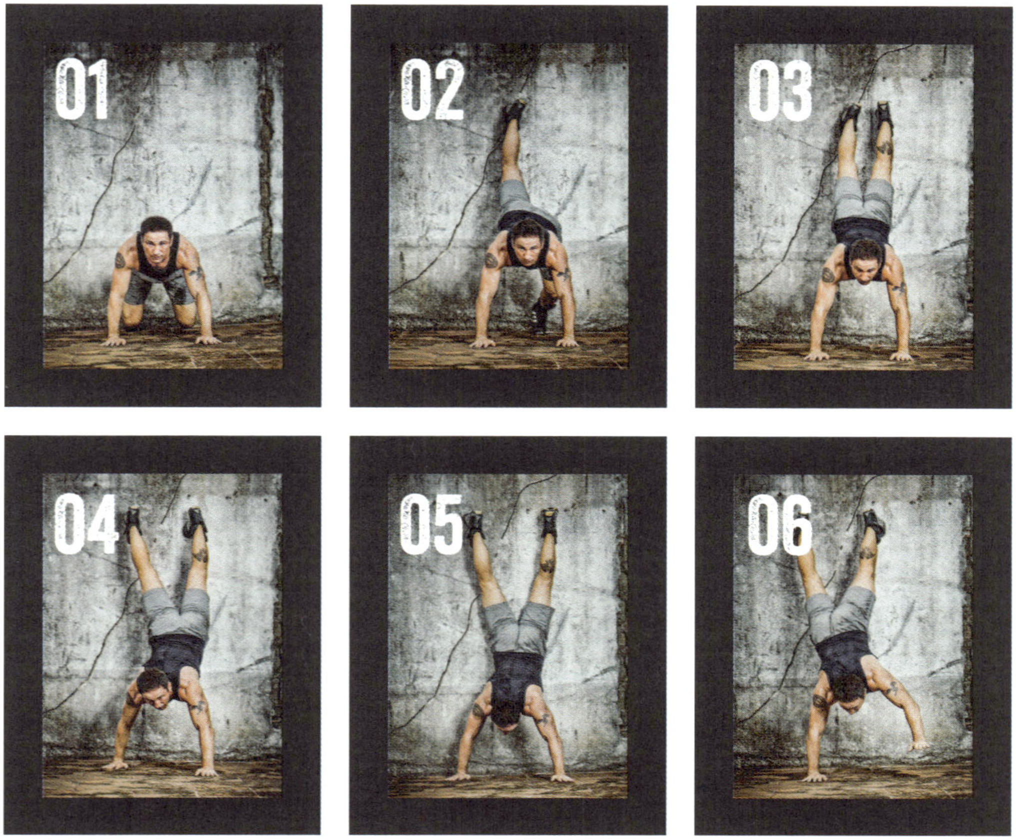

AN DER WAND

Auch eine meiner Lieblingsübungen. Eine tolle Übung, bei der Sie den ganzen Körper trainieren und fast jeden Muskel anwenden.

Trainiert
Den ganzen Körper

Ausgangsposition
Auf allen vieren mit dem Rücken zu einer Wand stehen, die Hände kurz vor den Zehen auf dem Boden.

Ausführung
Zuerst das rechte Bein an der Wand hochstrecken, dann das linke Bein. Mit den Händen in Richtung Wand »gehen«, sodass die Füße immer höher reichen. Wenn der Körper sich parallel zur Wand befindet, wieder in die Ausgangsposition zurückkehren. Das Ganze wiederholen.

Tipp
Auf dem Rückweg die Arme besonders anspannen.

HUND

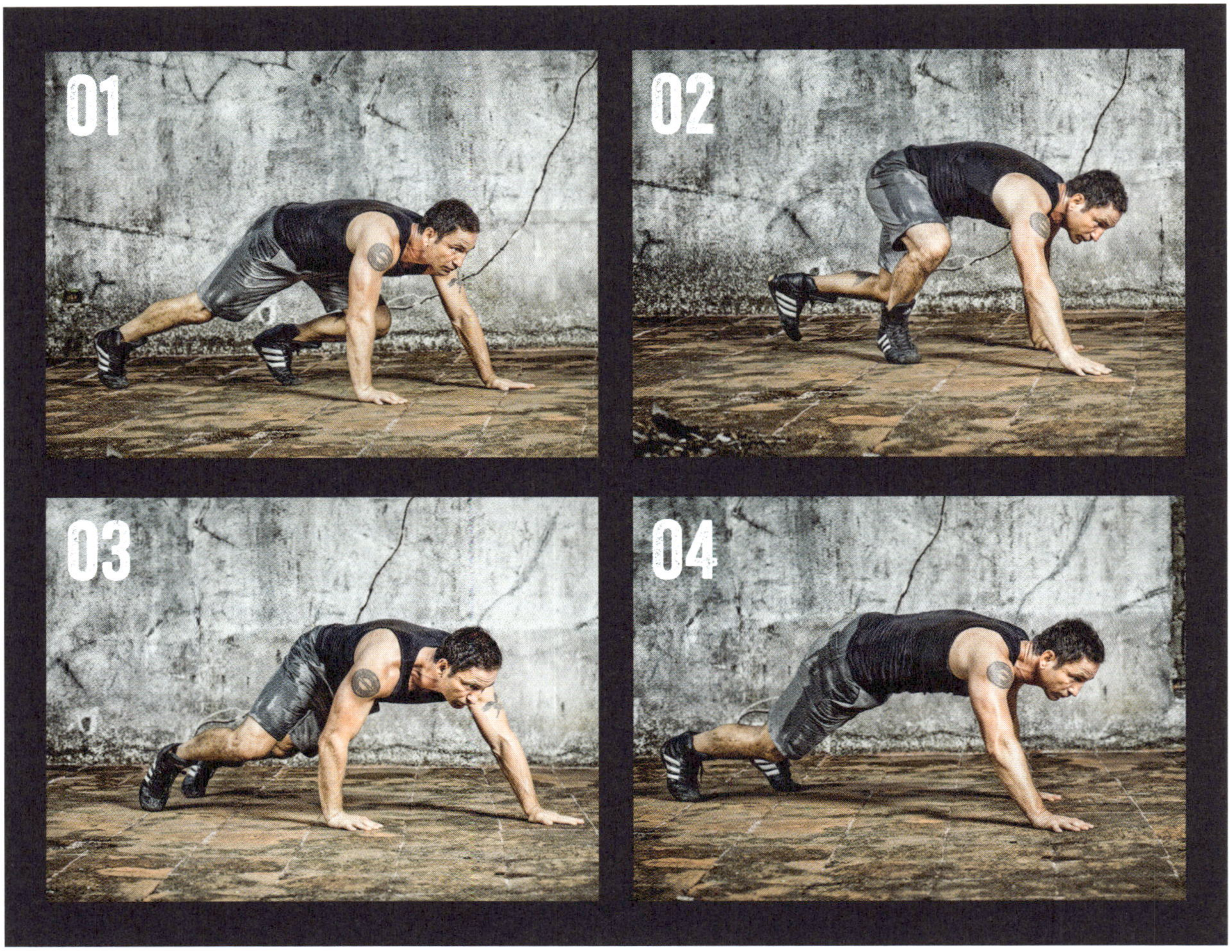

Eine tolle Übung zum Trainieren der Körperkoordination

Trainiert
Den ganzen Körper

Ausgangsposition
Auf allen vieren

Ausführung
Nach vorne gehen.

UMGE-DREHTER HUND

Auf allen vieren zu gehen, ist schon ganz schön anstrengend. Wenn Sie es aber noch anstrengender haben wollen (und das wollen Sie natürlich!), drehen Sie das Ganze einfach um, sodass Sie in Richtung Decke schauen.

Trainiert
Den ganzen Körper

Ausgangsposition
Auf allen vieren, das Gesicht nach vorne.

Ausführung
Durch abwechselnde Vorwärtsbewegung von Händen und Füßen nach vorne gehen.

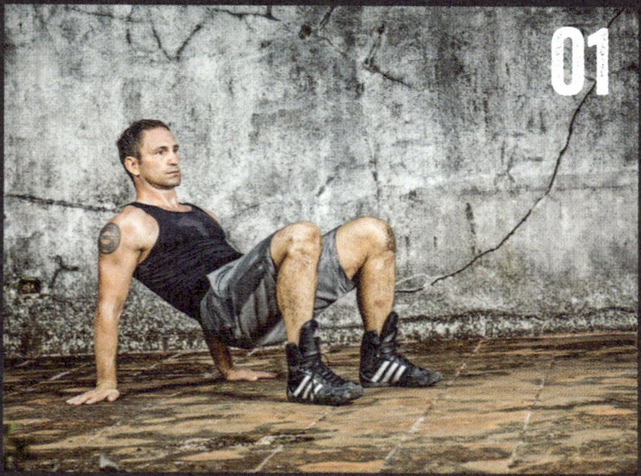

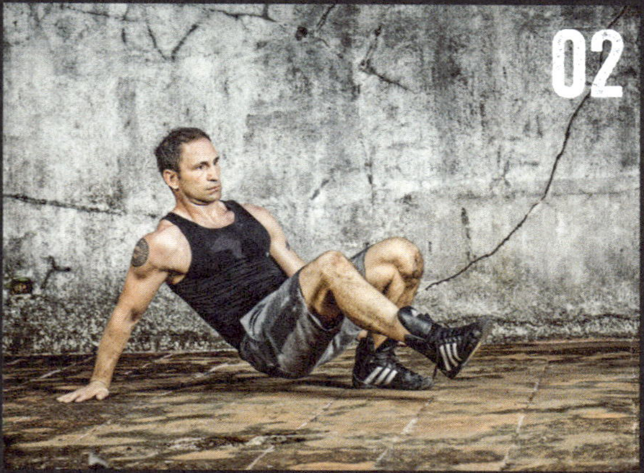

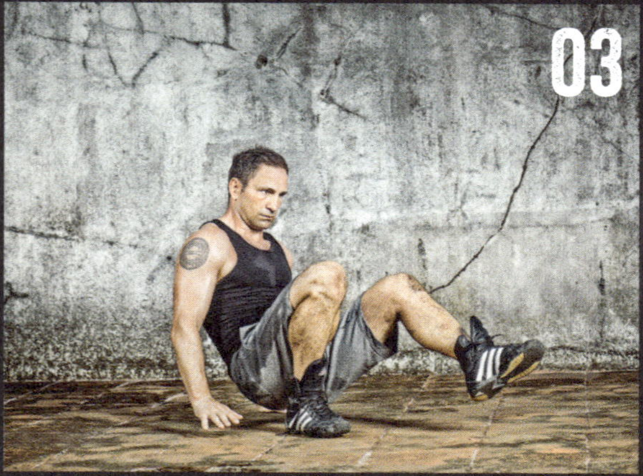

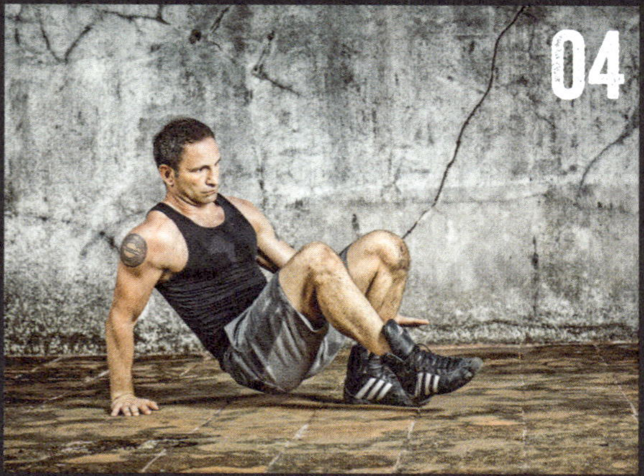

CANCAN

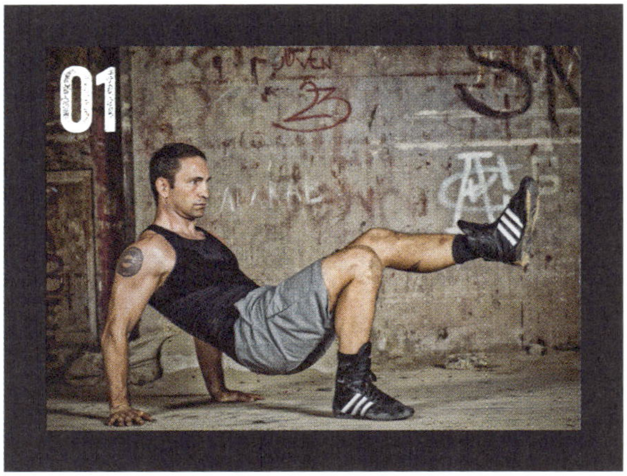

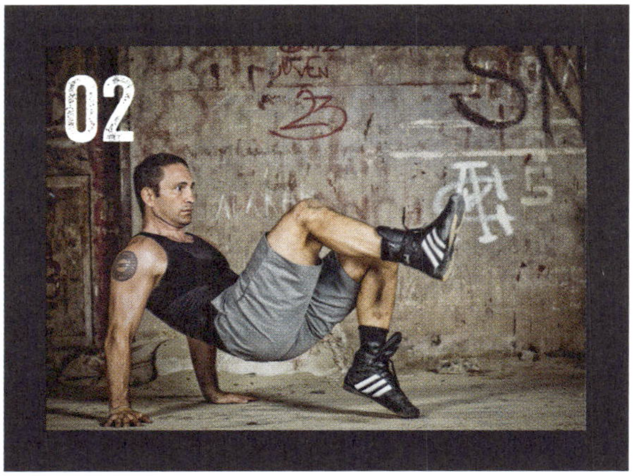

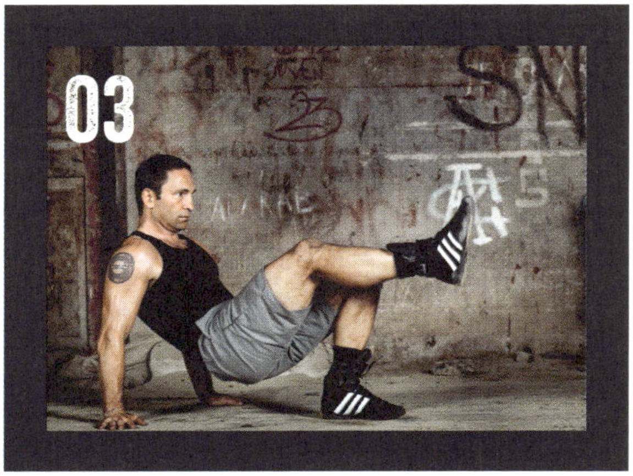

Mit dieser Übung jagen Sie problemlos Ihren Puls hoch und heizen die Fettverbrennung an. Eine hervorragende Übung für eine Trainingseinheit für Kondition und Fettverbrennung.

Trainiert
Kondition

Ausgangsposition
Auf allen vieren, Oberkörper und Gesicht nach vorne gerichtet.

Ausführung
Mit dem rechten Bein nach vorne treten, und wenn Sie auf dem Rückweg gerade wieder den Boden berühren, mit dem rechten Bein treten.

Tipp
Nicht schummeln und ein hohes Tempo halten! Die Beine müssen wie Trommelstöcke wirbeln.

VIERBEINIGER KOSAKENTANZ

Wer seinen Körper ständig neu herausfordern will und neue Wege sucht, um sich zu quälen, für den ist diese Übung genau das Richtige. Ziemlich schwierig – viel Explosivität, Koordination und Gelenkigkeit sind gefragt.

Trainiert
Explosivität in Beinen und Rumpf

Ausgangsposition
Auf allen vieren, der Bauch zeigt nach oben, das Gesicht nach vorn.

Ausführung
Explosiv mit beiden Beinen gleichzeitig in die Luft treten und schnell wieder in die Ausgangsposition zurückkehren. Das Ganze wiederholen.

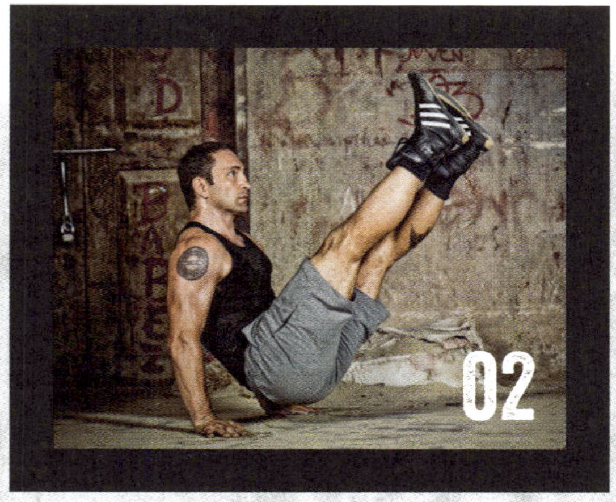

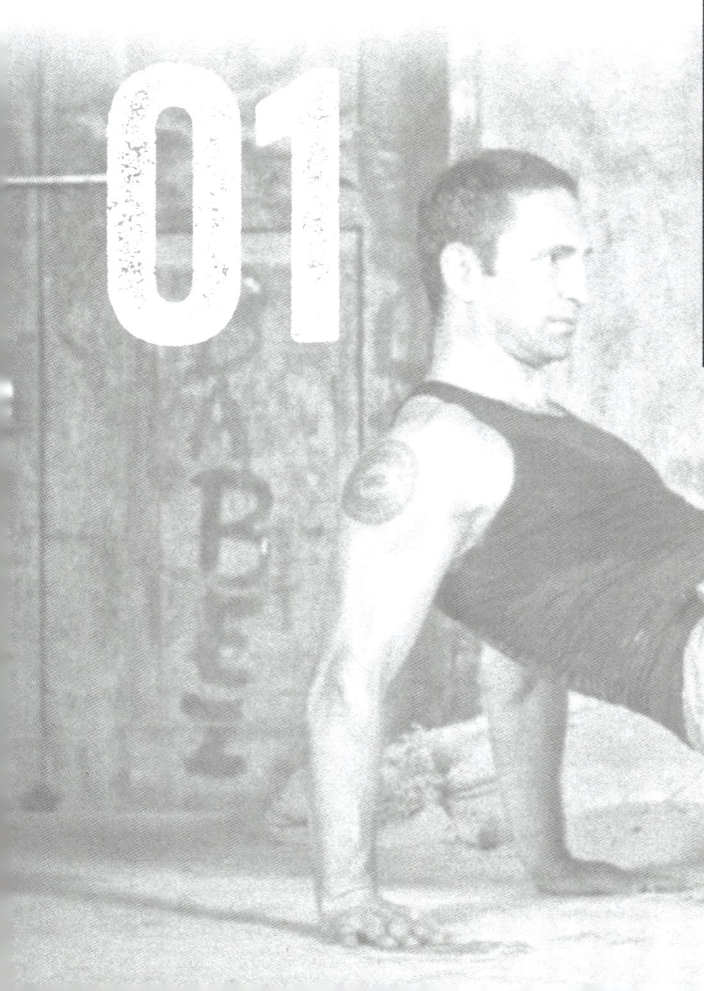

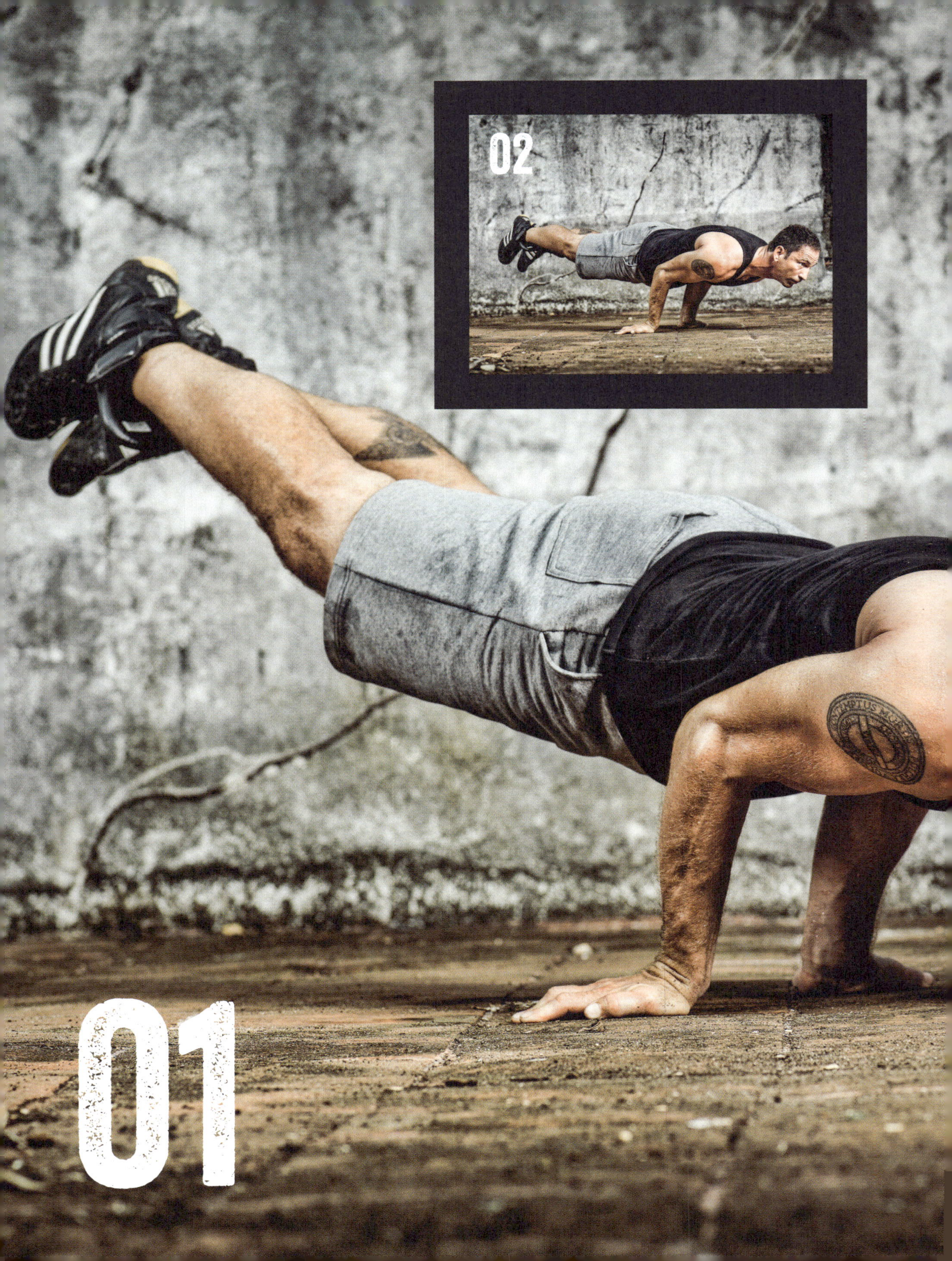
02
01

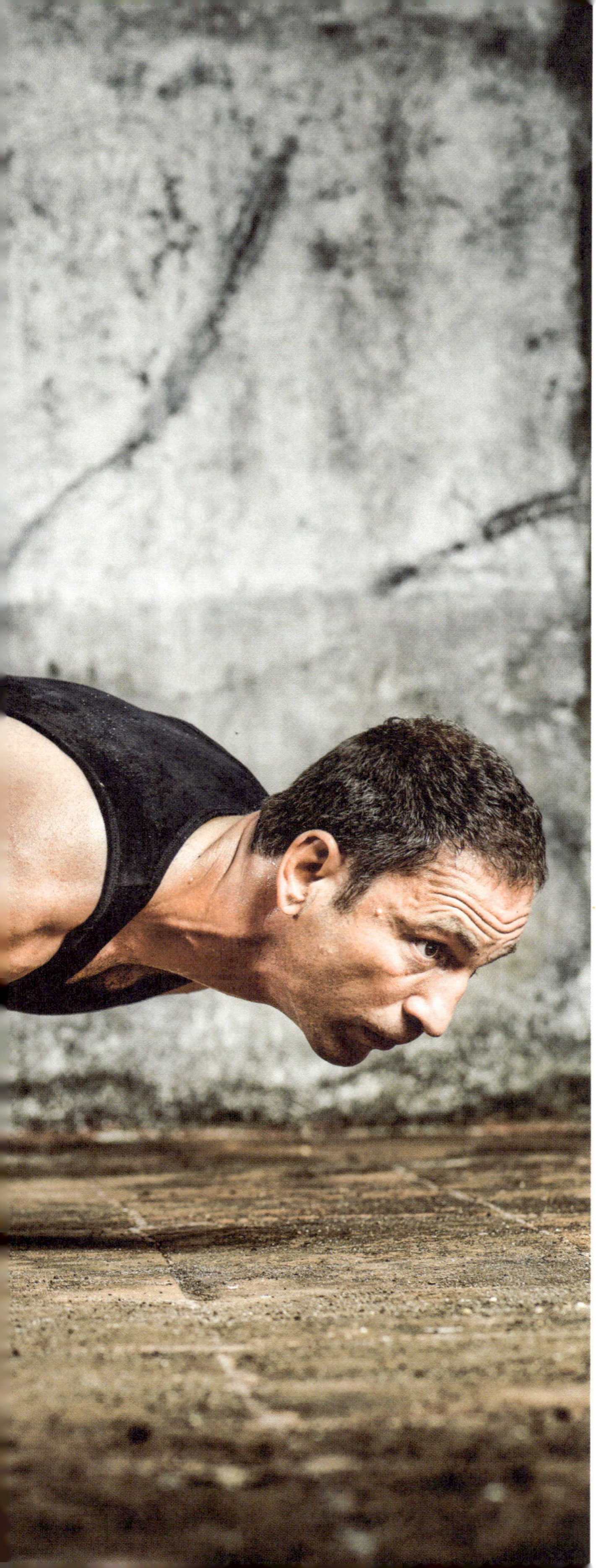

T-BRETT
(SEHR SCHWER)

Eine herrliche Übung, die Gleichgewicht, Kraft und Ausdauer trainiert und auf die Probe stellt. Außerdem ein richtig tolles Angeberbild zum Posten in den sozialen Medien.

Trainiert
Kraft in Armen, Schultern und Gleichgewicht im ganzen Körper

Ausgangsposition
Auf dem Bauch liegend mit Betonung auf Stirn und Zehen. Die Arme unter den Körper ziehen, sodass die Finger nach hinten zeigen. Die Hände auf den Boden aufsetzen, den Körper, Kopf und Füße vom Boden heben, sodass das gesamte Körpergewicht auf den dicht am Körper anliegenden Oberarmen ruht. Den Körper anspannen, sodass er gerade und parallel zum Boden ist.

Ausführung
Halten.

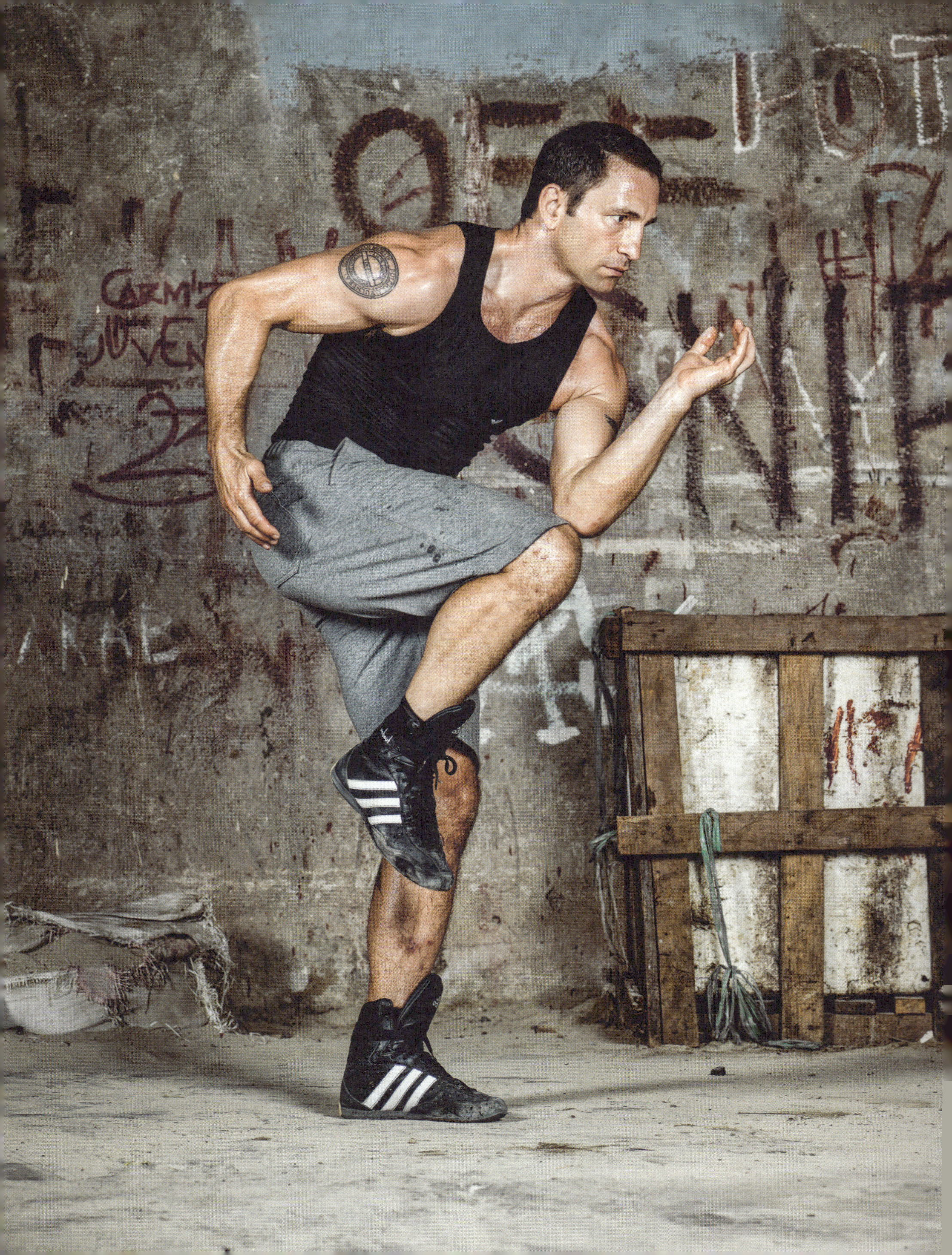

STABILITÄT UND GLEICHGEWICHT

Für einen durchtrainierten Körper sind gutes Gleichgewicht und Stabilität besonders wichtig. Das Gleichgewicht lässt zudem mit dem Alter nach. Machen Sie darum auch noch andere Übungen für die Stabilität als nur das Brett und trainieren Sie Ihr Gleichgewicht regelmäßig.

YOGA-BEIN

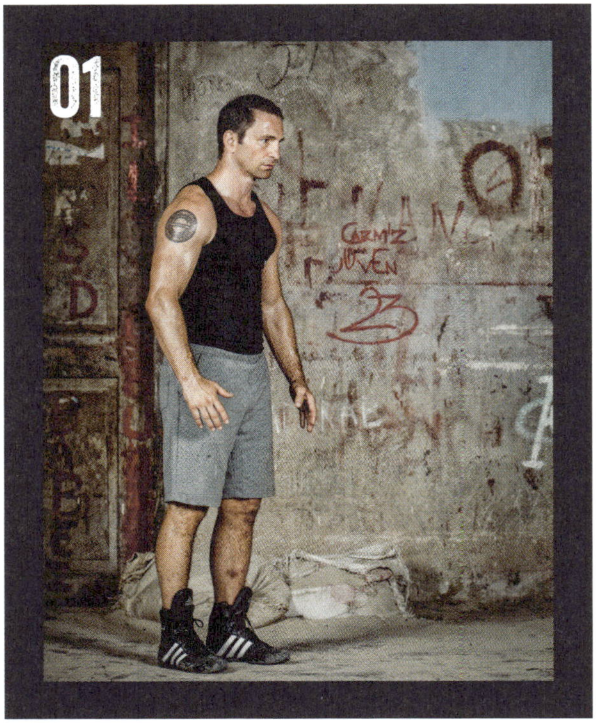

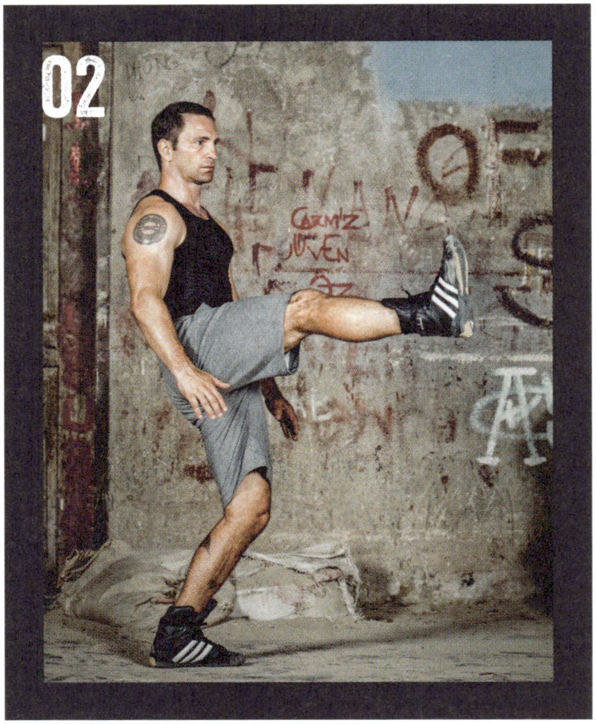

Fast jedes Training zielt darauf ab, den Körper in irgendeiner Weise auf- und abzubewegen. Ein anderer, sehr wichtiger Aspekt für einen durchtrainierten Körper ist aber auch die Verbesserung der Ausdauer. Ein trainierter Körper kann nicht nur schwer heben und hoch springen, sondern ist auch zäh und ausdauernd.

Trainiert
Kraft und Ausdauer in den Beinen

Ausgangsposition
Aufrecht mit geradem Rücken stehend

Ausführung
Das rechte Bein gestreckt anheben und in einem Winkel von 90 Grad halten. Mit dem linken Bein wiederholen. Das Bein in der höchsten Position halten.

BOOT

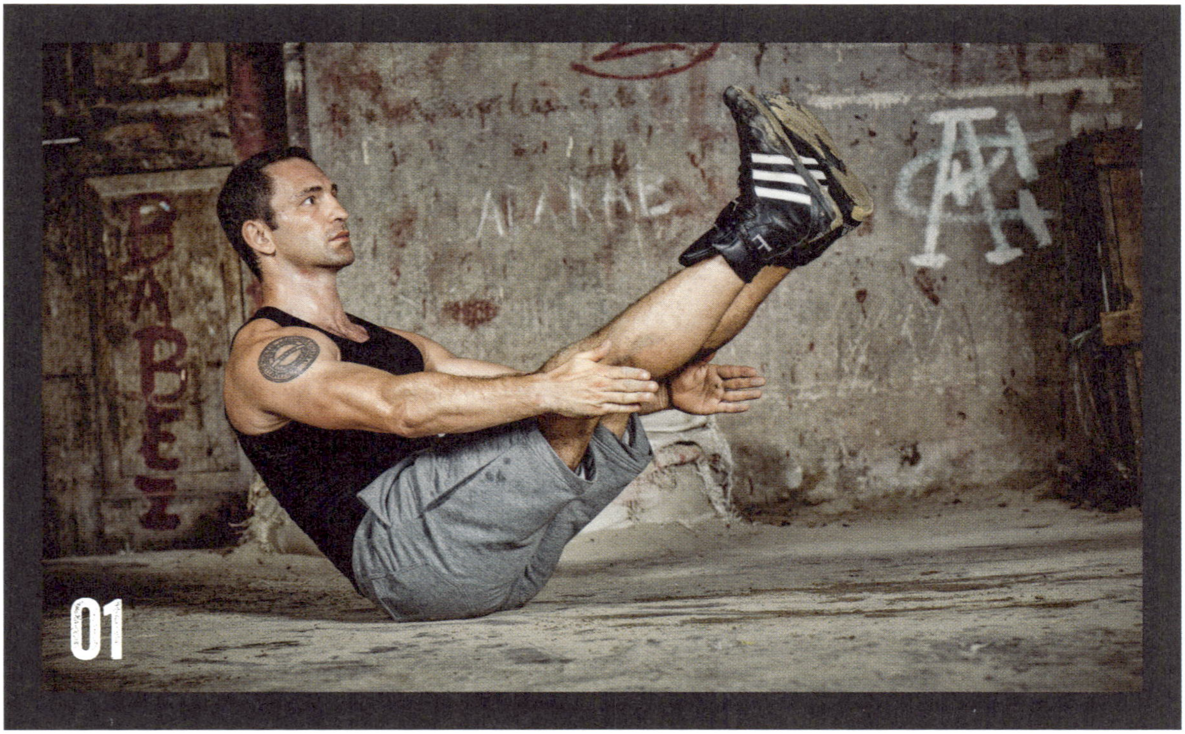

Eine Stabilitätsübung mit dem gewissen Etwas. Hier gilt es nicht nur, die Ausdauer zu trainieren, sondern auch gleichzeitig das Gleichgewicht zu halten.

Trainiert
Kraft, Stabilität und Gleichgewicht

Ausgangsposition
Auf dem Boden sitzen und Oberkörper und Beine anheben, bis sie ein V bilden.

Ausführung
Halten!

Tipp
Halten Sie das Gleichgewicht mithilfe der Arme.

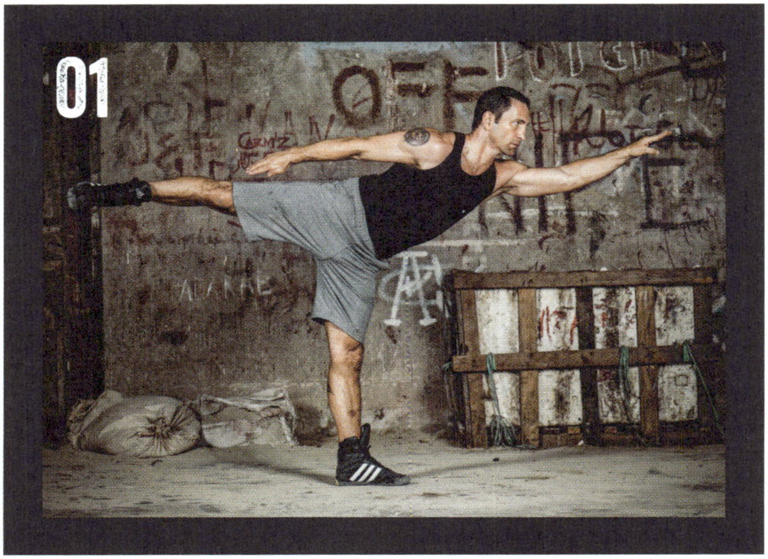

SCHWANENSEE

Wenn Sie nicht aussehen wie Rudolf Nurejew in seiner besten Zeit, macht das gar nichts. Denn Übungen, die etwas wacklig sind, trainieren das Gleichgewicht und die Koordination.

Trainiert
Körperkoordination und Gleichgewicht

Ausgangsposition
Aufrecht mit geradem Rücken stehend

Ausführung
Das rechte Bein gerade nach hinten strecken und den Körper nach vorne beugen, den linken Arm vorwärts ausstrecken und Position halten. Mit der anderen Seite wiederholen.

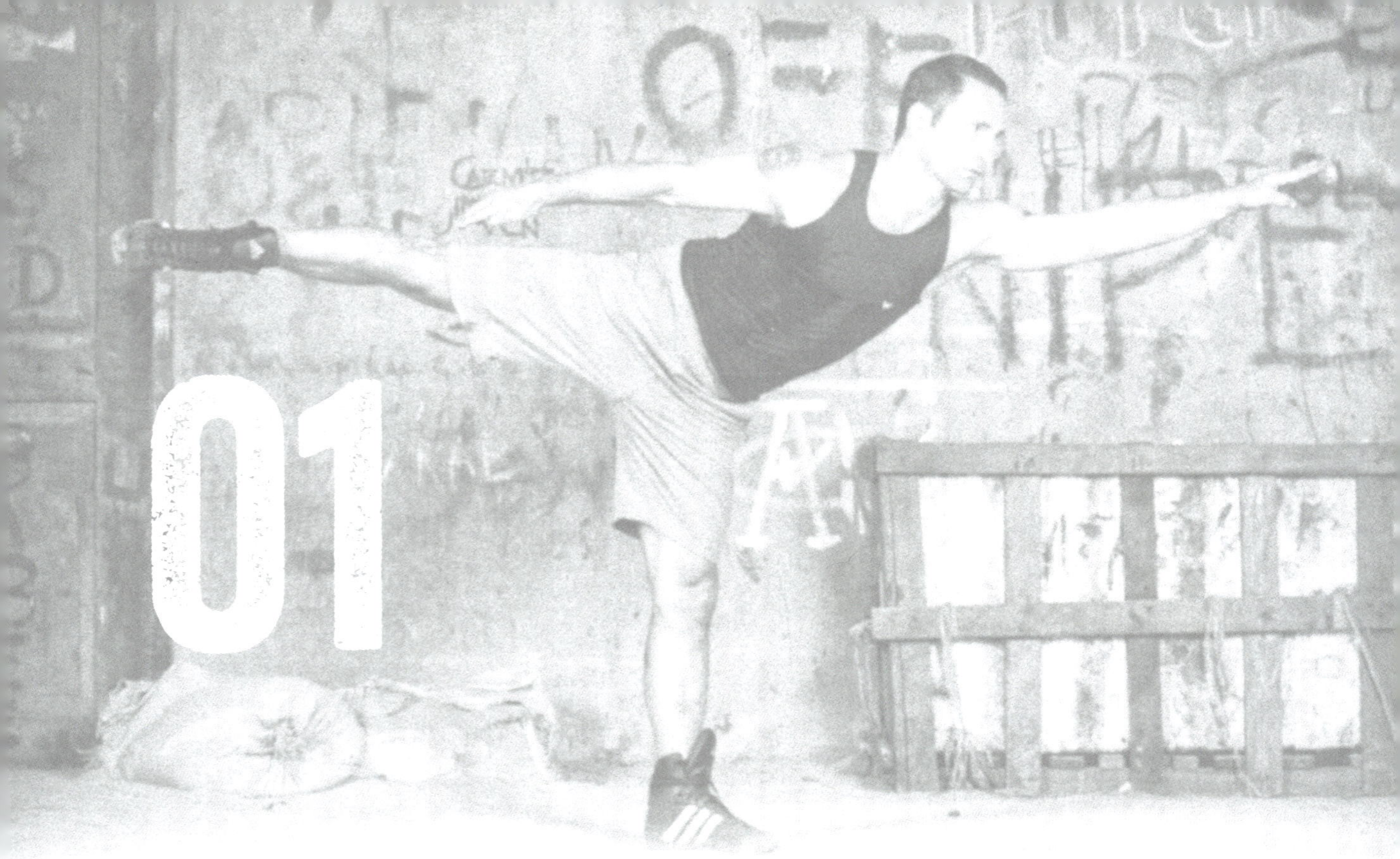

SCHWANENSEE MIT KNIE

Im Alter lässt das Gleichgewichtsgefühl nach, und deshalb müssen Sie regelmäßig Übungen machen, die dieses Manko ausgleichen.

Trainiert
Gleichgewicht im ganzen Körper und Kraft im Rumpf

Ausgangsposition
Mit geradem Rücken aufrecht stehen, das rechte Bein gerade nach hinten und den linken Arm vorwärts strecken. Halten.

Ausführung
Den linken Ellenbogen und das rechte Knie unter der Brust zusammenführen, zur Ausgangsposition zurückkehren, wenn Knie und Ellenbogen aufeinandertreffen. Mit der anderen Seite wiederholen.

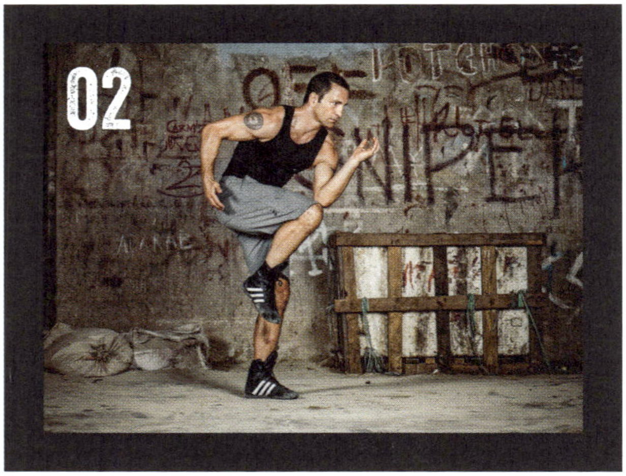

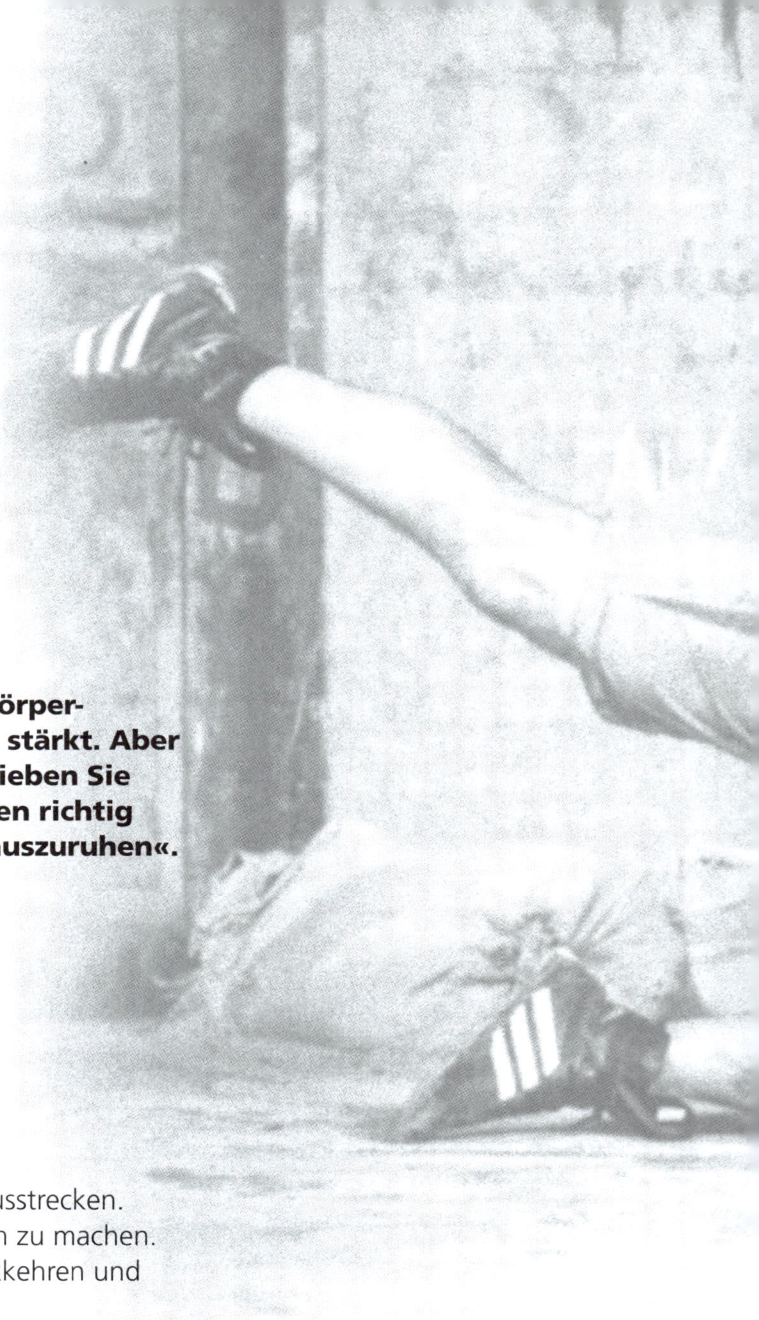

NACH LUFT STRECKEN

Eine gute Anfängerübung, die Körperkoordination und Gleichgewicht stärkt. Aber auch etwas für den Meister! Schieben Sie diese Übung ein, um zwischen den richtig schweren Übungen ein wenig »auszuruhen«.

Trainiert
Den ganzen Körper

Ausgangsposition
Auf allen vieren stehend

Ausführung
Den linken Arm und das rechte Bein ausstrecken. Versuchen Sie, sich so lang wie möglich zu machen. Halten. In die Ausgangsposition zurückkehren und mit der anderen Seite wiederholen.

NOCH EINMAL, ABER MIT KNIE

Ausführung
Den linken Arm und das rechte Bein ausstrecken. Versuchen Sie, sich so lang wie möglich zu machen. Halten. Ellenbogen und Knie unter dem Körper zusammenführen und wieder ausstrecken. In die Ausgangsposition zurückkehren und mit der anderen Seite wiederholen.

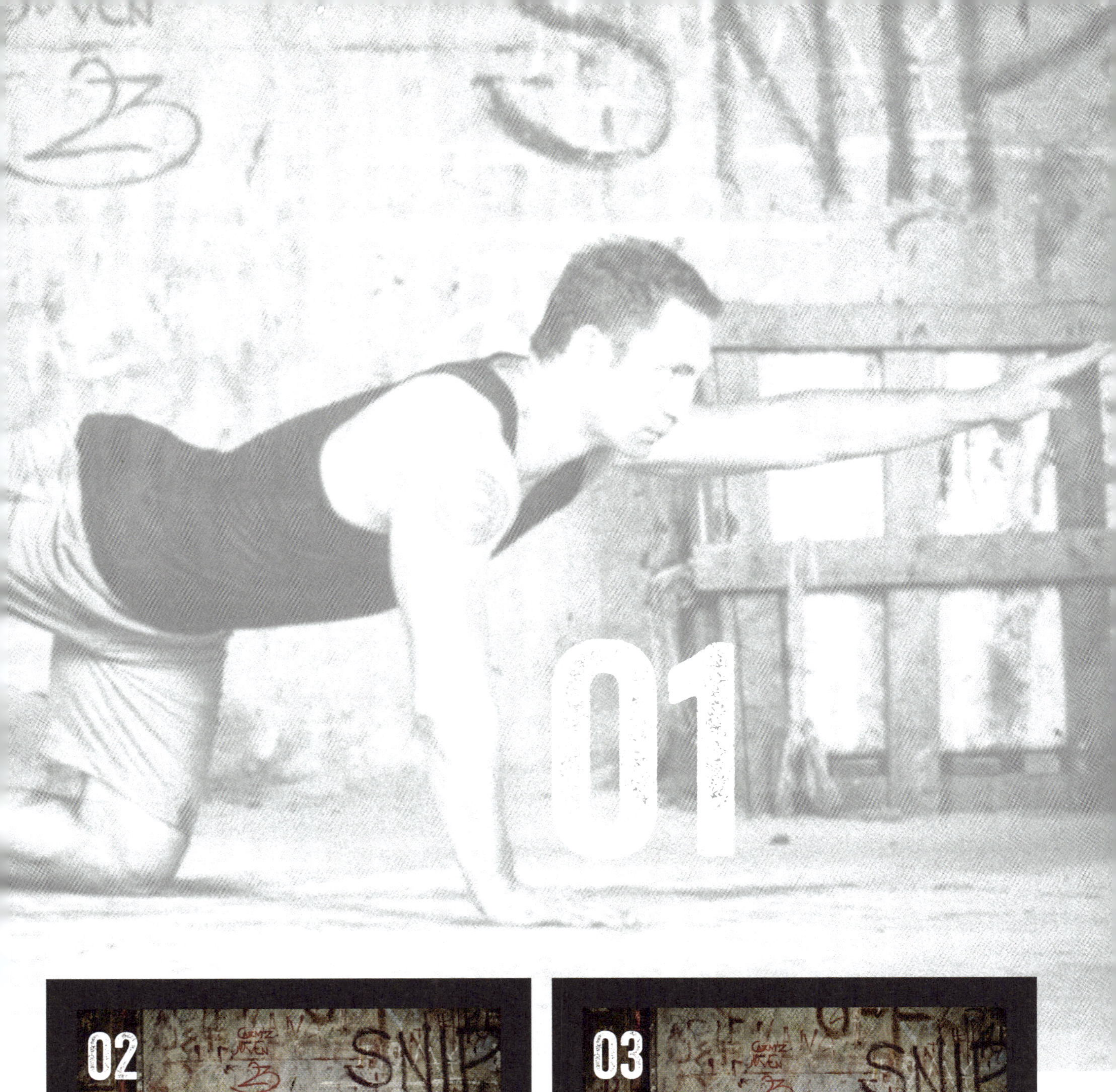
01

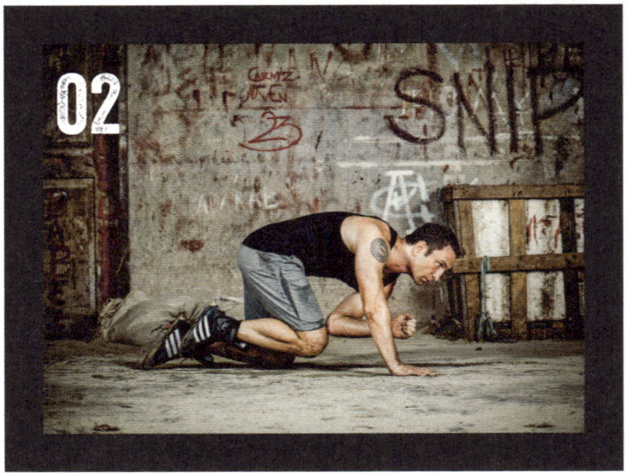
02

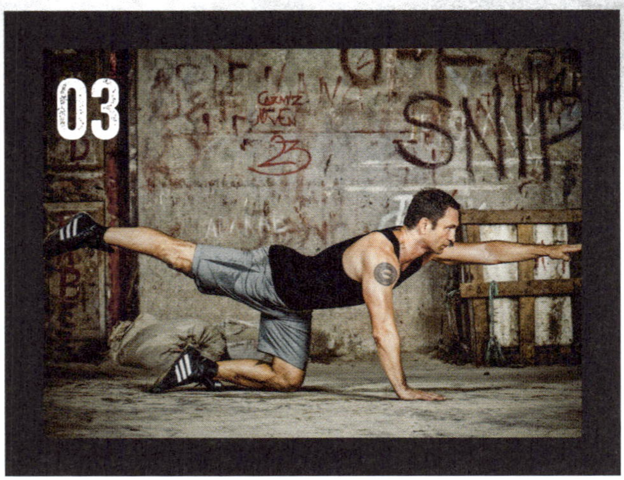
03

01

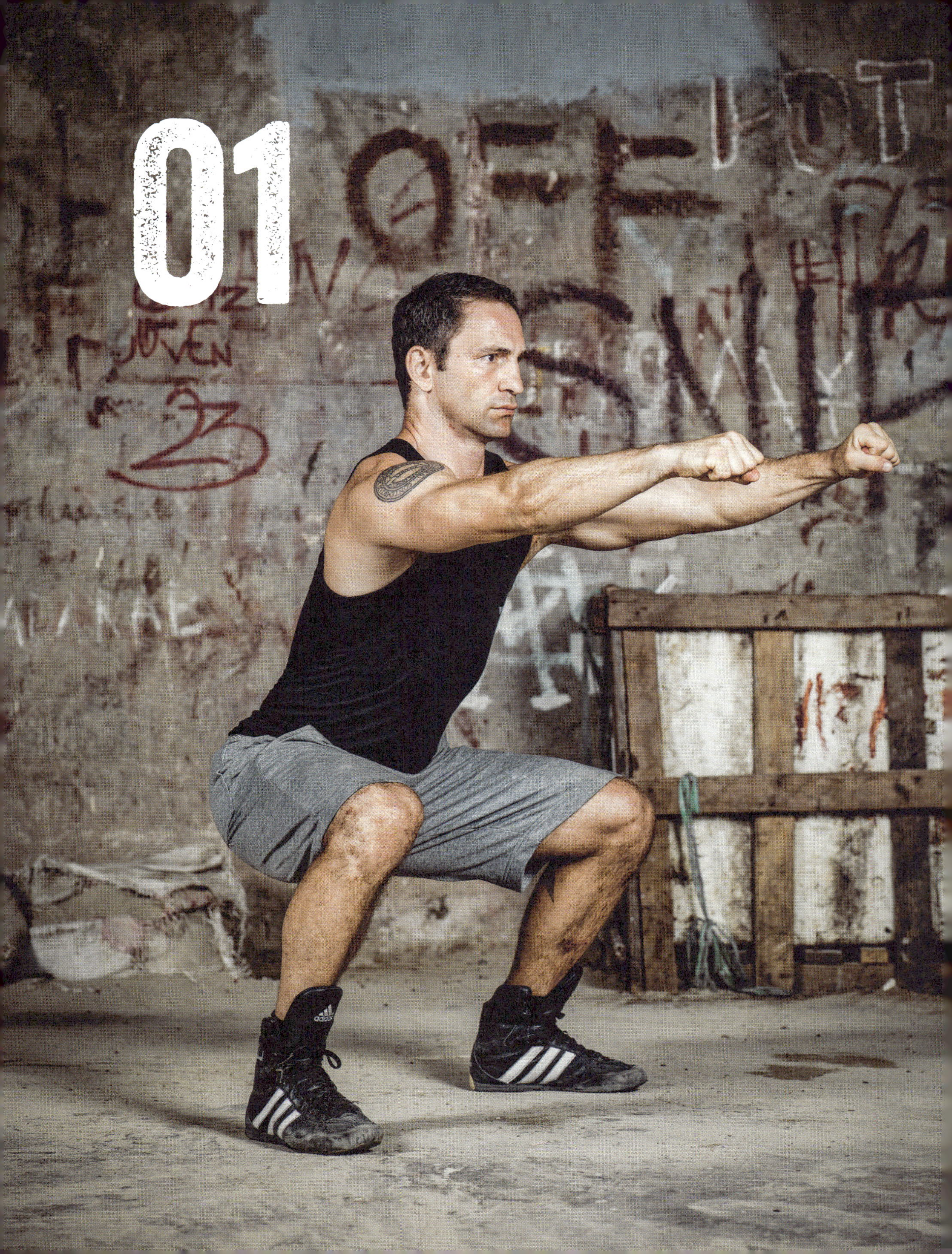

PHANTOMSITZ

Die wenigsten trainieren außer dem Brett noch andere statische Übungen. Aber Ausdauer ist wichtig für einen gut trainierten Körper. Der Phantomsitz trainiert außerdem die Willenskraft. Wenn die Milchsäure in die Beine schießt, lässt nur Ihre Entschlossenheit Sie noch 30 Sekunden länger aushalten.

Trainiert
Beine und Rumpf

Ausgangsposition
Mit den Oberschenkeln parallel zum Boden stehen, die Knie im Winkel von 90 Grad gebeugt, die Arme nach vorne gestreckt.

Ausführung
Halten!

Tipp
Der Winkel muss immer 90 Grad betragen. Nicht schummeln!

Leichtere Variante
Stützen Sie sich mit dem Rücken an einer Wand ab.

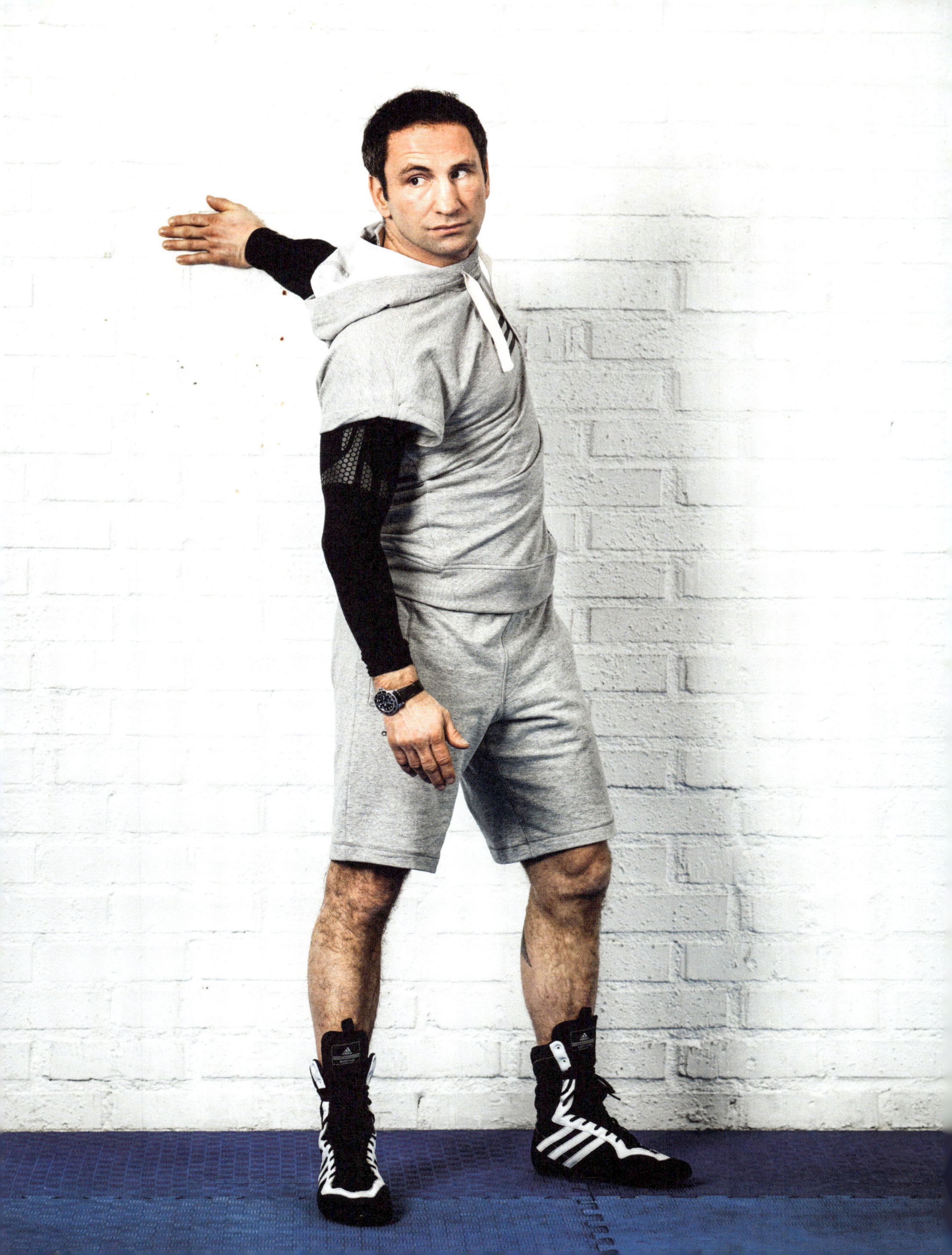

STRETCHING

Ein durchtrainierter Körper muss beweglich sein. Sich frei und ohne Schmerzen bewegen zu können, macht das Leben einfacher. Machen Sie wie ich zweimal am Tag Dehnübungen. Fünf Minuten morgens und fünf Minuten abends sind ausreichend. Diese zehn Minuten täglich sind eine gute Investition, um Schmerzen im Rücken und in den Schultern zu vermeiden.

GANZ NACH VORN GEBEUGT

Können Sie beim Herunterbeugen Ihre Füße nicht erreichen? Es gibt eine Lösung für dieses Problem: Stretching!

Dehnt
Rückseite der Oberschenkel

Ausgangsposition
Auf dem Boden sitzend, die Beine gerade nach vorne gestreckt. Wenn Sie können, Füße anfassen.

Ausführung
Einatmen, ausatmen und sich dabei langsam mit geradem Rücken und mit dem Blick nach vorne zu den Beinen herunterbeugen. Den Oberkörper an die Oberschenkel pressen. 30 Sekunden halten. Alternativ können Sie die Hände auch auf die Schienbeine legen.

Tipp
Die Atmung einsetzen, um sich noch etwas tiefer nach vorne zu beugen.

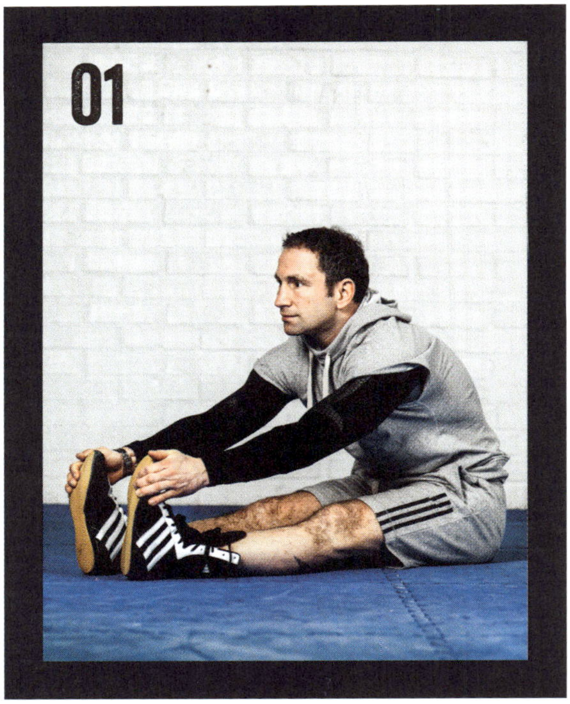

FREIER

Viele Menschen leiden unter Rückenschmerzen – diese Übung gehört zu den wichtigsten, um solche Schmerzen zu vermeiden.

Dehnt
Hüftbeuger und Vorderseite des Oberschenkels

Ausgangsposition
Das linke Knie und der Fußspann ruhen auf dem Boden. Das rechte Bein steht so, dass das Knie in einem Winkel von 90 Grad gebeugt ist.

Ausführung
Konzentrieren Sie sich auf Ihre Atmung. Atmen Sie ein und wieder aus. Gleichzeitig pressen Sie die Hüfte nach vorne und unten. Die Position 30 Sekunden halten, anschließend die Seite wechseln.

Schwerere Variante
Stellen Sie sich in die Ausgangsposition und fassen Sie mit der rechten Hand den linken Fuß hinter Ihnen. Gleichzeitig pressen Sie die Hüfte nach vorne und unten. Anschließend atmen Sie erneut ein, um dann noch ein bisschen weiter nach vorne zu sinken. Die Position 30 Sekunden halten, anschließend die Seite wechseln.

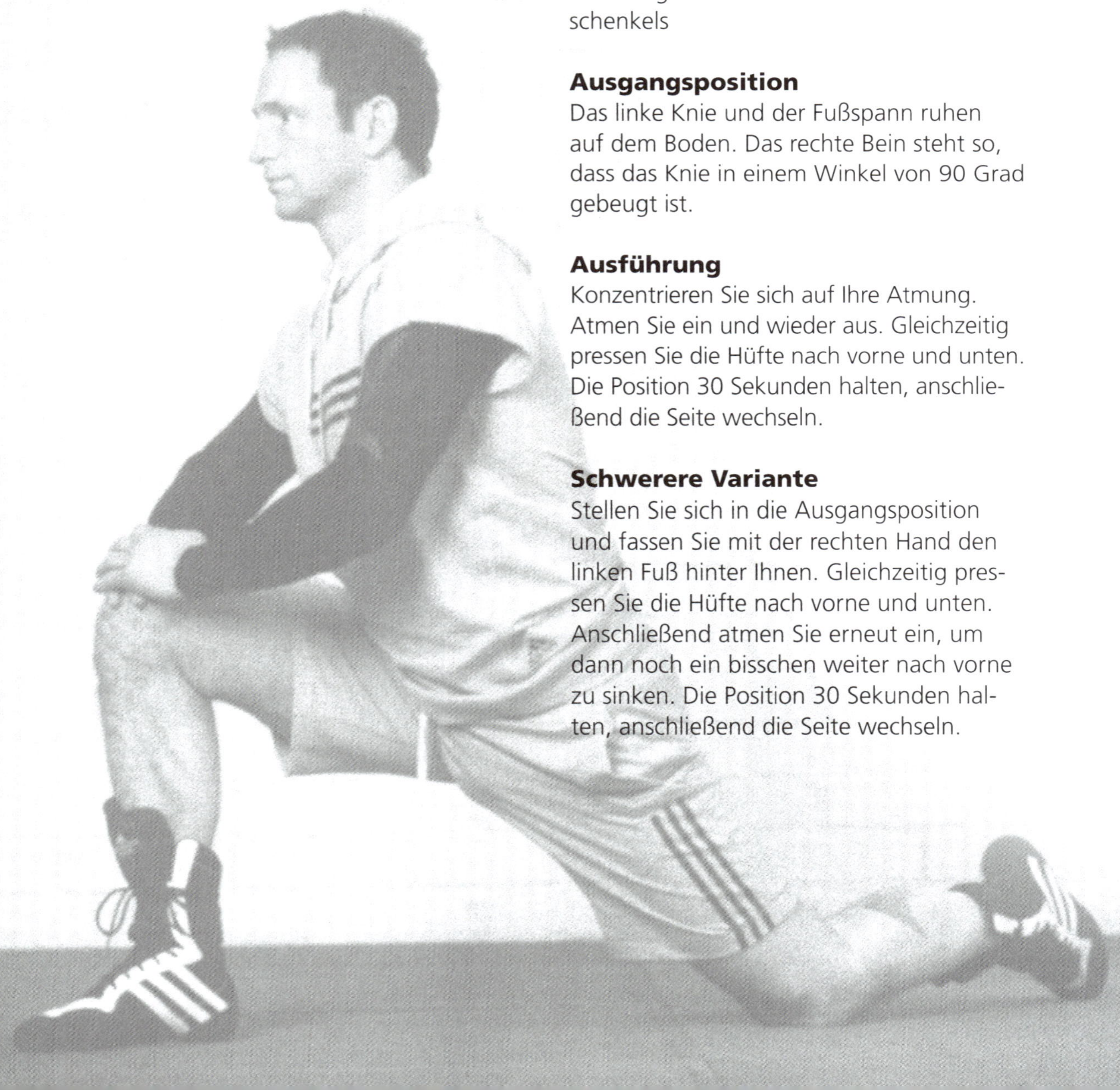

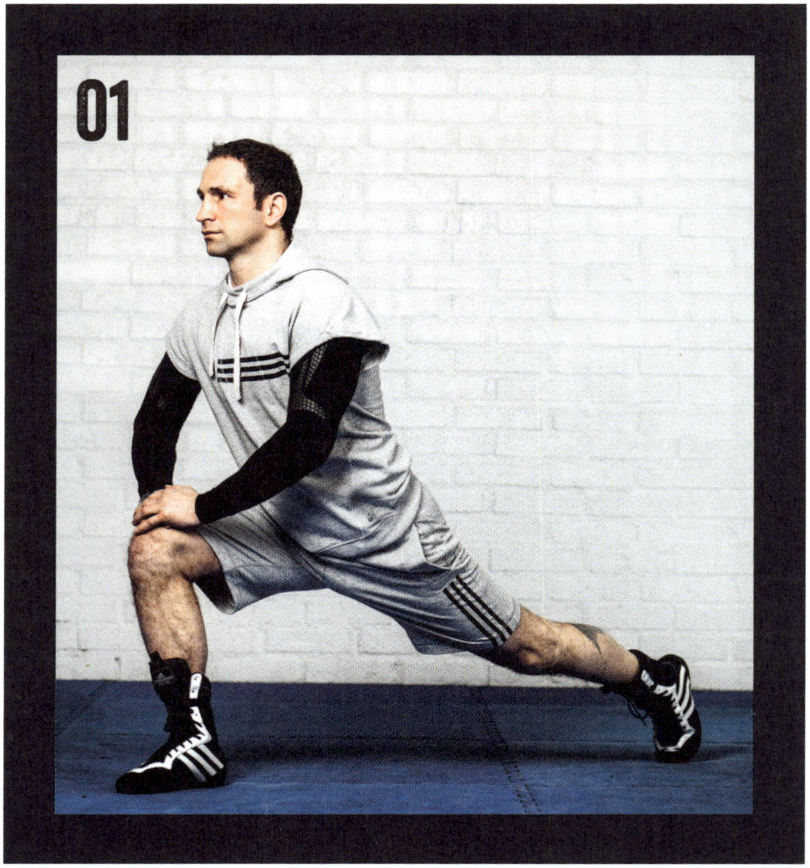

OBERSCHENKEL STRETCHEN

Eine gute Dehnübung, die die meisten Leute können, die aber leider viel zu wenige machen.

Dehnt
Oberschenkel und Leisten

Ausgangsposition
Mit dem rechten Bein im Winkel von 90 Grad gebeugt und dem linken Bein nach hinten gestreckt stehend. Das Gewicht liegt auf den Zehen des linken Fußes.

Ausführung
Tief einatmen, ausatmen und tiefer in die Dehnung gehen. Die Position halten und anschließend die Seite wechseln.

01

TIEFE VERBEUGUNG

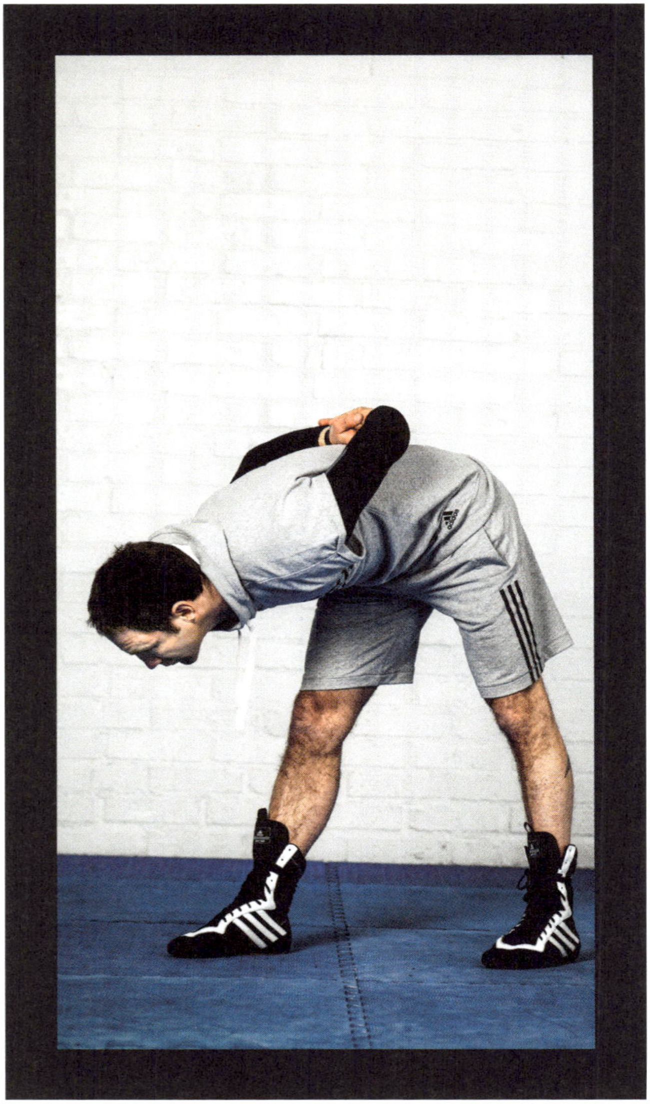

Eine wirksame Dehnübung, die man hervorragend während der Arbeit oder beim Warten auf den Bus durchführen kann.

Dehnt
Rückseite der Beine

Ausgangsposition
Mit geraden Beinen stehend, der rechte Fuß steht einen Schritt vor dem linken. Der linke Fuß ist etwas nach außen gedreht. Die Hände hinter dem Rücken zusammenführen.

Ausführung
Ein- und ausatmen und mit geradem Rücken den Oberkörper nach vorne beugen. Erneut ein- und wieder ausatmen und noch tiefer in die Dehnung gehen. 30 Sekunden halten und anschließend das Bein wechseln.

GESÄSS-STRETCHING

Steife Gesäßmuskeln können auch Rückenschmerzen verursachen. Vermeiden Sie das, indem Sie die Gesäßmuskeln dehnen.

Dehnt
Gesäß

Ausgangsposition
Auf dem Rücken liegend, das rechte Bein gerade nach oben gestreckt. Der linke Fuß liegt auf dem rechten Knie. Die Hände umfassen die Rückseite des rechten Oberschenkels.

Ausführung
Einatmen, beim Ausatmen das rechte Bein an die Brust ziehen. 30 Sekunden halten und weiter tief atmen. Dabei das rechte Bein immer weiter zur Brust ziehen. Seite wechseln.

Tipp
Vorsichtig anfangen, damit Sie sich keine Zerrung zuziehen.

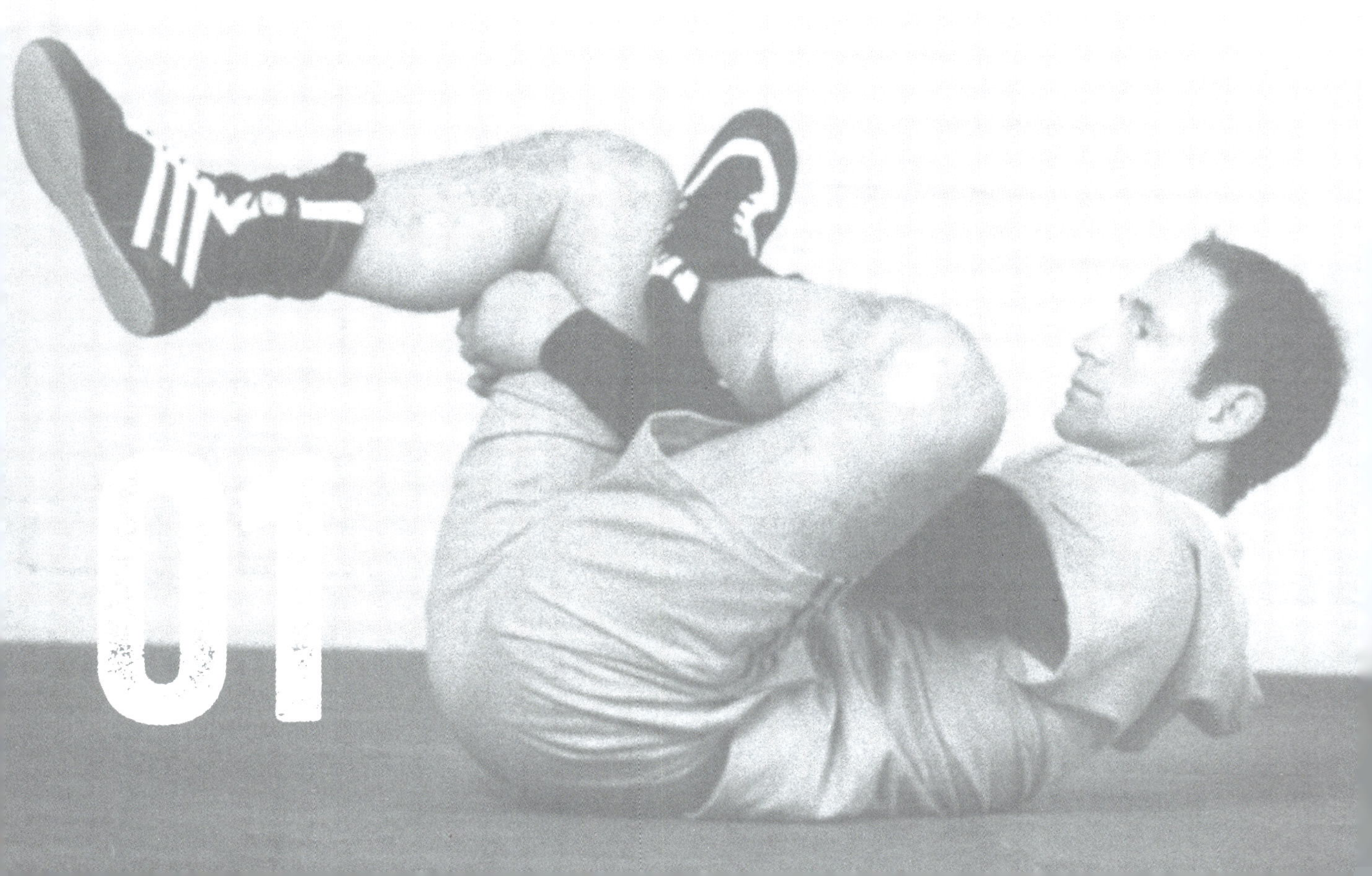

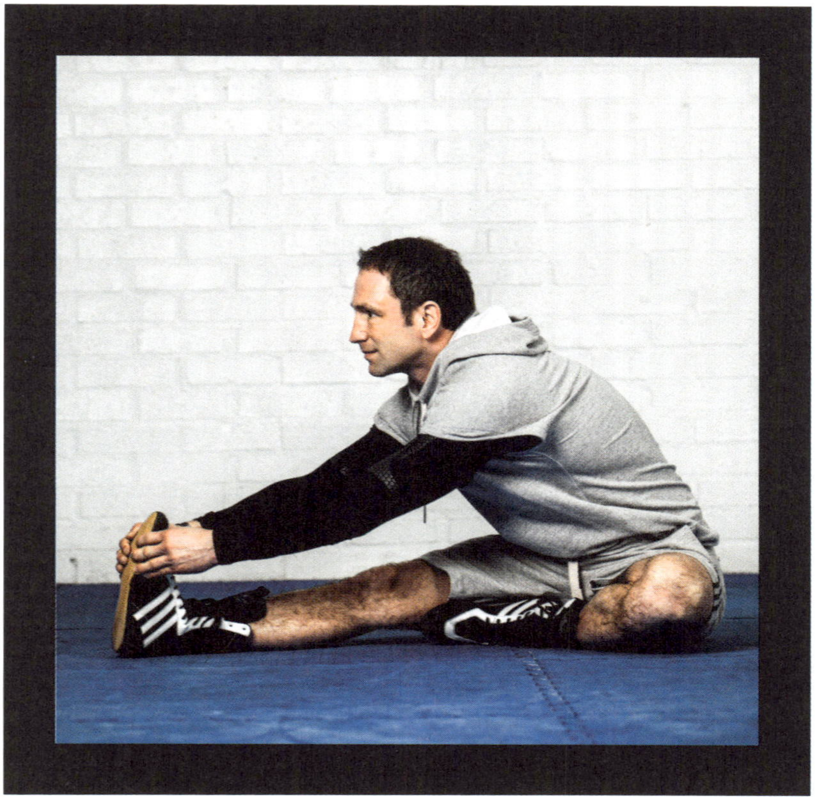

01

FUSS ZUM BEIN

Sitzen Sie nicht faul auf dem Sofa herum! Setzen Sie sich auf den Boden und machen Sie ein paar Dehnübungen beim Fernsehen.

Dehnt
Rückseite der Beine, öffnet die Hüfte.

Ausgangsposition
Auf dem Boden sitzend, das eine Bein ausgestreckt, das andere gebeugt, mit dem Fuß zur Innenseite des Oberschenkels gerichtet.

Ausführung
Tief einatmen und beim Ausatmen den Oberkörper nach vorne neigen. Versuchen Sie, die Zehen des ausgestreckten Beins zu erreichen. Mit der anderen Seite wiederholen.

HOCKER

Alle Körper sind verschieden und haben unterschiedliche Stärken und Schwächen. Diese Dehnübung ist für mich ein Muss. Wenn ich sie nicht jeden Tag mache, bekomme ich Rückenschmerzen.

Dehnt
Außenseite der Beine und Taille

Ausgangsposition
Den linken Ellenbogen auf einen Hocker oder die Sitzfläche eines Stuhls stützen. Das linke Bein mit der Außenseite auf den Boden legen und das rechte Bein im Winkel von 90 Grad aufstellen.

Ausführung
Tief einatmen, ausatmen und den Körper nach oben drücken. Gleichzeitig die Hüfte zum Boden drücken. Weiter tief atmen und die Dehnung 30 Sekunden halten. Dann die Seite wechseln.

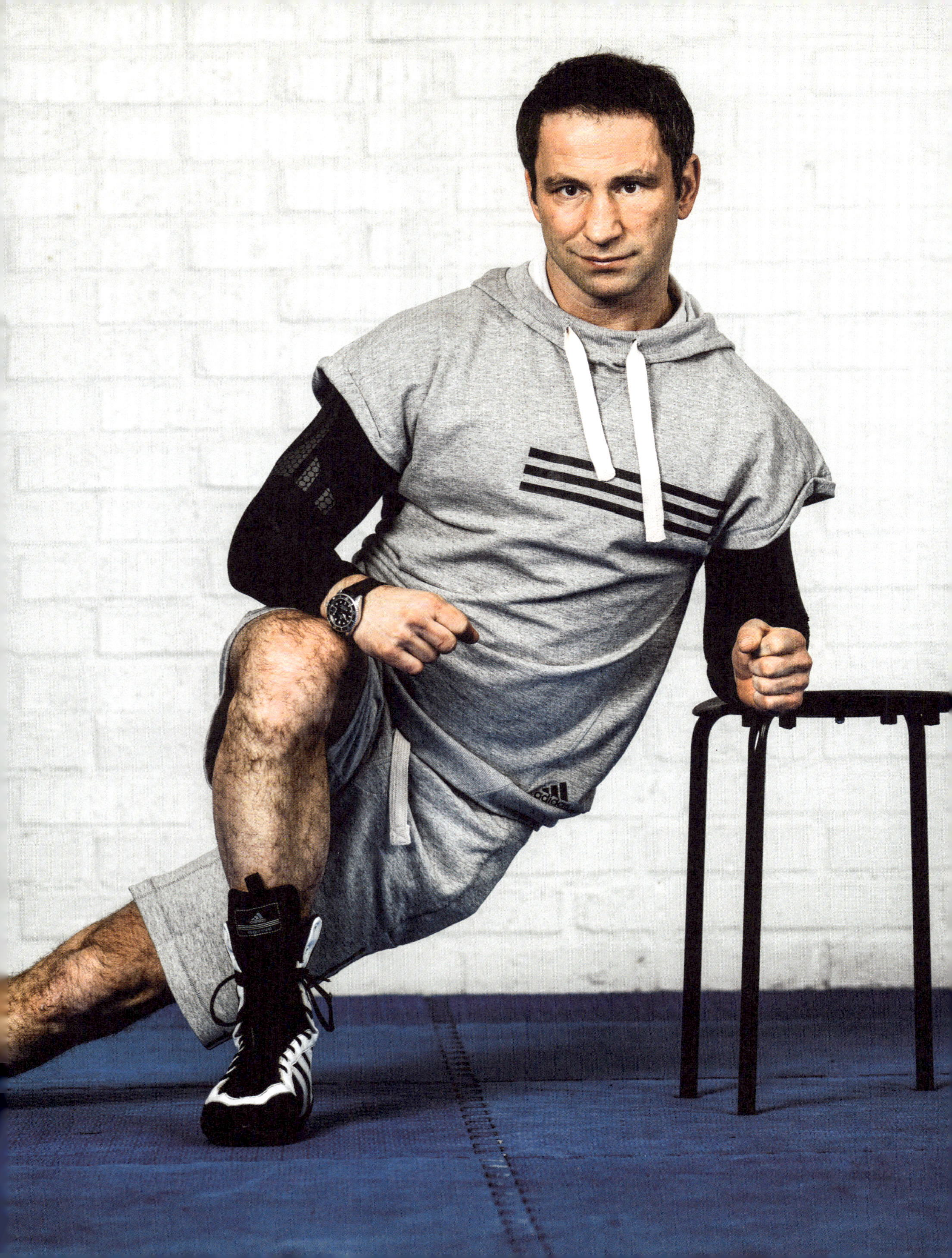

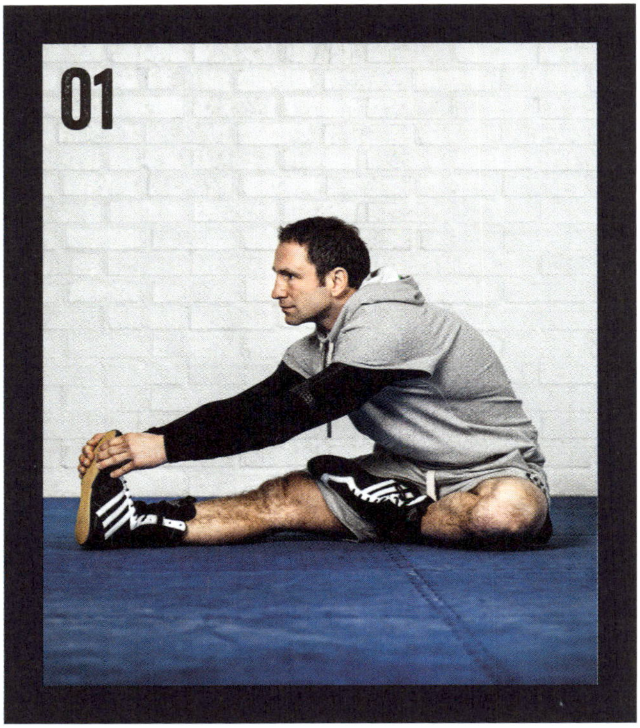

HALBER LOTUSSITZ

Das Stretching mit dem gewissen Etwas. Es werden nicht nur die Rückseiten der Beine gedehnt, sondern auch Gesäß und Knie.

Ausgangsposition
Auf dem Boden sitzend, das rechte Bein ausgestreckt. Das linke Bein ist gebeugt, der Fuß liegt mit dem Außenrist auf dem Oberschenkel des rechten Beines. Den Fuß dabei so nahe wie möglich an den Körper ziehen, die Fußsohle ist ein wenig Richtung Decke gedreht.

Ausführung
Tief einatmen und beim Ausatmen nach vorne beugen. Versuchen Sie die Zehen des ausgestreckten Beins zu berühren. Weiter tief atmen und 30 Sekunden lang pressen. Dann die Seite wechseln.

Tipp
Wenn es zu sehr zieht, den Fuß des gebeugten Beins zuerst näher an das Knie setzen.

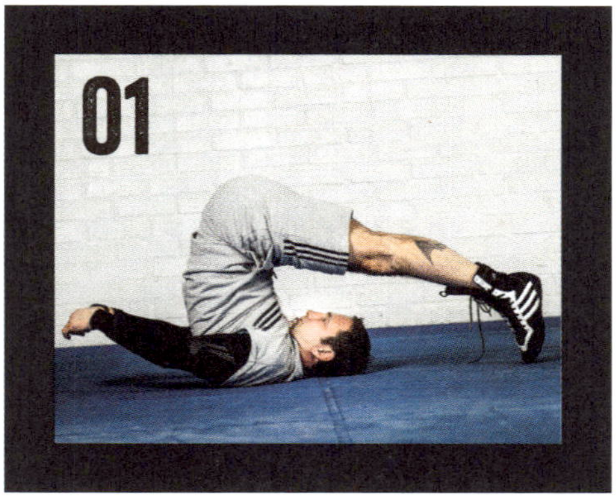

PFLUG

Eine kraftvolle Übung zum Dehnen des Rückens, vor allem zwischen den Schulterblättern. Den Rücken zuerst nach vorne und dann nach hinten zu beugen, ist gut für die Beweglichkeit. Die Beweglichkeit des Rückens ist ausschlaggebend für Ihre Elastizität.

Dehnt
Rücken, Brustwirbelsäule und ein wenig die Beine

Ausgangsposition und Ausführung
Zunächst sitzend. Dann vorsichtig auf den Rücken rollen und dabei die Beine über den Kopf heben, bis die Zehenspitzen den Boden berühren. Die Schultern liegen auf dem Boden auf. Die Arme sind gestreckt und bleiben auf dem Boden liegen, die Hände zusammenhalten. Tief ein- und ausatmen und die Dehnung 30 Sekunden halten. Kontrolliert zurückrollen.

Tipp
Wenn die Zehen nicht den Boden berühren, beugen Sie sich so weit, wie Sie können. Stützen Sie den Rücken mit den Händen. Halten Sie bei dieser Übung den Kopf still.

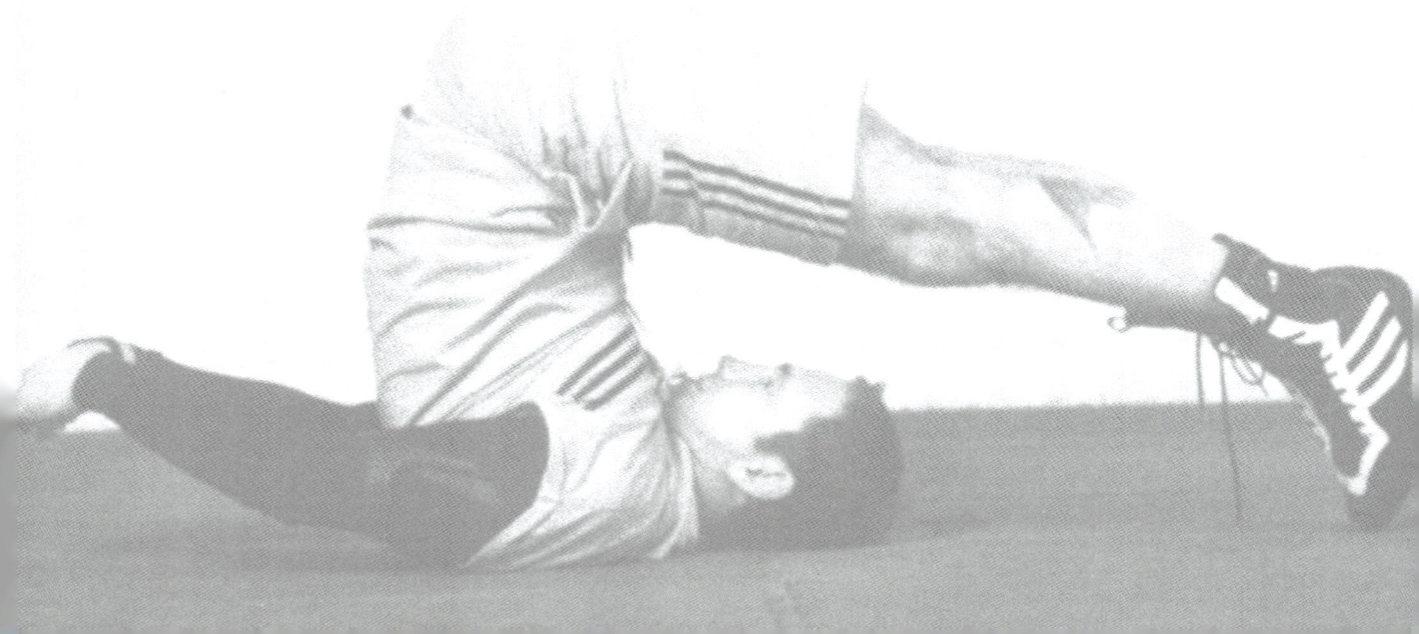

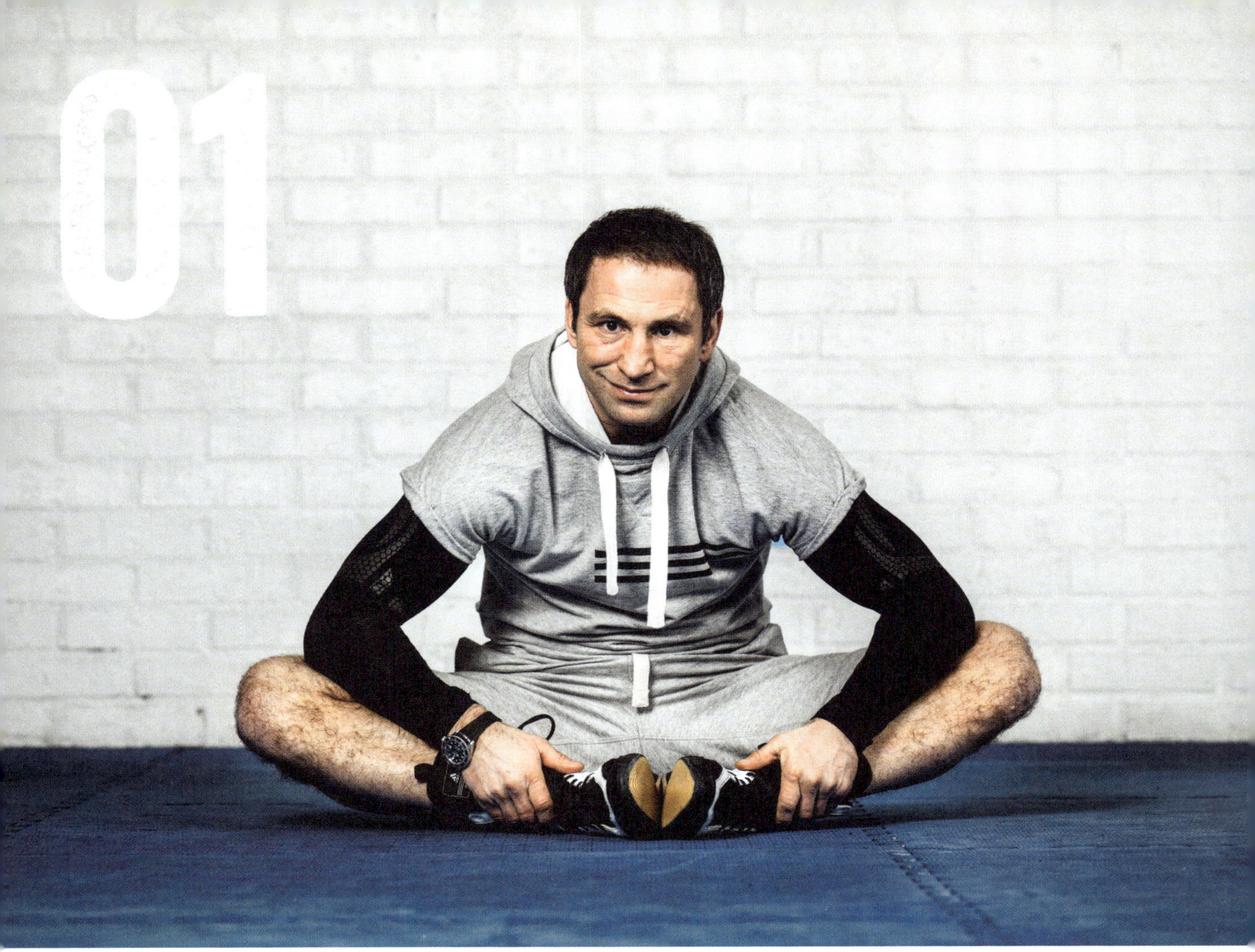

LEISTENÖFFNER

Eine einfache Übung, um die Leisten ein wenig zu dehnen.

Dehnt
Leisten

Ausgangsposition
Auf dem Boden sitzend, die Fußsohlen möglichst nahe am Gesäß zusammengeführt. Die Ellenbogen ruhen auf den Knien.

Ausführung
Tief einatmen und die Knie mithilfe der Ellenbogen in Richtung Boden drücken. Den Oberkörper nach vorne beugen. Währenddessen weiter tief ein- und ausatmen. Die Dehnung etwa 30 Sekunden halten.

SPLIT

Noch eine Übung, die sich hervorragend vor dem Fernseher ausführen lässt. Dehnt die Innenseite der Beine und öffnet die Muskeln der Lendenwirbelsäule.

Dehnt
Die Leisten, den unteren Teil der Wirbelsäule. Öffnet die Lendenwirbelsäule.

Ausgangsposition
Auf dem Boden sitzen, die Beine weit gespreizt. Der Winkel zwischen den Beinen sollte so groß wie möglich sein, der Rücken gerade. Die Hände möglichst weit vorne aufsetzen.

Ausführung
Tief einatmen, beim Ausatmen den Oberkörper nach vorne absenken. Die Beine an den Boden drücken, den Rücken gerade halten. Weiter tief ein- und ausatmen und weitere 30 Sekunden halten.

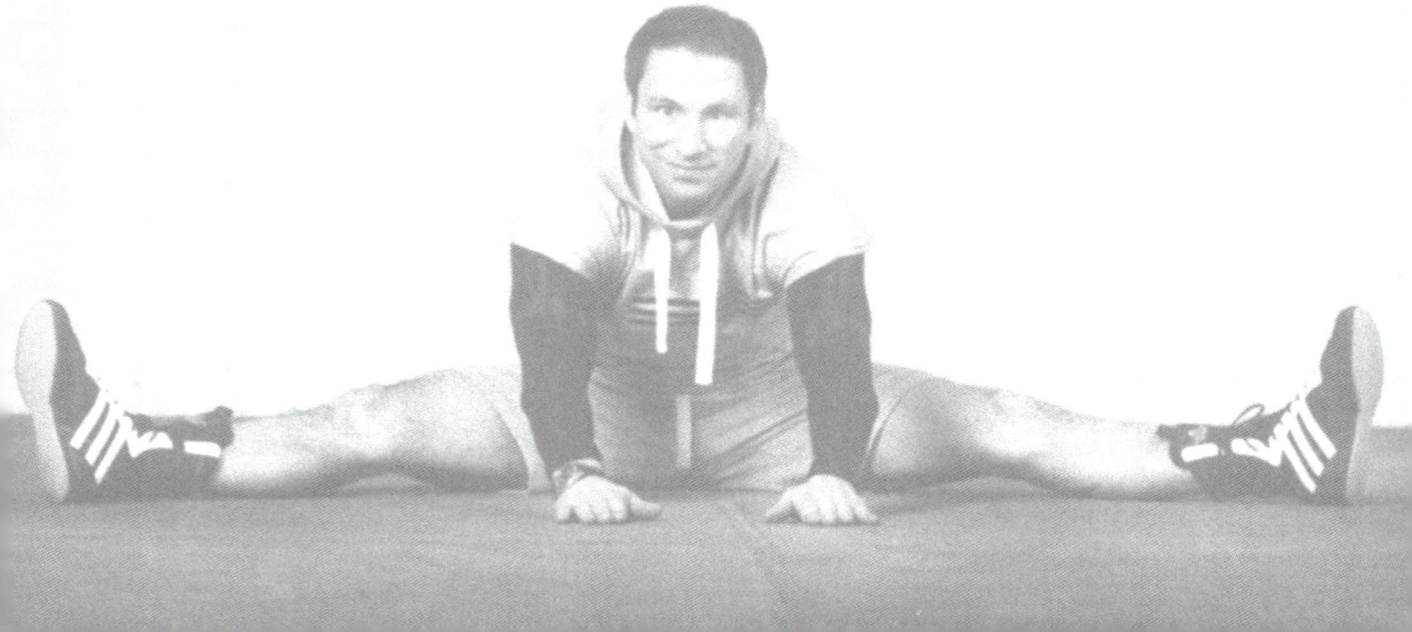

ZUM HIMMEL STRECKEN

Eine gute Übung, um die Beine in einem neuen Winkel zu belasten. Um das Maximum herauszuholen, muss die ganze Fußsohle den Boden berühren. Schauen Sie sich die Position des hinteren Fußes auf dem Bild an.

Dehnt
Beine

Ausgangsposition und Ausführung
Den rechten Fuß einen großen Schritt vor den linken setzen. Gesäß nach unten absenken, bis das rechte Bein um 90 Grad gebeugt und das linke Bein nach hinten gestreckt ist. Der Fuß ist angewinkelt und steht mit der ganzen Sohle auf dem Boden. Die Arme werden nach oben gestreckt und der Blick auf die Hände gerichtet. Tief ein- und ausatmen. Beim Ausatmen tiefer in die Dehnung gehen. Wiederholen und anschließend die Seite wechseln.

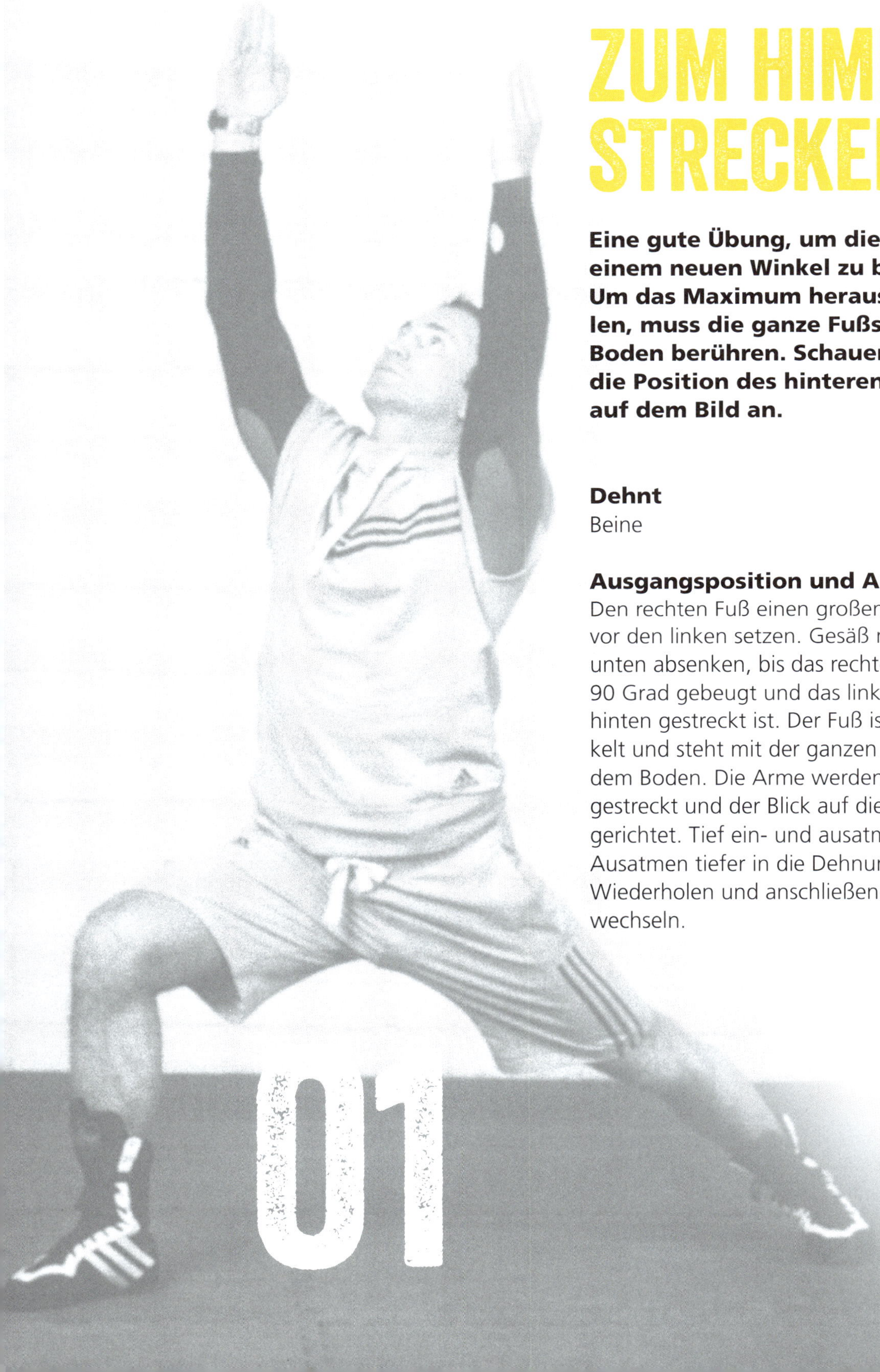

01

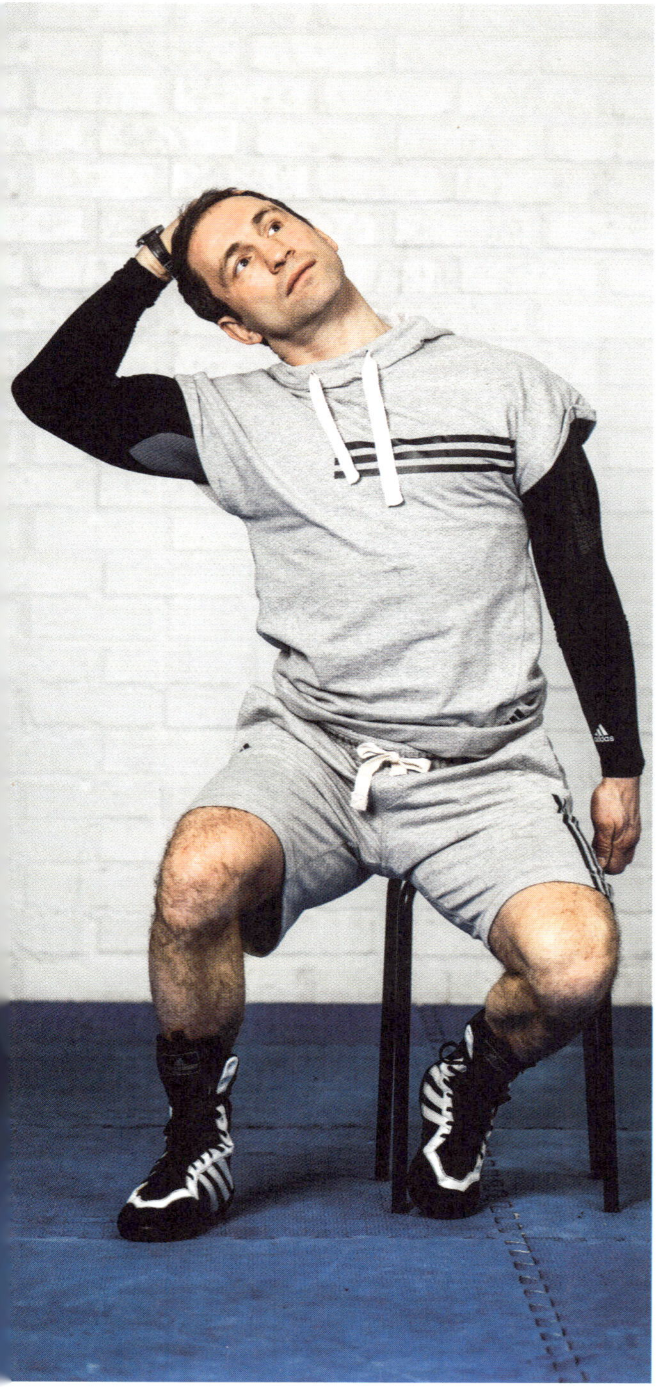

01

LANGER HALS

Ein steifer Nacken kann Kopfschmerzen verursachen, ein entspannter Nacken verbessert die Haltung. So vermeiden Sie auch Spannungskopfschmerzen.

Dehnt
Kopfwendemuskel, Schultern

Ausgangsposition
Auf einem Stuhl sitzend. Mit der linken Hand hinten an die Stuhlkante fassen. Die rechte Hand auf den Kopf direkt hinter das Ohr legen und leicht ziehen.

Ausführung
Tief einatmen, beim Ausatmen nach rechts lehnen und die Hand weiterhin an der Stuhlkante halten. Weiteratmen und weitere 30 Sekunden halten. Seite wechseln. Den Stretchpunkt mit dem Winkel des Kopfes ändern.

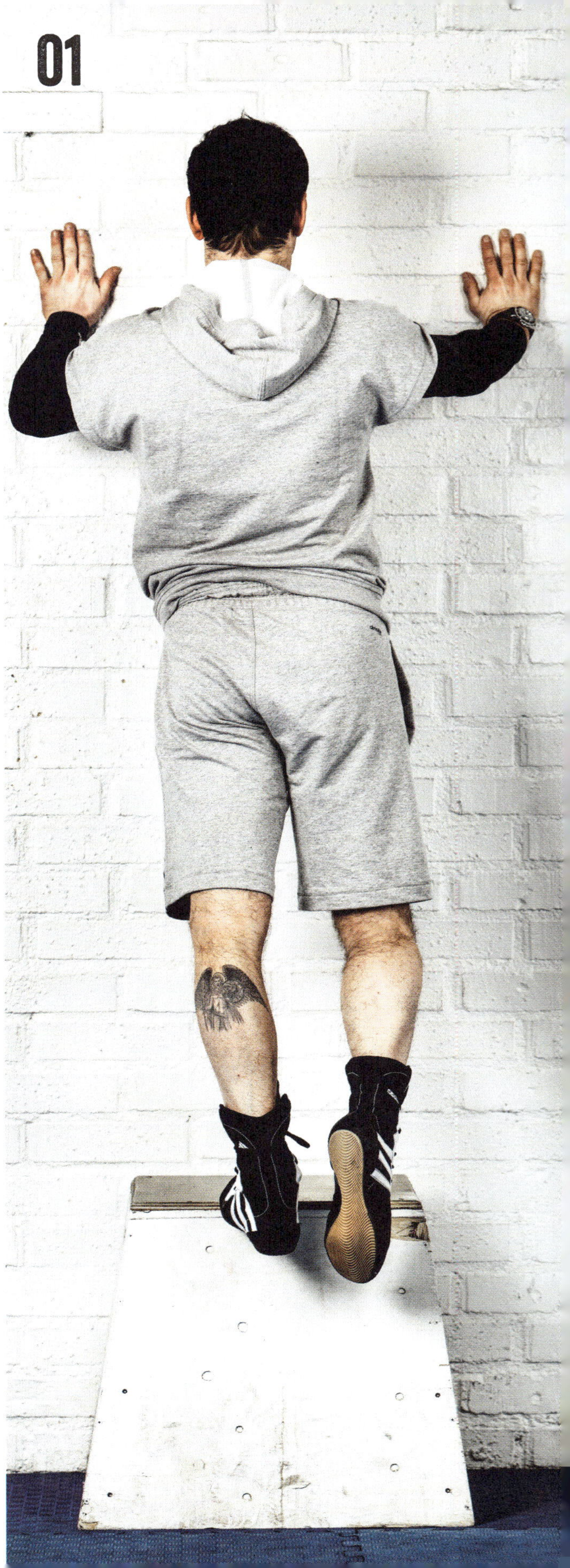

WADEN-STRETCHING

Die Waden vergesse ich beim Stretchen oft. Keine Ahnung, warum, aber da ich viel Lauftraining mache, hat das für mich Konsequenzen. Steife Waden sind nicht besonders angenehm.

Dehnt
Waden

Ausgangsposition
Mit einem Fuß auf einem etwa 10 Zentimeter hohen Gegenstand stehen. Der andere Fuß hängt frei in der Luft.

Ausführung
Tief ein- und wieder ausatmen und versuchen, mit der Ferse so tief wie möglich zu kommen. Weiter tief ein- und ausatmen und 30 Sekunden halten. Seite wechseln.

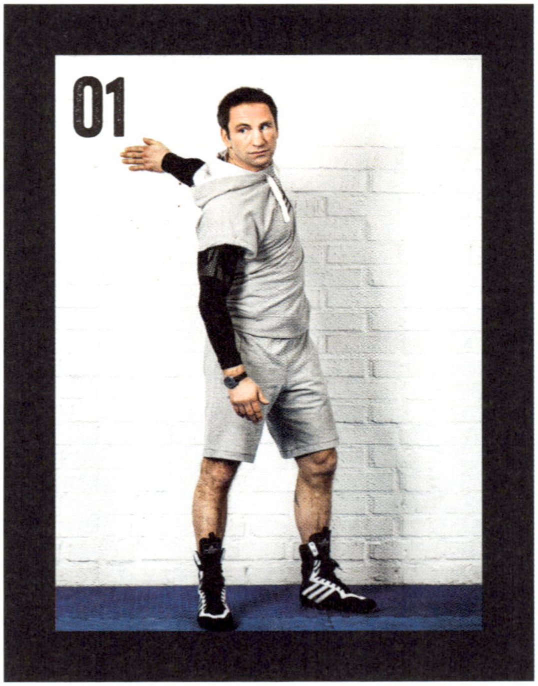

STEHENDES BRUST- UND SCHULTERSTRETCHING

Alle Muskeln im Körper sind miteinander verbunden und beeinflussen einander. Schulterschmerzen können auch auf eine steife Brustmuskulatur zurückzuführen sein und nicht ausschließlich mit der Schulter zu tun haben. Halten Sie also Ihren ganzen Körper geschmeidig.

Dehnt
Schultern und Brust

Ausgangsposition
An einer Wand oder an einem Türrahmen festhalten, dabei ein Arm ausgestreckt hinter dem Rücken.

Ausführung
Einatmen und durch die Nase wieder ausatmen. Gleichzeitig den Körper von der Wand wegdrehen. 30 Sekunden halten und Seite wechseln.

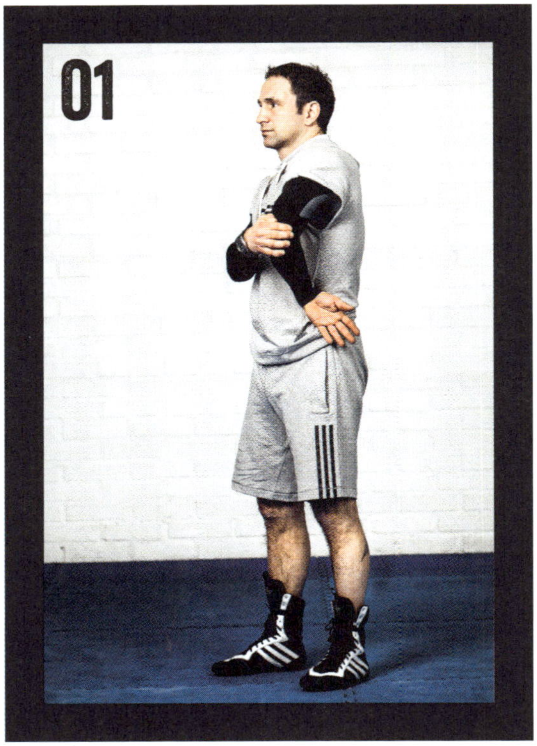

RÜCKSEITE DER SCHULTERN

Ein Körperteil, der oft vergessen wird und einen steifen Nacken und steife Schultern verursacht.

Dehnt
Die Rückseite der Schultern

Ausgangsposition und Ausführung
Eine Hand in die Taille legen, Handfläche und Ellenbogen nach außen. Mit der anderen den Ellenbogen fassen, tief einatmen. Beim Ausatmen den Ellenbogen vorwärts ziehen, ohne mit dem ganzen Oberkörper zu folgen.

STEHENDES SEITEN-STRETCHING

Dehnt
Die Seite von der Hüfte bis zum Ellenbogen

Ausgangsposition und Ausführung
Die Füße schulterbreit. Die rechte Hand fasst den linken Ellenbogen, der Unterarm liegt hinter dem Kopf. Tief ein- und wieder ausatmen, den Oberkörper nach rechts lehnen und die linke Hüfte nach außen schieben. Weiter tief atmen und halten.

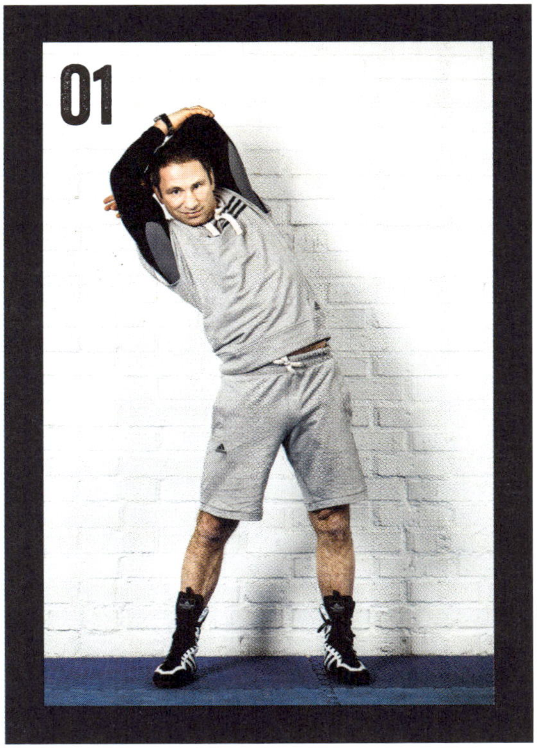

STEHENDER BRUSTÖFFNER

Eine der besten Dehnübungen für den Oberkörper. Der Brustkorb wird gestreckt und die Schultern werden nach unten und nach hinten gedrückt. Fast der gesamte Oberkörper wird ordentlich gedehnt.

Dehnt
Brustmuskulatur und Schultern

Ausgangsposition und Ausführung
Mit den Beinen schulterbreit auseinander stehend, die Hände hinter dem Rücken verschränkt. Tief ein- und ausatmen und die Arme nach unten drücken. Gleichzeitig nach oben schauen und die Brust nach oben strecken.

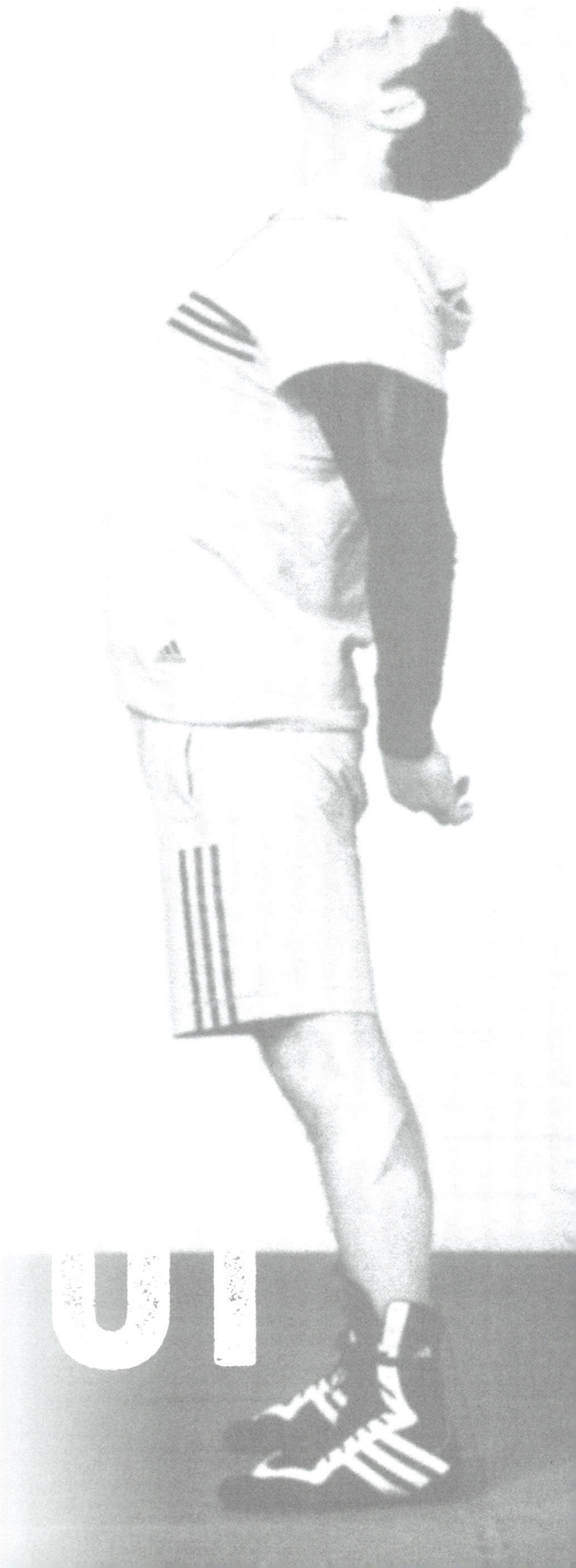

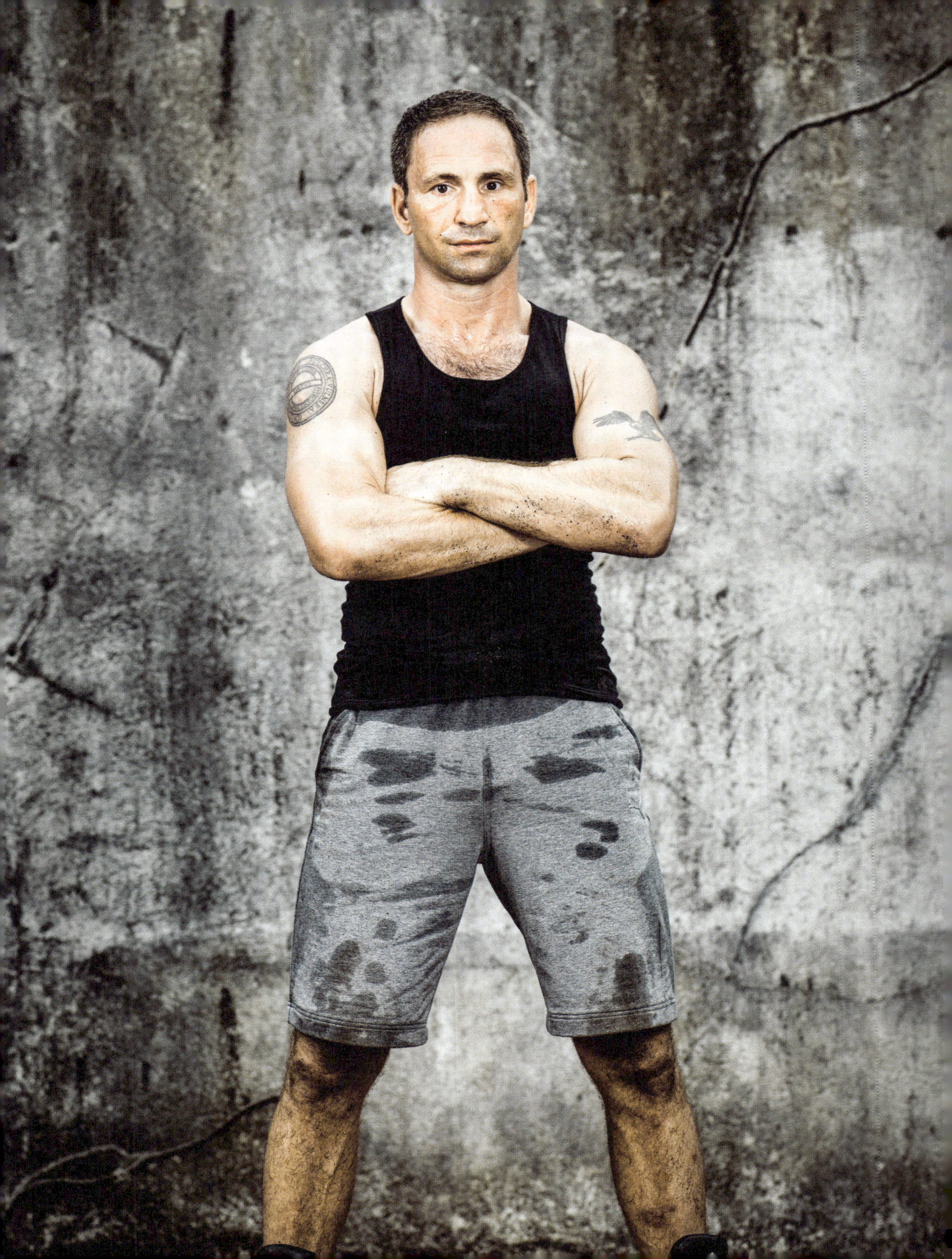

TRAININGS-EINHEITEN

Nun ist es an der Zeit, richtig mit dem Training loszulegen. Hier gibt es Trainingseinheiten für jeden, es gelten also keine Ausreden mehr. Die verschiedenen Trainingseinheiten werden hintereinander, ohne Pause, ausgeführt. Wenn Sie einen Zirkel abgeschlossen haben, ruhen Sie sich eine Minute aus und beginnen anschließend von vorne. Wenn Sie in besserer Form sind, können Sie alle Übungen im Zirkel durchführen und ohne Pause neu beginnen. Wiederholen Sie den Zirkel so oft, wie Sie es in 15 Minuten schaffen. Teilen Sie sich Ihre Kraft so ein, dass Sie 15 Minuten durchhalten und nicht nach 8 Minuten aufgeben müssen. Wenn Sie die Sache zu hart angehen, schaffen Sie es nicht bis zum Ende. Mit der Zeit lernen Sie Ihren Körper und Ihren Geist besser kennen und wissen genau, welches Tempo für Sie am besten funktioniert. Los geht's!

ANFÄNGER

Trainingseinheiten für diejenigen, die – noch – nicht in Topform sind.

WORKOUT FÜR BEINE UND RUMPF

Eine Trainingseinheit, um Kraft in Rumpf und Beinen aufzubauen.

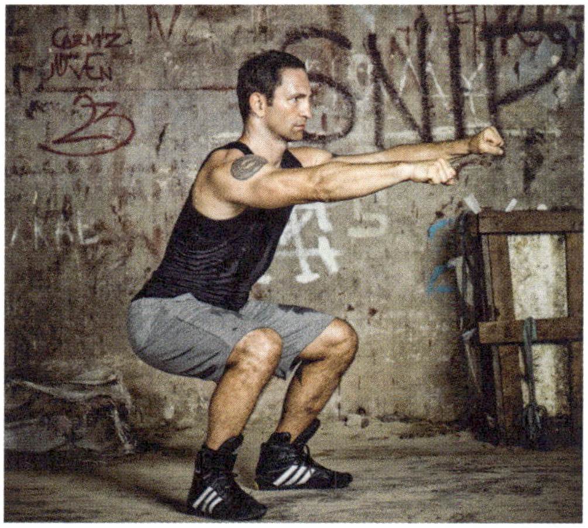
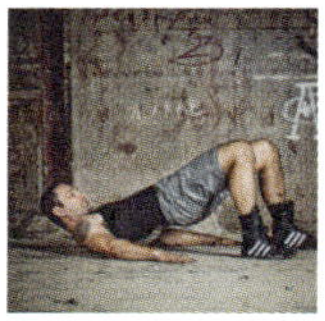
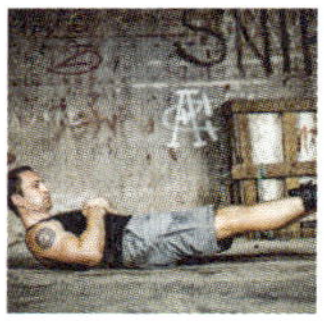
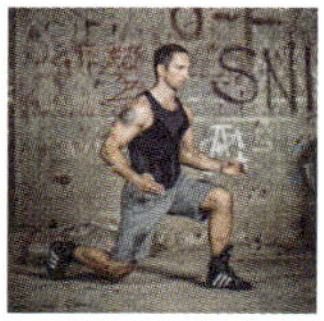
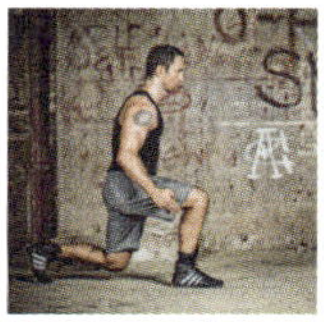

Wiederholungen / Übung		
10	Kniebeugen	S. 83
10	Beckenheben	S. 135
10	Radfahren auf dem Rücken	S. 154
5	Ausfallschritte, linkes Bein	S. 104
5	Ausfallschritte, rechtes Bein	S. 104

BEIN- UND RUMPF-ARBEIT DIE ZWEITE

Training von Gleichgewicht, Stärke und Ausdauer in Rumpf und Beinen

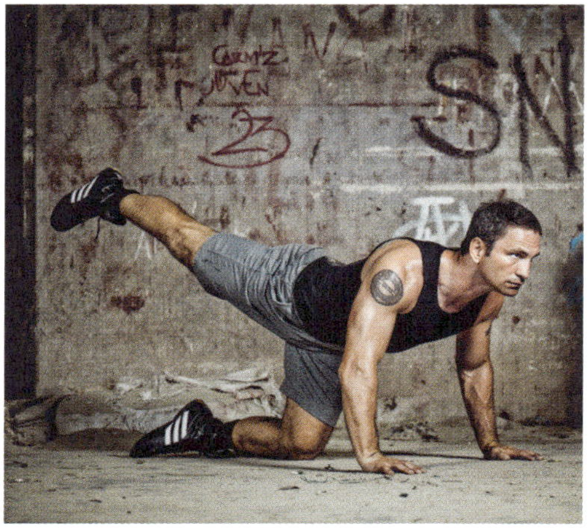
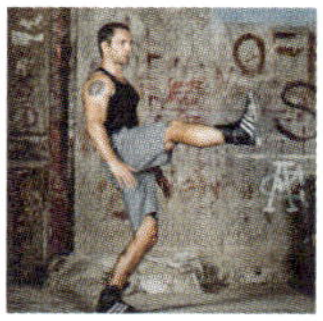
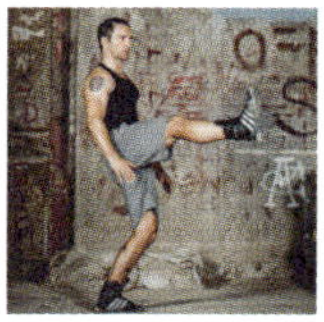
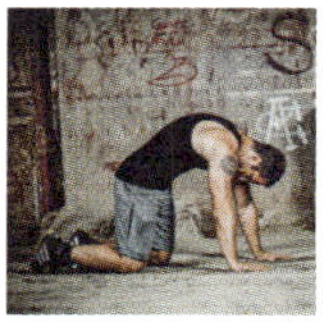
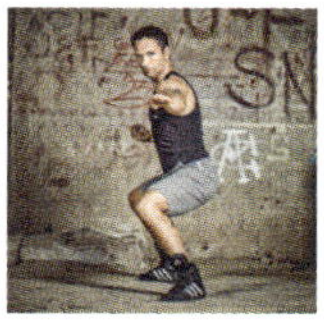

Wiederholungen / Übung		
10	Pferdetritte	S. 92
10	Sekunden Yoga-Bein, links	S. 186
10	Sekunden Yoga-Bein, rechts	S. 186
10	Katzen	S. 141
10	Surfer	S. 86

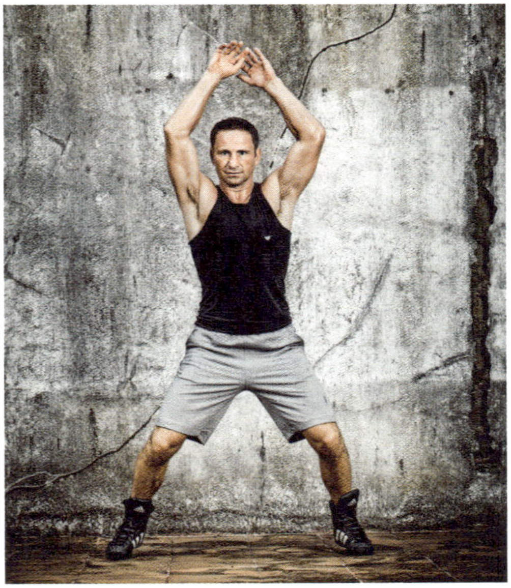

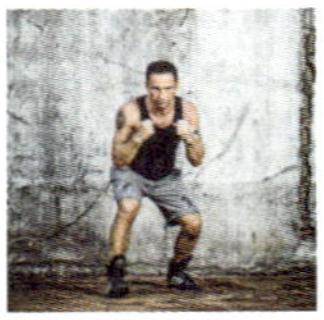

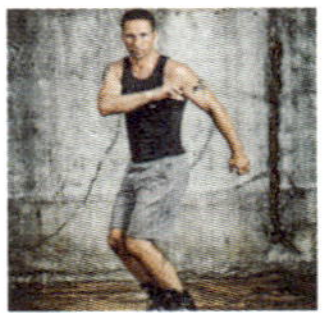

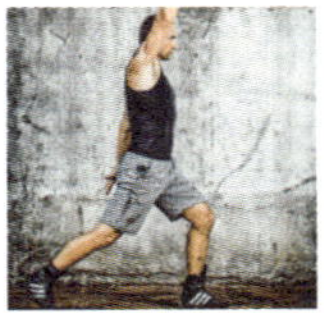

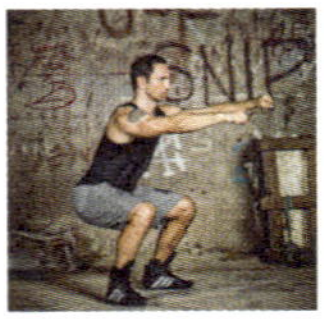

DAS FETT SOLL BRENNEN!

Sie bestimmen, wie anstrengend es wird! Wenn Sie mogeln, werden Sie nicht einmal schwitzen. Wenn Sie aber die Zähne zusammenbeißen und alles geben, werden diese 15 Minuten verdammt hart! Aber in der Anfangsphase sind Sie vielleicht noch nicht so gut in Form. Achten Sie dann darauf, sich nicht zu verletzen, und denken Sie daran: Morgen ist auch noch ein Tag!

Wiederholungen / Übung		
10	Hampelmänner	S. 28
10	Boxerrollen	S. 30
10	Zickzacks	S. 22
10	Skiläufe	S. 29
10	Kniebeugen	S. 83

STARKER OBERKÖRPER UND RUMPF

Am Ende dieses Zirkels werden Sie mit Sicherheit richtig fertig sein und bei der Übung *Herz* nicht mehr so tief kommen. Zum Schluss dürfen Sie daher ein bisschen schummeln und die Arme nur wenig beugen (aber nur wenn Sie wirklich am Ende sind).

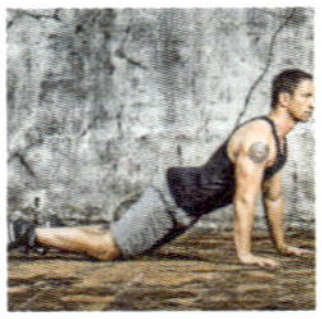

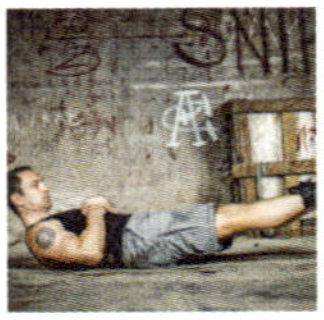

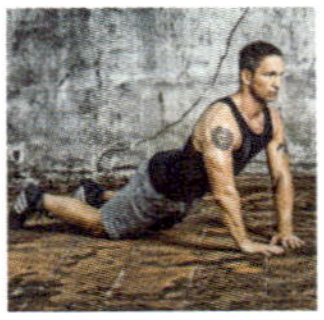

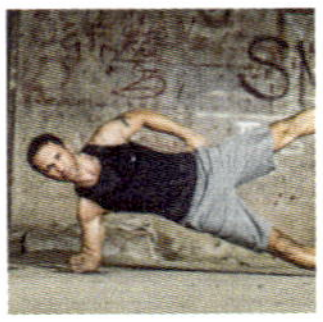

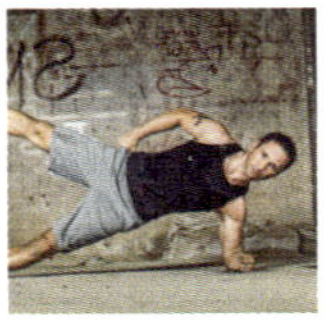

Wiederholungen / Übung		
10	Liegestütze, auf den Knien	S. 34
10	Sekunden Gestreckte Beine	S. 155
10	Herzen, auf den Knien	S. 57
5	Liegende Hampelmänner, links	S. 146
5	Liegende Hampelmänner, rechts	S. 146

KÖRPERMITTE

Mit einer schwachen Mitte sind Sie insgesamt schwach! Konzentrieren Sie sich besonders auf diese Körperpartie. In der Trainingseinheit werden neben dem Rumpf auch die Armmuskeln aufgebaut.

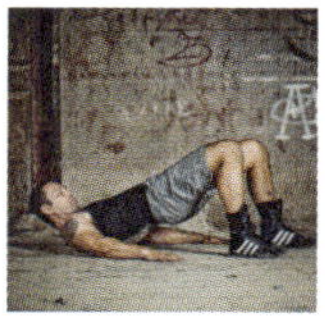
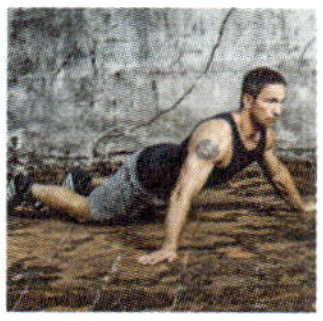
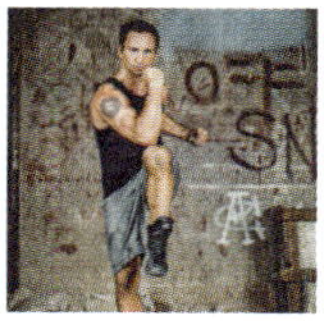
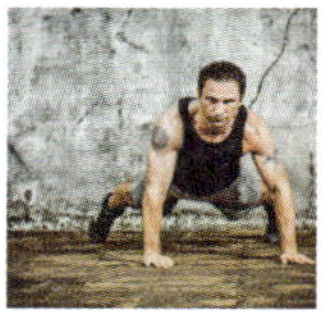
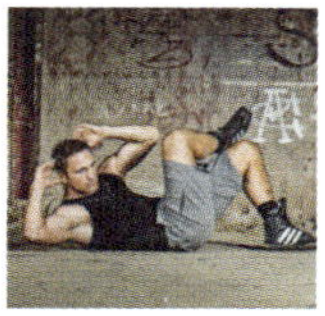

Wiederholungen / Übung		
10	Beckenheben	S. 135
10	Breite Liegestütze auf den Knien	S. 73
10	Knieheben stehend	S. 149
10	Krebsgänge	S. 47
10	Crunchs seitlich	S. 140

STATISCHE VIERTELSTUNDE

Viele Herausforderungen im Leben erfordern statische Kraft, z. B. ein Sofa zu heben oder die Einkäufe nach Hause zu tragen. Hier ist eine Trainingseinheit, die Beine und Rumpf stärkt.

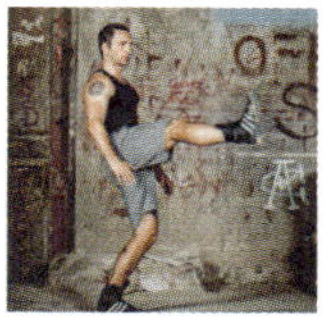
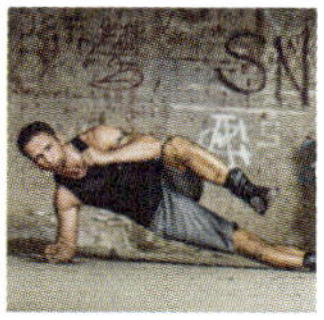
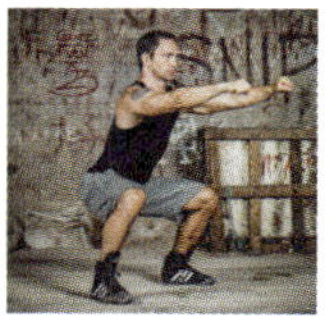
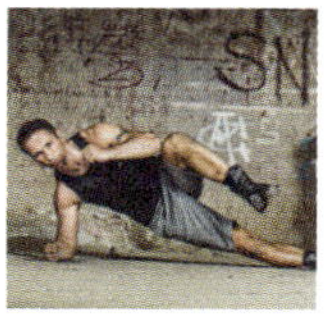
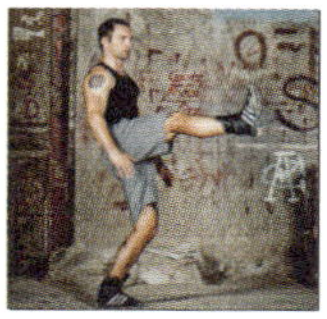

Wiederholungen / Übung		
10	Sekunden Yoga-Bein, rechts	S. 186
10	Seitenbretter mit Knie, links	S. 133
10	Sekunden Phantomsitz	S. 193
10	Seitenbretter mit Knie, rechts	S. 133
10	Sekunden Yoga-Bein, links	S. 186

15 MINUTEN SCHWITZEN

Diese Kombination aus Fettverbrennung und Krafttraining bringt Sie garantiert ins Schwitzen.

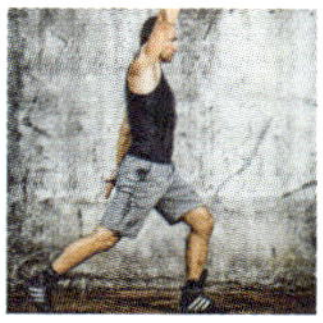
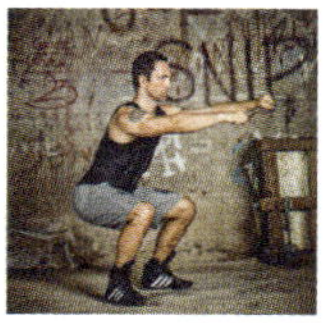
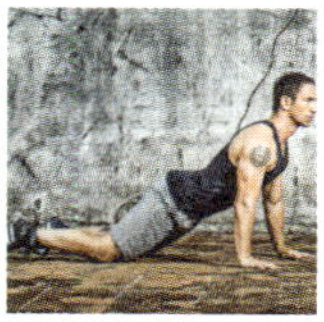
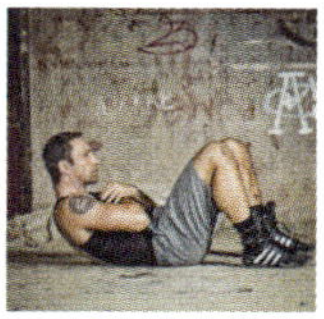
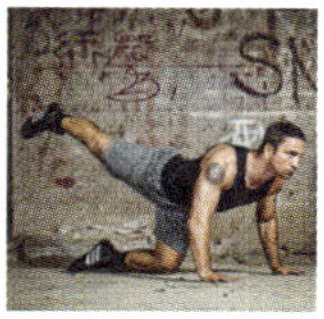

Wiederholungen / Übung		
10	Skiläufe	S. 29
5	Kniebeugen	S. 83
5	Liegestütze, auf den Knien	S. 34
10	Crunchs	S. 139
10	Pferdetritte	S. 92

DER GANZE KÖRPER IM FOKUS

Denken Sie an Ihr Gleichgewicht, weil es mit den Jahren schlechter wird.

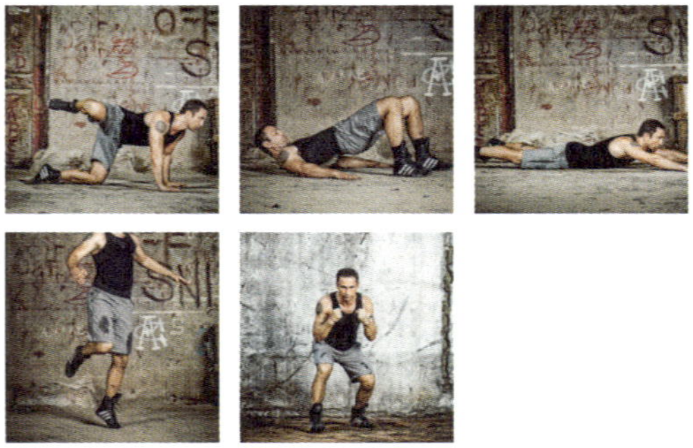

Wiederholungen / Übung		
5	Beinchen heben, auf jedem Bein	S. 147
5	Beckenheben	S. 135
5	Superman	S. 170
5	Zehenstände, auf jedem Bein	S. 114
10	Boxerrollen	S. 30

HABEN SIE AUSDAUER?

Eine Trainingseinheit, mit der Sie Beweglichkeit, Kraft und Koordination im gesamten Körper trainieren. Von allem etwas.

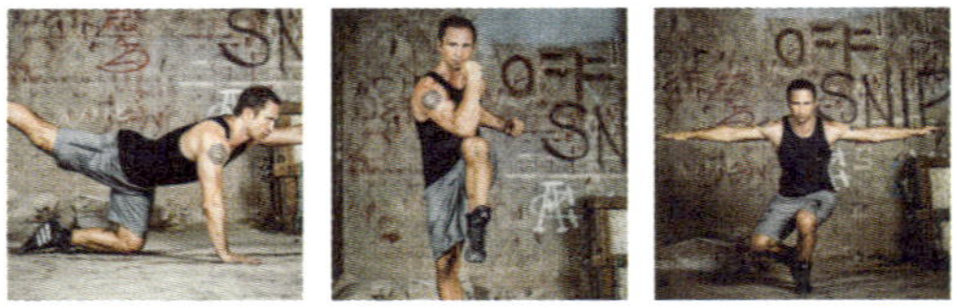

Wiederholungen / Übung		
5	Nach Luft strecken	S. 190
4	Knieheben stehend	S. 149
2	Kniebeugen auf einem Bein, rechts	S. 88
2	Kniebeugen auf einem Bein, links	S. 88

DEN GANZEN KÖRPER DURCHARBEITEN

Diese Einheit trainiert Muskeln, deren Existenz Sie nicht mal erahnen konnten.

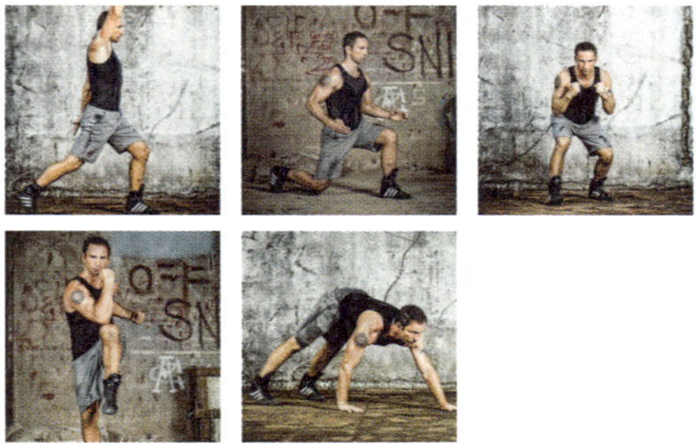

Wiederholungen / Übung		
10	Skiläufe	S. 29
4	Ausfallschritte	S. 104
10	Boxerrollen	S. 30
4	Knieheben stehend	S. 149
5	Wandernde Liegestütze	S. 36

TESTEN SIE IHRE FITNESS

Wenn diese Trainingseinheit Sie nicht mehr anstrengt, sind Sie kein Anfänger mehr. Gehen Sie zu den Einheiten mit mittlerem Schwierigkeitsgrad über. Da geht es wieder richtig ab, versprochen!

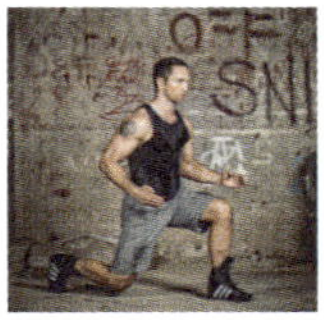

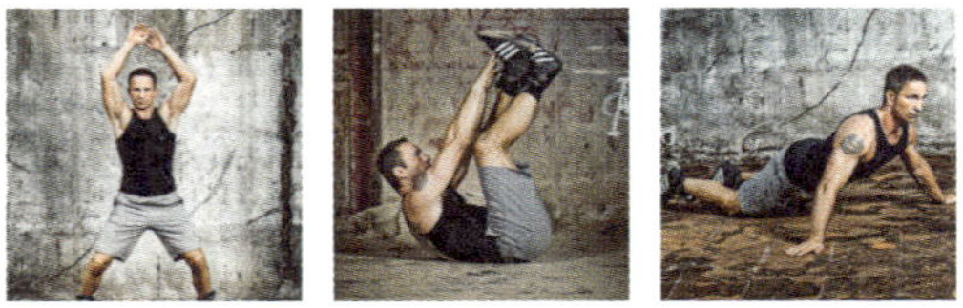

Wiederholungen / Übung		
10	Hampelmänner	S. 28
5	Zehen berühren	S. 138
5	Breite Liegestütze auf den Knien	S. 73
2	Ausfallschritte, rechts	S. 104
2	Ausfallschritte, links	S. 104

MITTELSCHWER

Trainingseinheiten für diejenigen, die schon ziemlich gut trainiert sind. Denken Sie aber daran, dass Sie nicht herumbummeln, sondern das richtige Tempo finden. Und ich meine nicht das bequemste Tempo! Von jetzt an absolvieren Sie die Zirkel, ohne zwischendurch Pause zu machen.

OBERKÖRPER UND BEINE IM FOKUS

Eine Einheit für den ganzen Körper, aber insbesondere für die Beine.

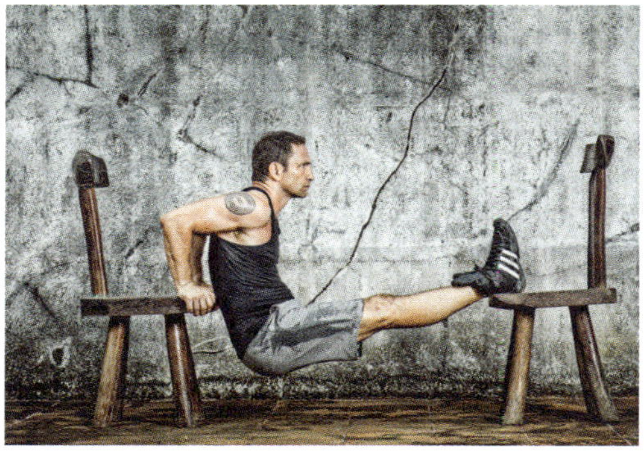
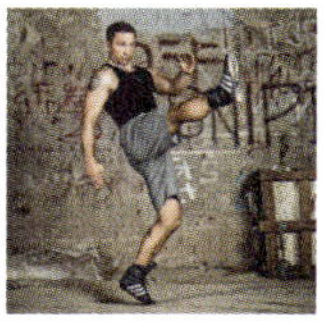
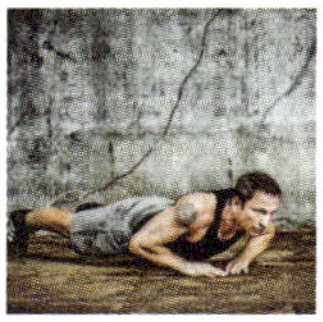
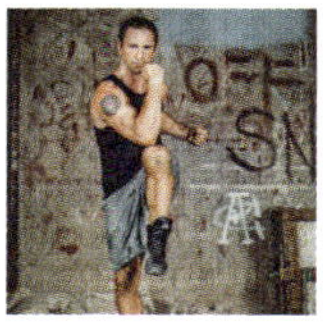
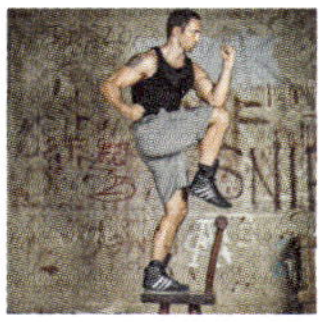

Wiederholungen / Übung		
5	Dips	S. 70
6	Bruce Lees	S. 112
5	Herzen	S. 57
5	Knieheben stehend	S. 149
6	Auf dem Stuhl mit Knie	S. 106

ULTRA-ANSTRENGEND FÜR DEN GANZEN KÖRPER

Eine echt harte Trainingseinheit mit vielen schweren Übungen. Die zehn Boxerrollen sind jedoch eine Verschnaufpause, sodass Sie bei den restlichen Übungen 100 Prozent geben können.

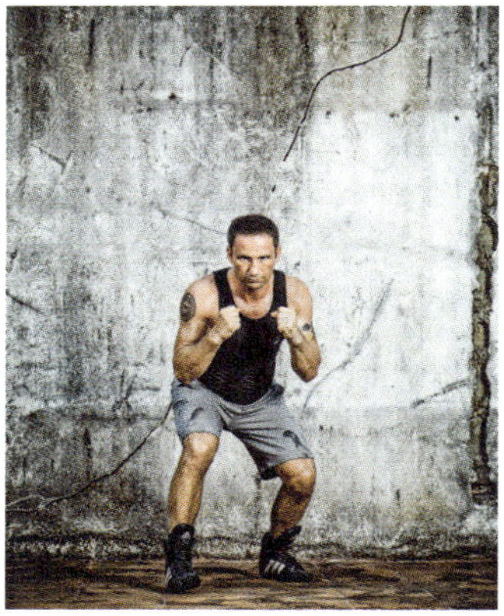
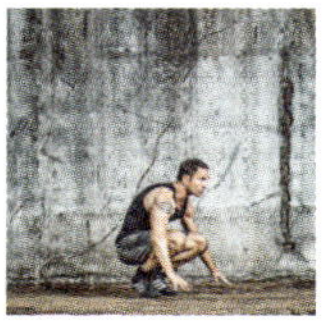
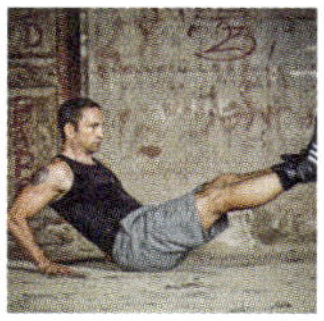
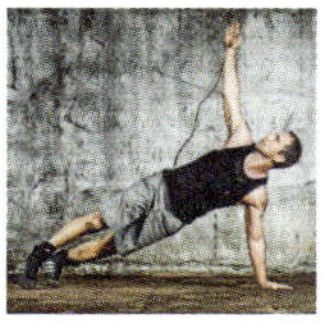
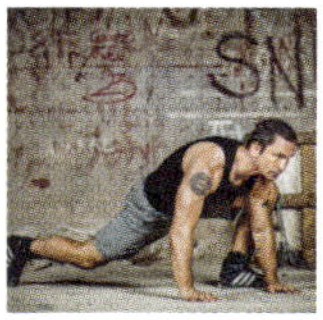

Wiederholungen / Übung		
10	Boxerrollen	S. 30
3	Burpees	S. 173
10	Klappmesser (leicht)	S. 143
4	Seemänner	S. 63
10	Bergsteiger	S. 156

BAUCHMUSKEL-WORKOUT

Fett lässt sich nicht lokal verbrennen. Das Trainieren der Bauchmuskeln verbrennt Fett im ganzen Körper. Wer seinen Speck loswerden will, dem bleibt nur die Trainingseinheit für die Fettverbrennung. Es ist jedoch auch wichtig, Bauch und Rumpf regelmäßig zu trainieren, denn die Körpermitte muss stark werden.

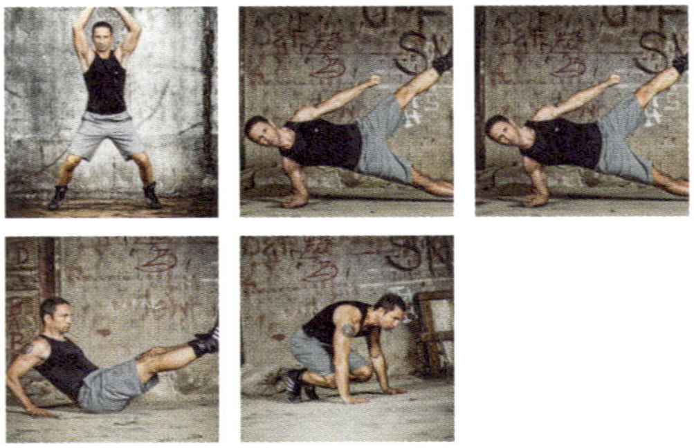

Wiederholungen / Übung		
10	Hampelmänner	S. 28
5	Liegende Hampelmänner, links	S. 146
5	Liegende Hampelmänner, rechts	S. 146
10	Klappmesser (leicht)	S. 143
10	Frösche	S. 108

GELENKIG UND STARK WIE SPIDERMAN

Richtig gute und vielseitige Übungen, die die Muskeln des ganzen Körpers vereinen und Sie gelenkig und stark machen. Alles, was man braucht, um ein richtiger Superheld zu sein.

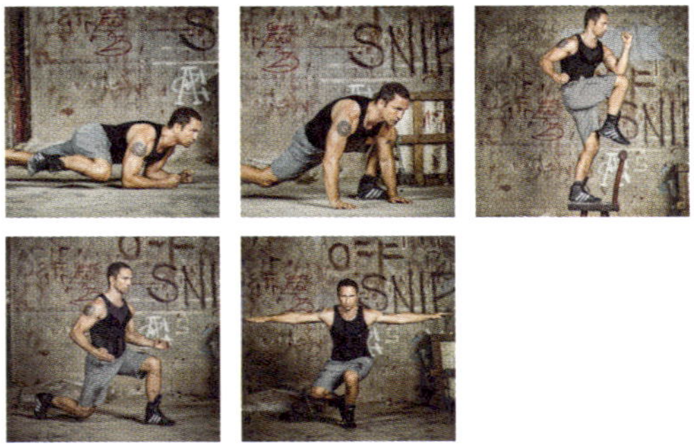

Wiederholungen / Übung		
6	Spiderman-Bretter	S. 162
10	Bergsteiger	S. 156
2	Auf dem Stuhl mit Knie, je Bein	S. 106
4	Ausfallschritt vor und zurück	S. 105
3	Kniebeugen auf einem Bein, je Bein	S. 88

EIN STERN AM FITNESSHIMMEL

Ein Mix, der Ihren Körper richtig arbeiten lässt.

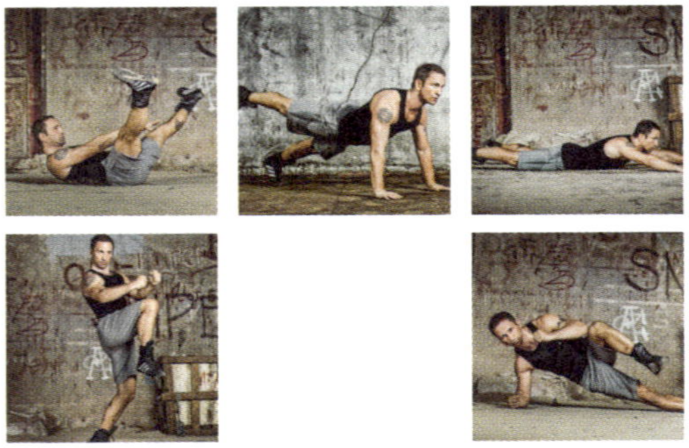

Wiederholungen / Übung		
4	Sterne	S. 148
4	Bein oben	S. 49
5	Superman	S. 170
4	Kniebeugen mit Kniestoß	S. 115
4	Seitenbretter mit Knie, pro Seite	S. 133

FETTVERBRENNUNG

Fettverbrennung in 15 Minuten, geht das? Natürlich geht das! Ihr Körper hört ja nicht plötzlich auf, Fett zu verbrennen, nur weil Sie mit der Trainingseinheit fertig sind. Die Fettverbrennung geht noch lange Zeit danach weiter.

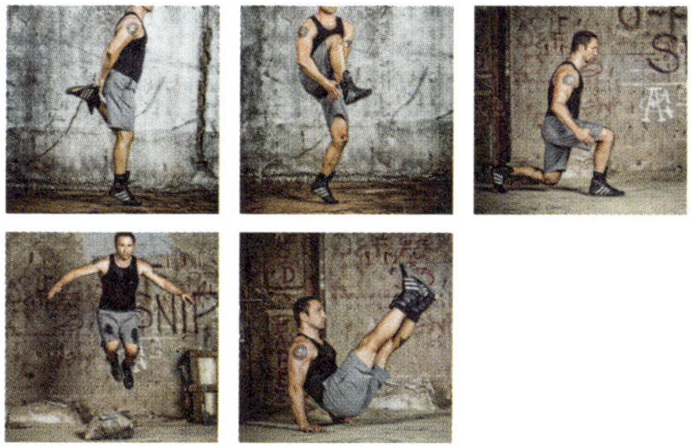

Wiederholungen / Übung		
10	Anfersen	S. 19
10	Unterm Bein klatschen	S. 27
10	Ausfallschritte vor und zurück	S. 105
10	Seitsprünge	S. 120
10	Vierbeinige Kosakentänze	S. 181

MOTORIK PRÜFEN

Mit dieser Trainingseinheit benutzen Sie fast alle Muskeln des Körpers. Damit werden Explosivität, Körperkoordination und Kondition gestärkt.

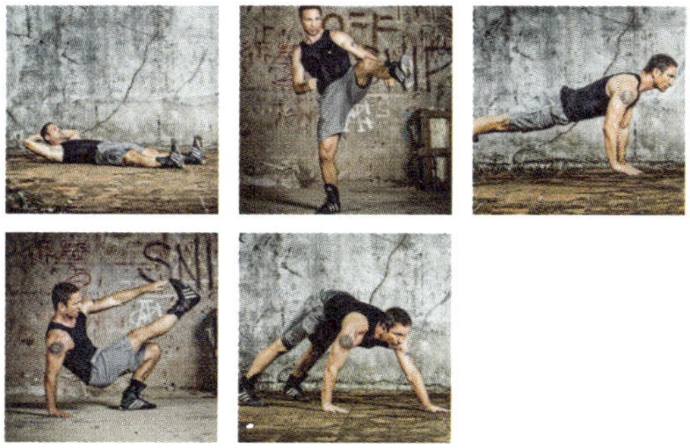

Wiederholungen / Übung		
5	Gefangene	S. 174
10	Karate Kids	S. 100
10	Armsprünge	S. 37
10	Hampeln mit allen vieren	S. 172
10	Wandernde Liegestütze	S. 36

GANZER KÖRPER MIT SCHWERPUNKT BAUCH UND OBERKÖRPER

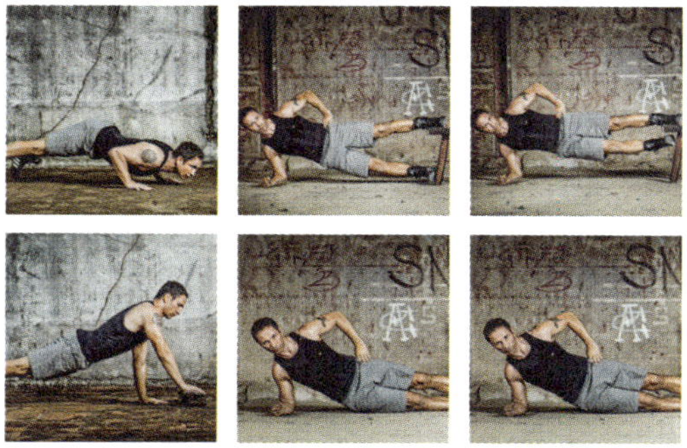

Von jedem ein bisschen, damit Ihr Körper ein ordentliches Workout erhält. Viele tolle und ungewöhnliche Übungen, die den Körper herausfordern und auf die Probe stellen.

Wiederholungen / Übung		
5	Raupen	S. 64
5	Füße auf dem Stuhl, links	S. 137
5	Füße auf dem Stuhl, rechts	S. 137
20	Treppen	S. 69
10	Seitenbretter m. Hüftheber, links	S. 132
10	Seitenbretter m. Hüftheber, rechts	S. 132

STATISCHE VIERTELSTUNDE

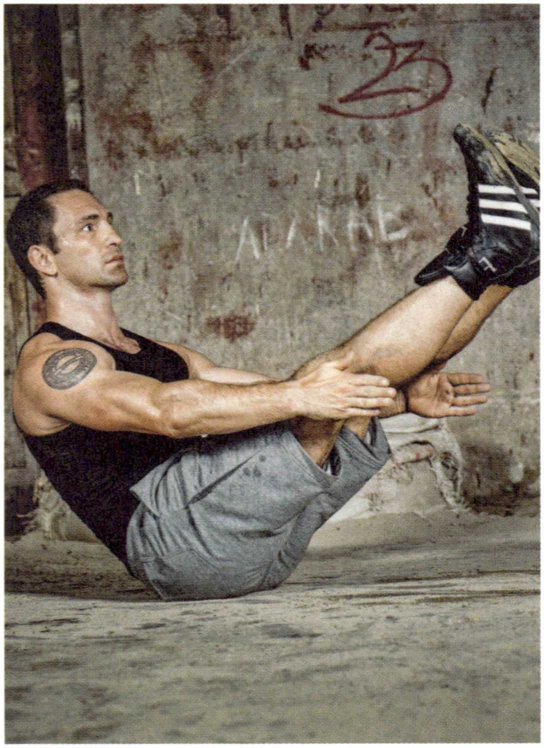

Statische Kraft ist superwichtig! Viele physische Herausforderungen im Leben bestehen darin, Dinge über längere Zeit festzuhalten oder hochzuheben.

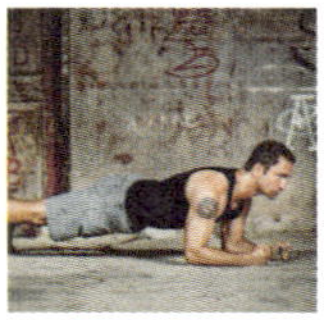

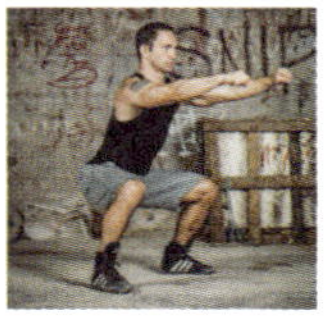

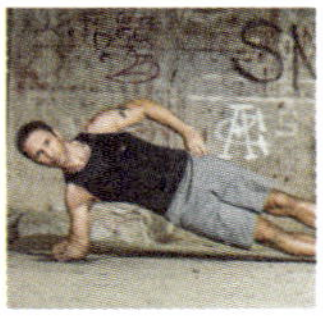

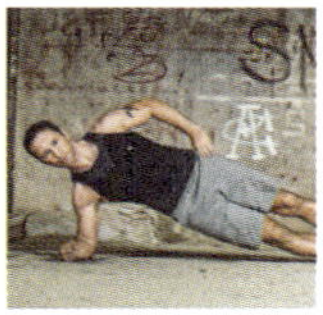

Wiederholungen / Übung		
30	Boote	S. 187
30	Sekunden Brett	S. 130
30	Sekunden Phantomsitz	S. 193
30	Sekunden Seitenbrett, links	S. 131
30	Sekunden Seitenbrett, rechts	S. 131

BEINE UND OBERKÖRPER

Eine Mischung aus explosiven Übungen wie dem »Frosch« und harten Übungen wie »Zehen eintauchen«. Ich liebe Trainingseinheiten, bei denen man alles auf einmal bekommt.

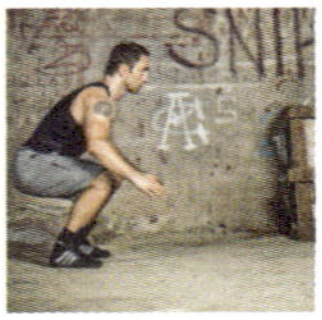

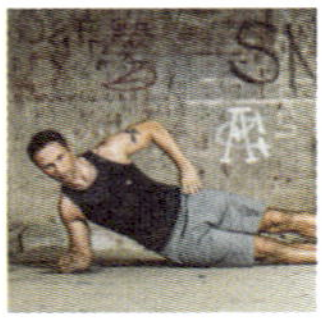

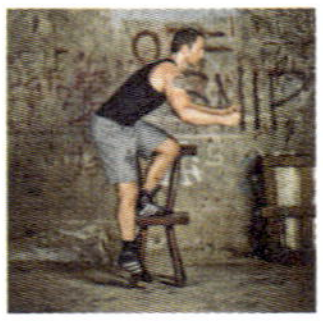

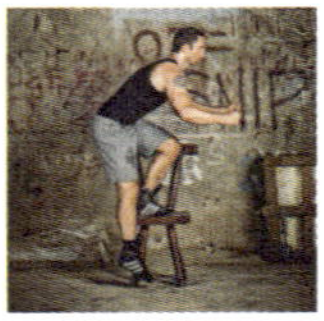

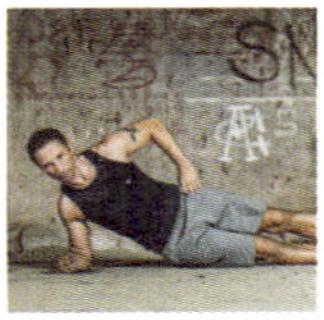

Wiederholungen / Übung		
10	Frösche	S. 108
10	Seitenbretter m. Hüftheber, links	S. 132
5	Zehen eintauchen, rechts	S. 99
5	Zehen eintauchen, links	S. 99
10	Seitenbretter m. Hüftheber, rechts	S. 132

MAXPULS

Eine Trainingseinheit, um sich mal richtig auszupowern! Und das sollte man regelmäßig tun. Denn die Topform kommt nur, wenn man immer 100 Prozent gibt.

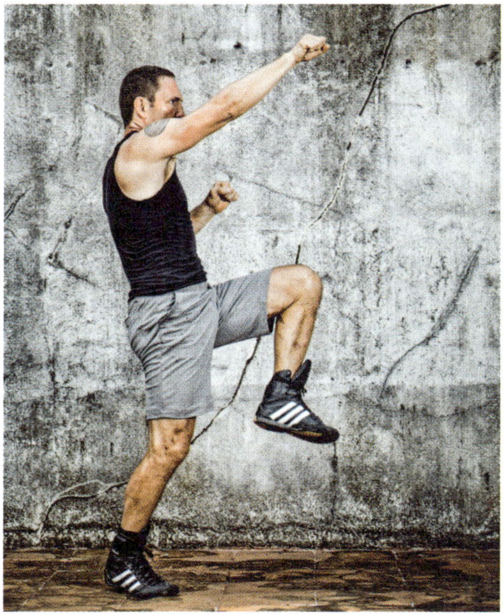

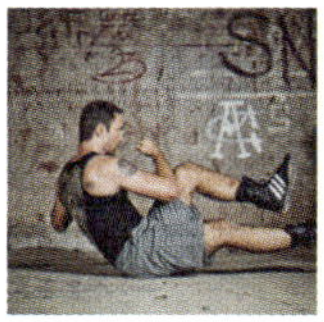

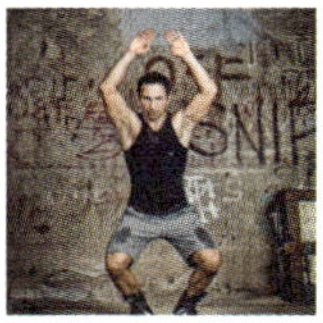

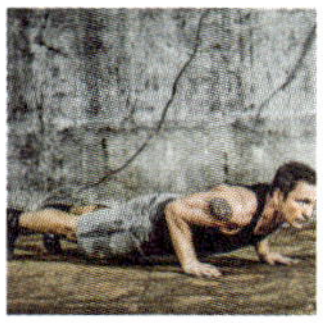

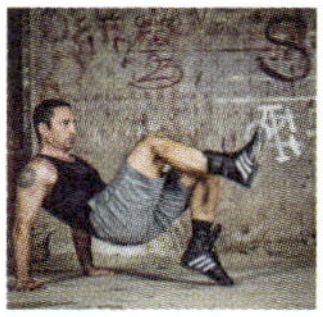

Wiederholungen / Übung		
10	Luftboxen mit hohen Knien	S. 26
10	Fahrräder	S. 134
10	Tiefe Hampelmänner	S. 118
20	Pumpen	S. 50
20	Cancans	S. 180

RUMPF UND OBERKÖRPER

Der Schwerpunkt dieser Trainingseinheit liegt darauf, den Körper in anderen Winkeln zu drehen als beim Training üblich.

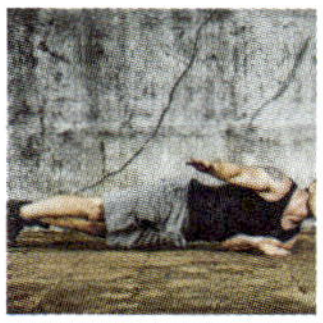

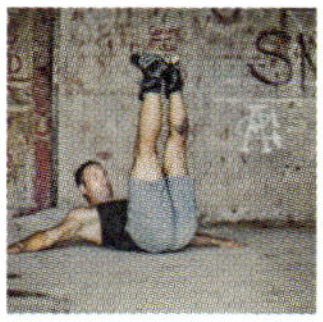

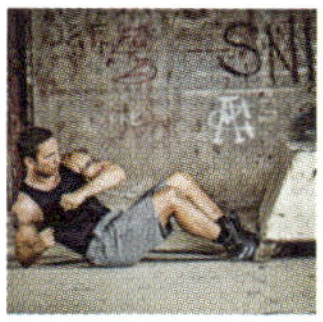

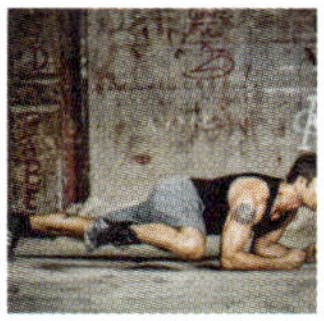

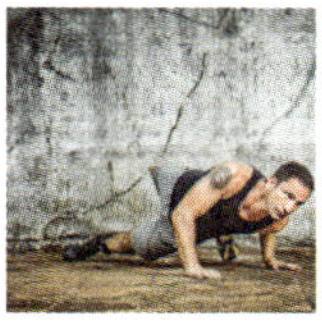

Wiederholungen / Übung		
10	Auf der Seite	S. 44
10	Pendel	S. 128
10	Ellenbogen auf dem Boden	S. 144
10	Spiderman-Bretter	S. 162
10	Skorpione	S. 51

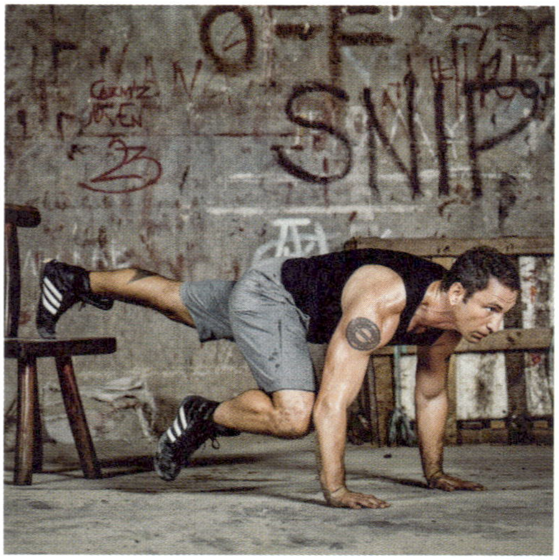

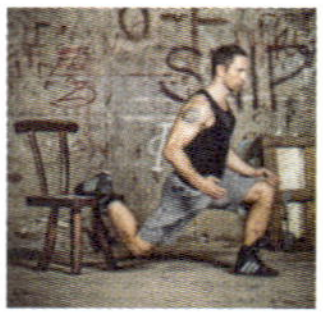
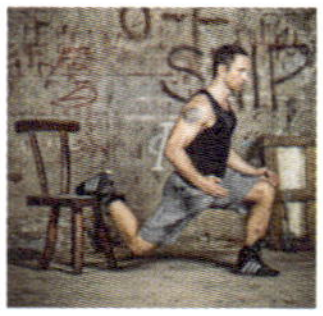
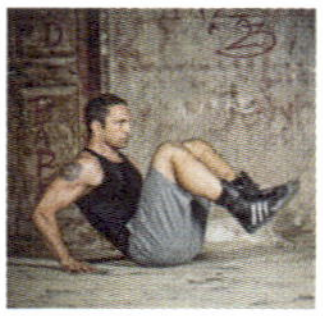
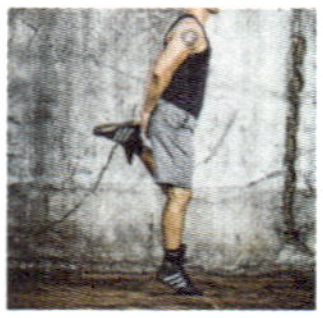

RUMPF UND BEINE

Ein Mix aus drei verschiedenen Übungen, um den Puls zu erhöhen, die Fettverbrennung anzukurbeln und die Kondition zu trainieren. Außerdem ein richtig harte Beinübung.

Wiederholungen / Übung		
10	Bretter auf Stuhl mit Knie	S. 164
5	Bulgarische Splits, links	S. 109
5	Bulgarische Splits, rechts	S. 109
10	Klappmesser (leicht)	S. 143
20	Anfersen	S. 19

GLEICHGEWICHT UND STABILITÄT

Das Gleichgewicht wird mit den Jahren schlechter. Hier ist eine Trainingseinheit, die Gleichgewicht und Stabilität trainiert.

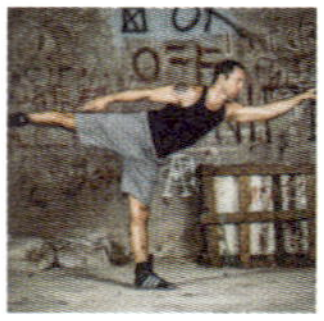
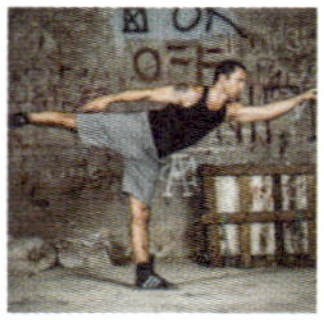
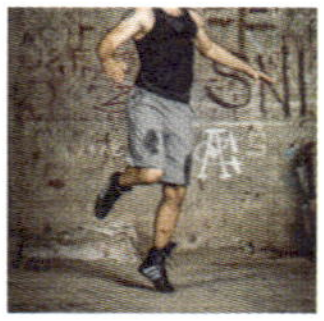
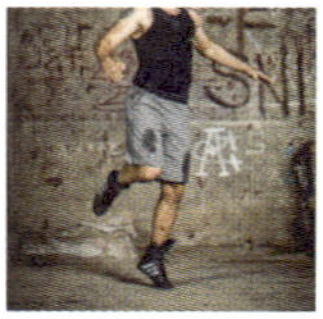
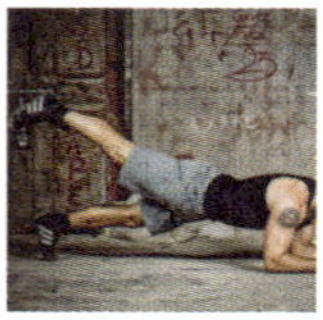
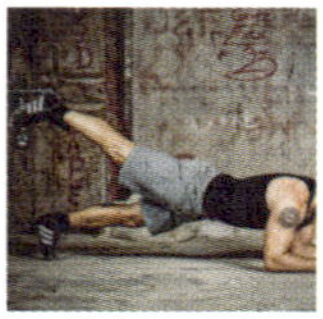

Wiederholungen / Übung		
30	Schwanensee, rechts	S. 188
30	Schwanensee, links	S. 188
10	Zehenstände, links	S. 114
10	Zehenstände, rechts	S. 114
15	Sekunden Bein hoch, links	S. 163
15	Sekunden Bein hoch, rechts	S. 163

SCHWER

Herzlichen Glückwunsch! Trainingseinheiten für alle, die in richtig guter Form sind. Hier hört das Kuscheltraining auf.

WIE SIND SIE IN FORM?

Dies ist Ihre Testeinheit, mit der Sie prüfen können, wie gut Sie in Form sind. Schreiben Sie Ihre Ergebnisse auf und vergleichen Sie sie mit den vorherigen, um zu sehen, wie sich Ihre Form verbessert hat. Es gibt nur einen Weg, den nach vorn, hin zu BESSERER Leistung!

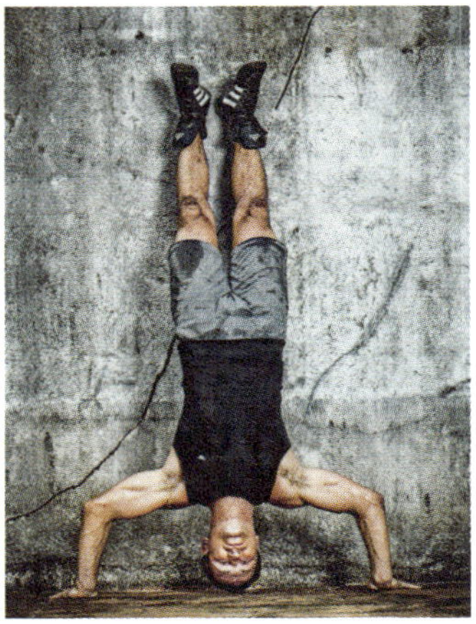

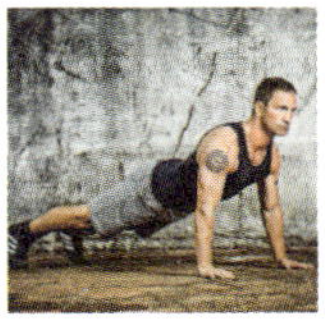

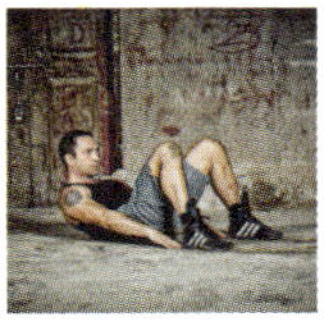

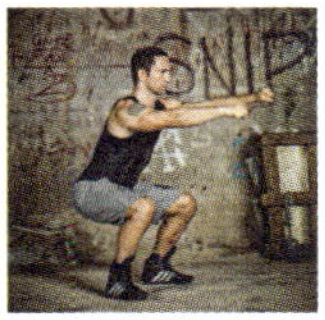

Wiederholungen / Übung		
5	Handstandliegestütze	S. 39
10	Liegestütze	S. 34
10	Fersen berühren	S. 159
15	Kniebeugen	S. 83

SCHWEISS IST NUR FETT, DAS WEINT

Ein Konditionstraining, bei dem Sie alle Energiereserven aus sich herausholen müssen, um die ganze Trainingseinheit durchzuhalten!

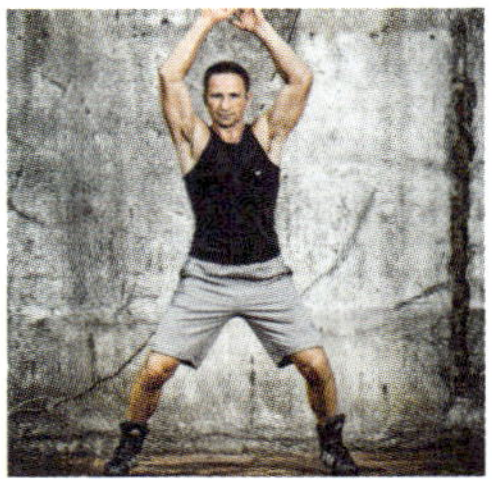

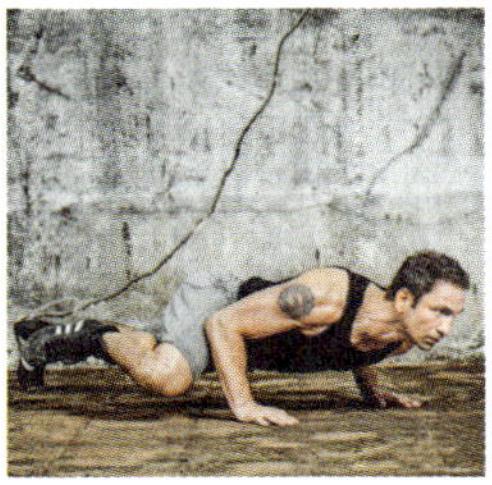

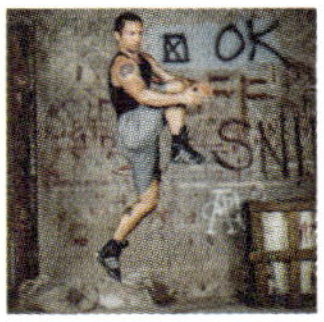

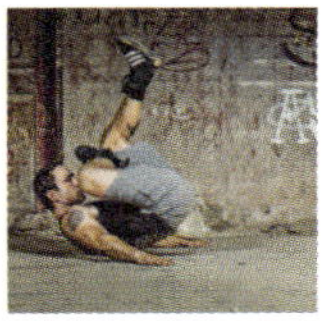

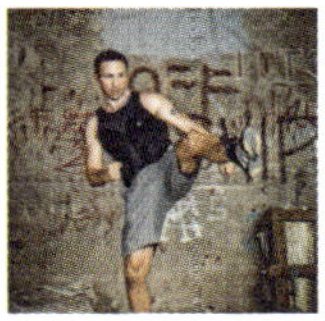

Wiederholungen / Übung		
20	Hampelmänner	S. 28
20	Spiderman-Liegestütze	S. 40
10	Fliegende Thaiboxer	S. 94
10	Spulen	S. 150
10	Karate Kids (schwer)	S. 101

15 MINUTEN MILCHSÄURE

Ein herrlicher Mix aus explosiven und schweren Übungen, eine richtige Herausforderung für Ihren Körper.

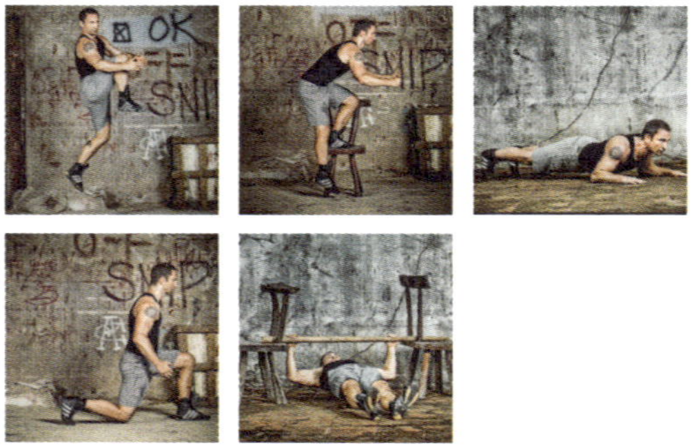

Wiederholungen / Übung		
10	Fliegende Thaiboxer	S. 94
10	Zehen eintauchen	S. 99
10	Auf den Ellenbogen	S. 45
10	Ausfallschritte vor und zurück	S. 105
10	Umgekehrte Liegestütze	S. 74

HERAUSFORDERUNG

Jetzt trainieren Sie Beine und Oberkörper auf verschiedene Arten. In dieser Trainingseinheit werden Gleichgewicht, Explosivität und Kraft gefordert und gefördert.

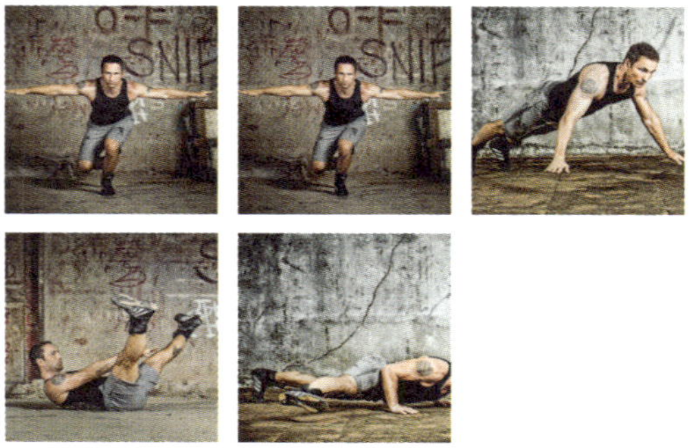

Wiederholungen / Übung		
5	Kniebeugen auf einem Bein, je Bein	S. 88
10	Liegestütze mit Sprung, weit und eng	S. 52
10	Sterne	S. 148
10	Beine gerade zur Seite	S. 41

15-MINUTEN-EXPLOSION

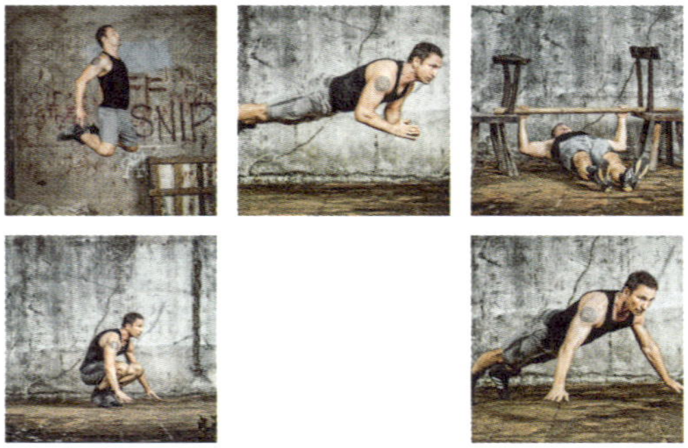

So können Sie die Explosivität Ihrer Muskeln testen. Wenn Sie es schaffen, alle Übungen explosiv in 15 Minuten zu absolvieren, dann ziehe ich vor Ihnen den Hut.

Wiederholungen / Übung		
10	Sprünge mit Anfersen	S. 122
10	Fliegende Italiener	S. 54
10	Umgekehrte Liegestütze	S. 74
10	Burpees	S. 173
10	Liegestütze mit Sprung, weit und eng	S. 52

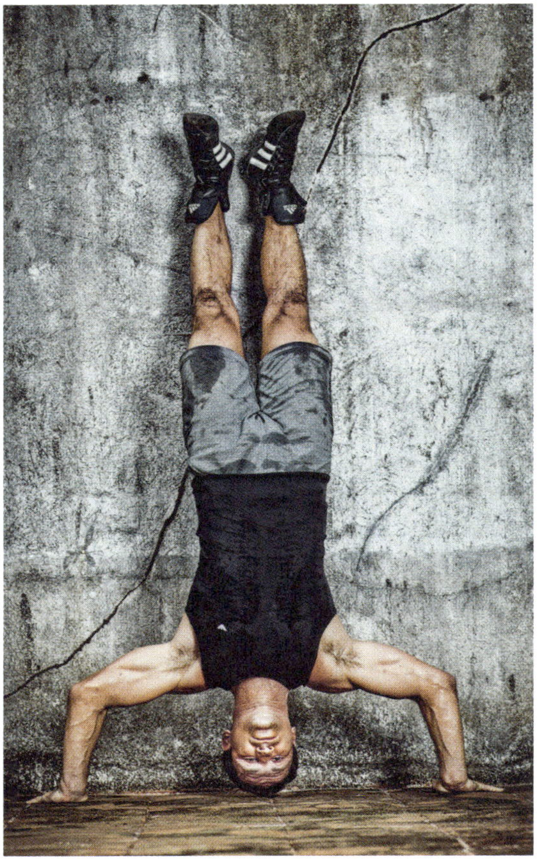

TITELKAMPF

Wenn die fünf Handstandliegestütze am Schluss zu anstrengend sind, wechseln Sie stattdessen zu »Kopf auf den Boden«. Diese Übung trainiert ungefähr die gleichen Muskeln, aber Sie schlagen sich nicht den Schädel ein, wenn Sie nicht mehr können.

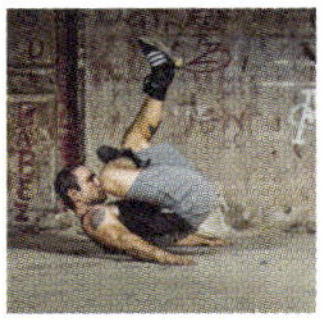
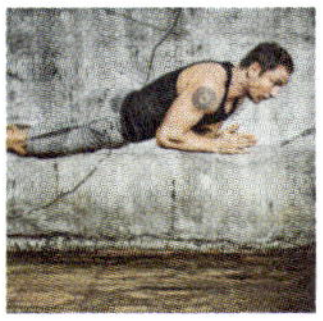
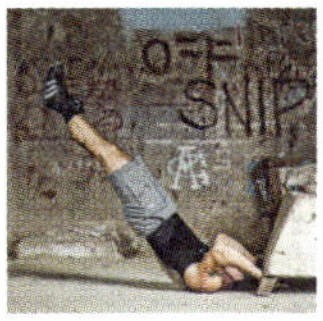

Wiederholungen / Übung		
5	Handstandliegestütze	S. 39
10	Spulen	S. 150
10	Fliegende Italiener	S. 54
10	Rockys	S. 167

FINDEN SIE MUSKELN, DIE SIE GAR NICHT KANNTEN

Eine Trainingseinheit, bei der Sie Ihren Körper verbiegen, wie Sie es nicht für möglich gehalten hätten. Diese Übungen bereiten Sie auf die vielen motorischen und kräftezehrenden Herausforderungen des Lebens vor.

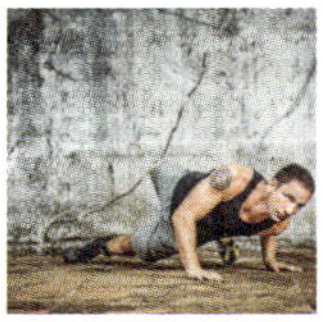
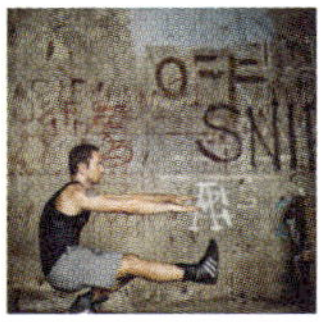
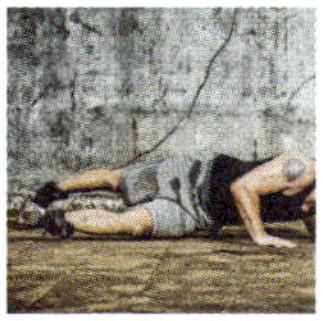
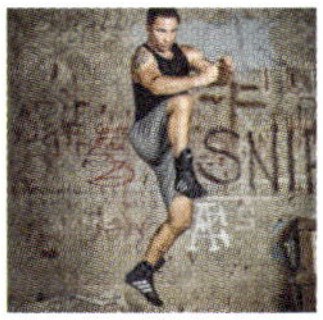
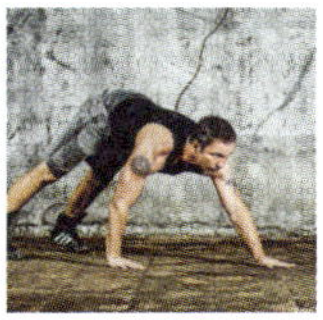

Wiederholungen / Übung		
10	Skorpione	S. 51
10	Pistolen (5 pro Bein)	S. 87
10	Beine unter dem Körper	S. 48
10	Fliegende Thaiboxer	S. 94
10	Wandernde Liegestütze	S. 36

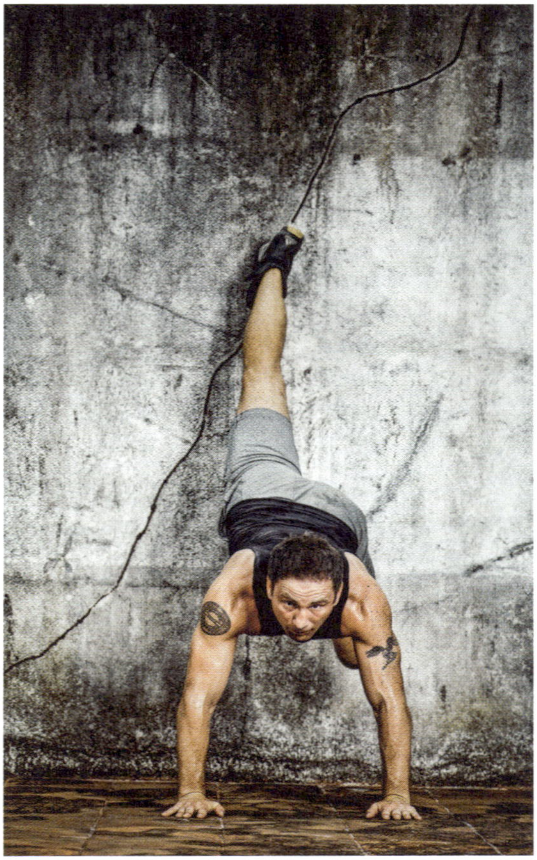

MUSKELN KOORDINIEREN

Ihre Muskeln sollen zusammenarbeiten. Damit Sie wissen, welche Strecke Sie auf den Armen zurücklegen müssen, gehen Sie 10 Schritte und markieren Sie Anfangs- und Endpunkt.

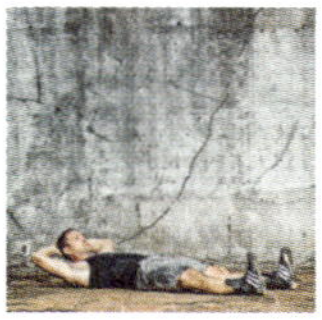
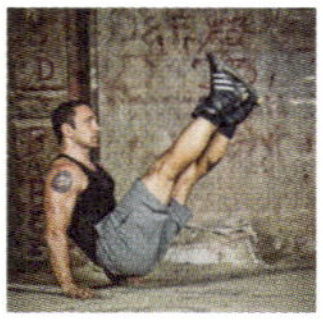
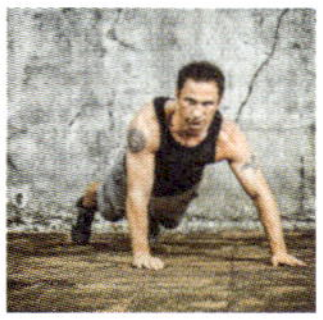
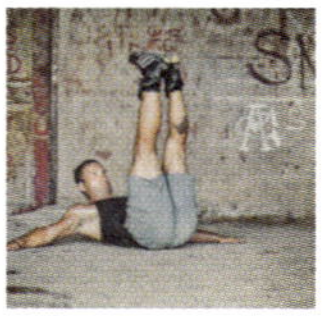

Wiederholungen / Übung		
5	An der Wand	S. 177
10	Gefangene	S. 174
10	Vierbeiniger Kosakentanz	S. 181
10	Meter Krebsgang	S. 47
10	Pendel	S. 128

IM FREIEN

Diese Trainingseinheit können Sie vor oder nach dem Lauftraining im Garten durchführen. Messen Sie 20 Meter durch Abschreiten mit 20 großen Schritten ab.

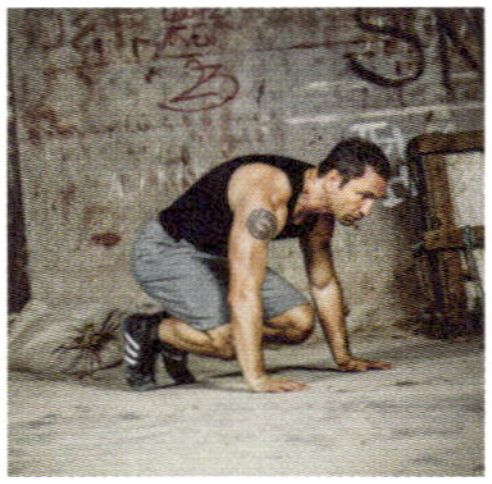
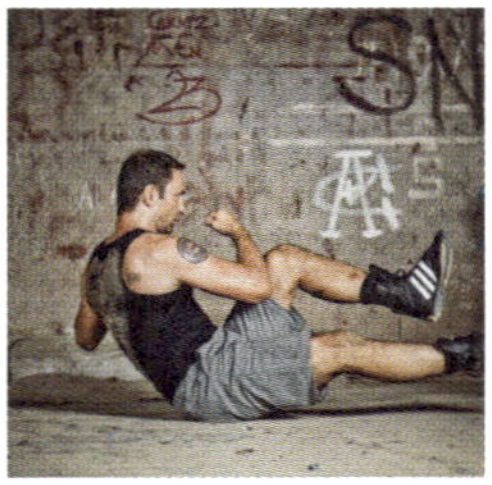
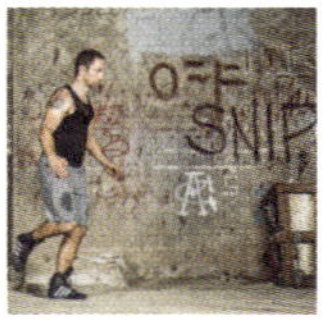
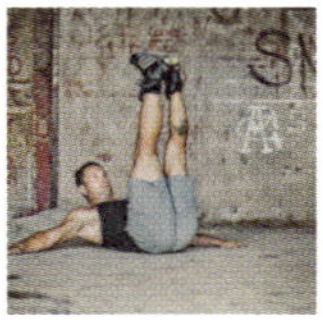
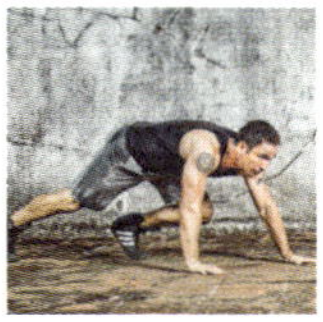

Wiederholungen / Übung		
20	Vor- und Rücksprünge	S. 82
10	Fahrräder	S. 134
20	Meter Auf einem Bein hüpfen	S. 93
10	Pendel	S. 128
20	Meter Hund	S. 178

CHAMPION

Jetzt ist es an der Zeit zu zeigen, dass Sie ein Champion sind. Herzlich willkommen zu meinen höllischen 15 Minuten.

EXPLOSIVES VIERTEL

Explosivität ist ein wichtiger Teil der Topform. Zwischen den Übungen werden »Hampelmänner« eingelegt, damit Sie sich zwischendurch erholen und die nächste Übung richtig durchführen können. Wenn Sie »Aus dem Kniestand« nicht packen, machen Sie stattdessen den »Absprung«.

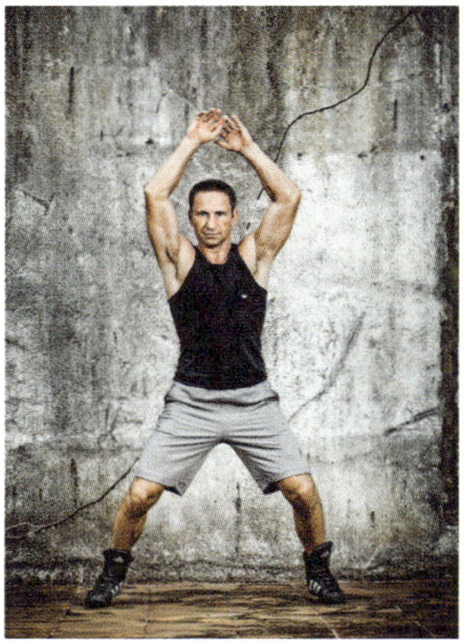
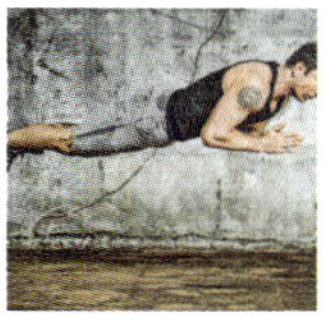
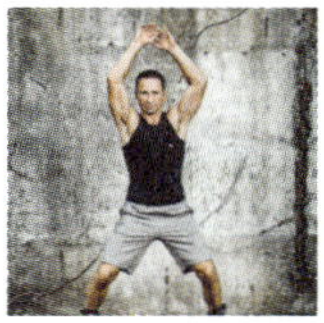
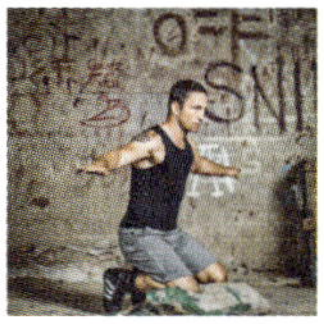
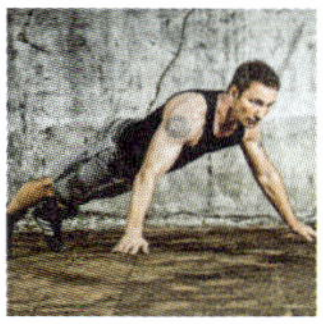

Wiederholungen / Übung		
10	Hampelmänner	S. 28
10	Fliegende Italiener	S. 54
10	Tiefe Hampelmänner	S. 118
10	Aus dem Kniestand	S. 116
10	Liegestütze mit Sprung, weit und eng	S. 52

BEWEGLICHE VIERTELSTUNDE

15 Minuten, die Ihre Muskelkoordination und Ihre Beweglichkeit ernsthaft fordern. Messen Sie die fünf Meter für den »Umgedrehten Hund« und den »Hund« mit fünf langen Schritten ab.

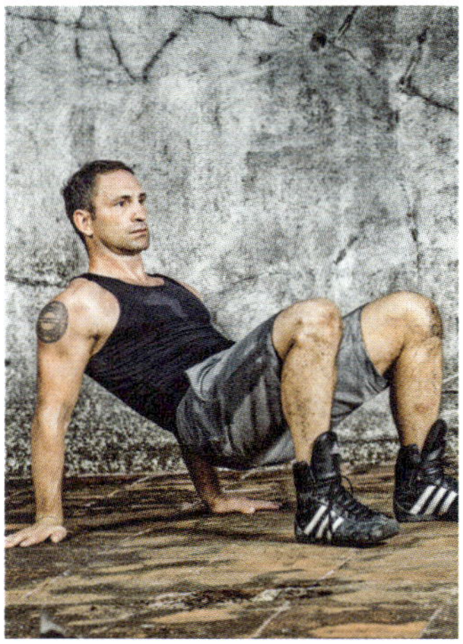
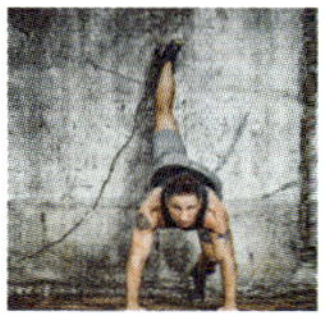
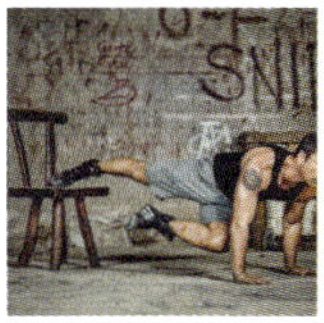
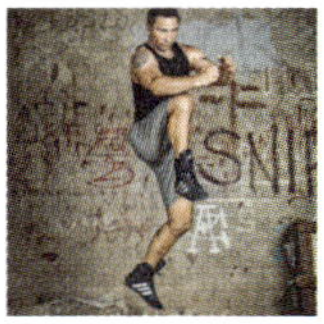
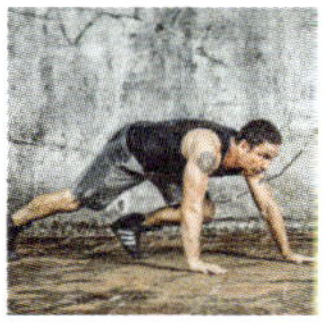

Wiederholungen / Übung		
5	Meter Umgedrehter Hund	S. 179
10	Bretter auf Stuhl mit Schraube	S. 165
5	An der Wand	S. 177
5	Fliegende Thaiboxer	S. 94
5	Meter Hund	S. 178

ROCKY

Zwei dieser Übungen – »Einarmiger Liegestütz« und »Rocky« – stammen tatsächlich aus den Rocky-Filmen. Richtig tolle Übungen, und ich verspreche Ihnen, Sie werden nach einigen Rocky-Runden vor Schmerzen stöhnen. Echt harte Übungen in einer bösartigen Trainingseinheit.

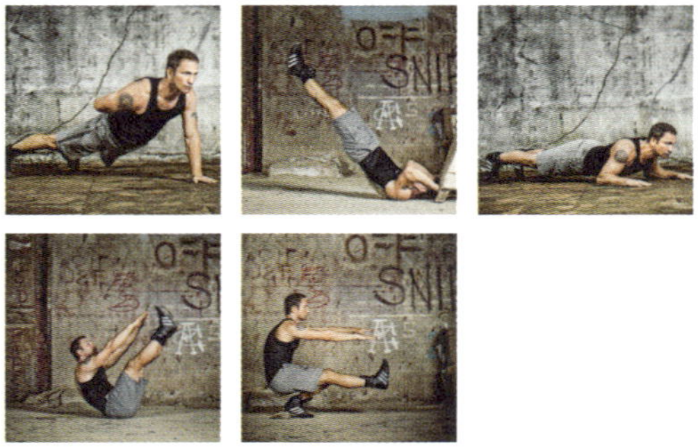

Wiederholungen / Übung		
10	Einarm-Liegestütz	S. 66
10	Rockys	S. 167
10	Auf den Ellenbogen	S. 45
10	Klappmesser	S. 142
10	Pistolen	S. 87

BEINE UND BAUCH

»Aus dem Kniestand« ist die Übung in dieser Trainingseinheit, die Sie zu einer lebenden Legende macht. Sie brauchen dafür viel Explosivität und Muskelkoordination. Sollten Sie sie nach einigen Runden nicht mehr schaffen, können Sie sie gegen den »Absprung« austauschen.

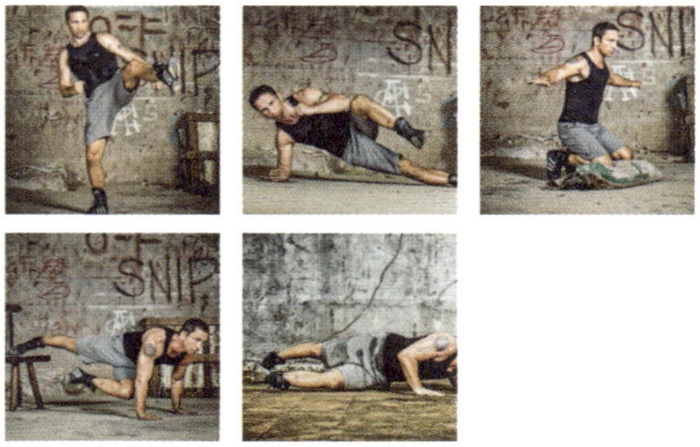

Wiederholungen / Übung		
10	Karate Kids (schwer)	S. 101
10	Seitenbretter mit Knie	S. 133
10	Aus dem Kniestand	S. 116
10	Bretter auf Stuhl mit Schraube	S. 165
10	Beine unter dem Körper	S. 48

EINE VIERTELSTUNDE HÖLLISCHE FETTVERBRENNUNG

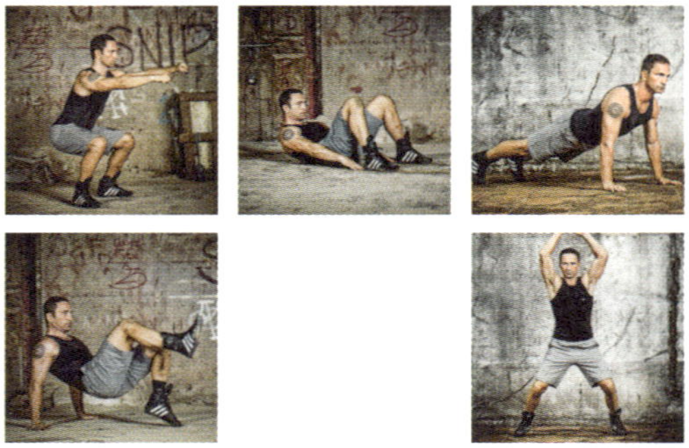

Viele Wiederholungen in einer Trainingseinheit, die garantiert Ihre Fettverbrennung in Gang kickt. Wenn Sie bei diesem Zirkel auf zwei Runden kommen, sind Sie in Topform, oder besser gesagt: Sie sind ein Champion!

Wiederholungen / Übung		
100	Kniebeugen	S. 83
100	Fersen berühren	S. 159
100	Liegestütze	S. 34
100	Cancans	S. 180
100	Hampelmänner	S. 28

Impressum

Verantwortlich: Beate Dreher, Dorothea Sipilä
Übersetzung: Vera Bahlk, Malmö
Redaktion und Satz: VerlagsService Dietmar Schmitz GmbH, Heimstetten
Umschlaggestaltung: uhu-design, Kolbermoor
Herstellung: Bettina Schippel, Nina Andritzky
Printed in Slovenia by Korotan, Ljubljana

★★★★★

Sind Sie mit diesem Titel zufrieden? Dann würden wir uns über Ihre Weiterempfehlung freuen. Erzählen Sie es im Freundeskreis, berichten Sie Ihrem Buchhändler, oder bewerten Sie beim Onlinekauf. Und wenn Sie Kritik, Korrekturen, Aktualisierungen haben, freuen wir uns über Ihre Nachricht an Bruckmann Verlag, Postfach 40 02 09, D-80702 München oder per E-Mail an lektorat@verlagshaus.de.

Unser komplettes Programm finden Sie unter: www.bruckmann.de

Alle Angaben dieses Werkes wurden vom Autor sorgfältig recherchiert und auf den aktuellen Stand gebracht sowie vom Verlag geprüft. Für die Richtigkeit der Angaben kann jedoch keine Haftung übernommen werden. Für Hinweise und Anregungen sind wir jederzeit dankbar.
Bitte richten Sie diese an:
Bruckmann Verlag
Postfach 40 02 09
D-80702 München

Die Deutsche Nationalbibliothek verzeichnet diese Publikation in der Deutschen Nationalbibliografie; detaillierte bibliografische Daten sind im Internet über http://dnb.d-nb.de abrufbar.

Fotos: Daniel Ohlsson

Die Originalausgabe erschien unter dem Titel »Paolos Träningsbibel« bei Fitnessförlaget/Bonnier Fakta, Stockholm, Schweden

ISBN 978-3-7654-5718-0